우리 아이 두통은
꾀병이 아니에요

나지훈 교수의 소아청소년 두통 길잡이

우리 아이 두통은 꾀병이 아니에요

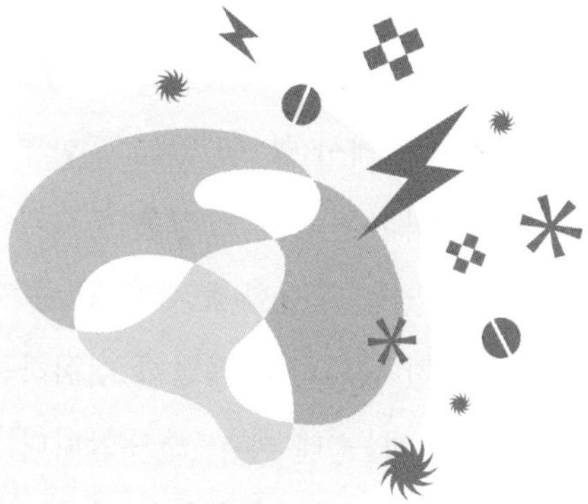

나지훈 지음

북하우스

추천의 말 1

소아 두통에 대한
체계적이고 실질적인 가이드

소아 두통은 소아에서 볼 수 있는 흔한 증세 및 질환 중 하나입니다. 그러나 반복되는 두통 증상은 부모와 의료진 모두에게 큰 걱정거리가 될 수 있는 복잡한 문제가 될 수도 있습니다. 이런 두통의 원인을 정확히 파악하고 적절히 대처하는 것은 아이의 건강과 삶의 질을 유지하는 데 매우 중요합니다. 이 책은 그 문제를 해결하는 데 큰 도움을 줄 것입니다. 저자는 두통의 다양한 원인과 증상을 상세히 설명하고, 각 원인별 실질적인 대처 방법을 제시함으로써 부모와 의료진 모두 소아 두통을 효과적으로 관리할 수 있도록 돕습니다. 이 책은 단순히 이론적인 지식뿐만 아니라, 실제 임상 경험을 바탕으로 한 유용한 조언과 사례들을 풍부하게 담고 있습니다.

이 책은 소아의 두통을 초래할 수 있는 대부분의 경우를 구체적으로 잘 분석하여 대처를 잘하도록 안내하고 있습니다. 특히, 소아 두통의 예방과 생활 습관 개선에 대한 구체적인 가이드는 부모들이 가정에서 실천할 수 있는 효과적인 도움을 제공합니다. 또한, 두통의 심각성을 판별하고 적절한 시기에 의료 전문가의 도움을 받는 방법에 대한 조언은 아이의 건강을 지키는 데 필수적입니다.

아울러 이 책은 소아 두통에 대한 원인과 그에 따른 최신 치료법을 소개하고 있어 관련 의료 전문가들에게도 좋은 참고 서적이 될 것입니다. 그동안 소아 두통에 대하여 이처럼 체계적이고 실질적인 지침을 안내하는 저술이 없었기에 이 책은 관련 학문에서도 기념비적인 명저가 될 것임을 오랫동안 임상에서 실무를 담당해온 입장에서 확신하는 바입니다. 이 책은 소아 두통에 대한 깊은 이해와 지식을 제공하여, 아이들이 더 건강하고 행복한 삶을 살 수 있도록 돕는 귀중한 자원이 될 것입니다. 소아 두통에 대한 관심과 이해를 높이고자 하는 모든 분께 이 책을 자신 있게 추천합니다.

–이준수(연세대학교 의과대학 소아과학교실 교수,
전 대한소아신경학회 회장)

추천의 말 2

두통을 겪는 환자와 가족의 삶을 바꾸는 책

환자를 진료하는 임상 의사의 관점에서 질환을 분류해보면, 발생 빈도가 흔한 질환과 드문 질환, 증상이 명확한 질환과 모호한 질환, 진단이 쉬운 질환과 어려운 질환, 치료가 가능한 질환과 난해한 질환, 예후가 좋은 질환과 나쁜 질환으로 크게 구별할 수 있습니다. 두통은 빈도로는 흔한 질환이지만 증상, 진단, 치료, 예후 면에서 결코 만만치 않은 질환입니다. 실제로 환자가 소아청소년이라면 그 어려움이 가중될 것이고, 환자나 가족들이 겪는 고통 역시 더 크게 다가올 수밖에 없습니다. 하지만, 소아청소년 두통에 관한 지식은 아직 세심하게 정리되어 있지 않고 접근 면에서도 제한적입니다. 이런 상황에서 두통에 대해 의학적 전문성을 기반으로 정확한 정보를 제공하는 것은 중요한 의미를 가집니다. 나지훈 교수의 이 책은 의학 전문 서적을 목표로 하지는 않았지만,

관련 정보를 필요로 하는 많은 사람들에게 일반적인 지식 이상의 정교한 정보를 줄 수 있으리라 기대합니다.

저자는 소아신경학 분야의 전문가이며 진료와 연구 분야에서 탁월성을 인정받는 자랑스러운 제자 교수입니다. 그동안 제가 더 특별하게 보았던 모습은 환자들과 가족들에게 늘 반복하는 자세한 질환 설명과 소통이었습니다. 필수 의료를 전담하고 있는 어려운 상황에서도 학술적인 논문과 더불어 흥미로운 분야에 추가적인 관심을 가지고 자신의 지식을 다른 사람들이 이해하도록 대중적인 글쓰기를 한다는 것은 그의 남다른 의지와 넓은 시야를 의미합니다. 그 바탕은 당연히 환자와 가족에 대한 무한 애정입니다.

질환의 이해는 단순하게 환자들에게만 도움을 주는 것이 아니라, 환자와 함께하는 가족들 모두에게 더 평화롭고 안정적인 생활 환경을 제공하는 것입니다. 질환의 이해와 의사의 진료가 더해져서 환자는 스스로의 건강에 자신감을 가지게 되고, 가족들은 긍정적 지지로 행복할 수 있습니다. 이 책은 이런 방향성에서 충실하고, 특히 많은 사람들이 쉽게 이해할 수 있는 상대방의 언어로 표현되어 있다는 점이 강점입니다. 다시 한번 저자의 깊은 생각을 칭찬하고, 정확한 지식과 정보에 목말랐던 많은 소아청소년 두통 환자 가족들에게 이 책을 추천합니다.

–이영목(연세대학교 의과대학 소아과학교실 교수,
대한소아청소년과학회, 대한소아신경학회 이사)

신경질환을 앓고 있는 아이들을 위해
나와 함께 헌신한, 헌신하는, 헌신할 나의 동료들
그리고 두통으로 고통받고 있는 아이들과 그 부모님들께
이 책을 바칩니다.

프롤로그

“아이들의 두통을 세심히 돌보는 것은, 그들의 인생을 바꾸어주는 일이다.”

소아청소년 아이들의 두통에 대한 책을 쓰기에 앞서, 이 책을 주로 읽게 될 두통 환아들과 그 부모님들께 인사를 올리고자 합니다. 저는 소아청소년과 전문의이자 소아신경학 세부 전문의로서 주로 난치성 뇌전증 환자들과 유전성 질환 환자들을 치료하고, 그들과 그들의 가족을 지지하는 일을 하고 있습니다. 어느 누구의 잘못도 아닌 이유로 큰 신경학적 고통을 받고 있는 아이들, 그리고 그들의 부모님들과 함께 힘든 길을 걸어가면서, 매일 많은 생각을 하며 하루하루 살아가고 있습니다.

사실 아이들이 “머리가 아프다”고 하면, 대부분의 사람들은 이것이 다분히 심리적인 문제이고, 정신적으로 미숙하거나 공부를 하기 싫어하기 때문이며, 심지어는 꾀병이라고 생각하는 경향을 보입니다. 심지어 상당히 많은 의사도 그렇게 생각하는 것이 현실입니다. 저 역시 심한 경련이나, 생명이 위급한 신경학적 질환을 중심으로 공부와 진료를 하다 보니, 아이들의 일반적인 두통에는 크게 관심을 두지 않았습니다. 의사들도 이럴진대, 일반인들이 아이들의 두통을 심각한 질병으로 받아들이지 않는 것이 어찌 보면 당연한 일인지도 모르겠습니다.

대학병원에서 소아신경학 교수로서 진료하다 보면, 수많은 두통 환자를 만나게 됩니다. 아무래도 의사란 아픈 사람을 치료하는 사람이고, 주요 장기의 통증이나 이상 소견을 세부적으로 나누어 발견하는 역할을 한다는 측면에서 볼 때, 소아신경학 교수는 마땅히 머리에서 느껴지는 통증, 즉 두통을 느끼는 아이들을 많이 보게 됩니다.

제한된 외래 진료 시간 속에서 두통으로 온 환자들을 제대로 진단하고 치료법을 찾아내기란 현실적으로 쉽지 않습니다. 오히려, 증상이 뚜렷하거나 심한 중증의 신경학적인 질환을 진단하고 치료하는 것이 더 쉽다는 생각을 종종 하기도 합니다. 이런 글을 쓰면서 아이들의 두통을 진료하는 데 있어 변명 같은 말이라는 생각이 들어 참 머쓱하기까지 합니다.

아이들의 두통을 진료하기가 어려운 데에는 여러 현실적인 이유가 있습니다. 이 책의 서두에서 이러한 아이러니한 상황에 대한 저의 의견을 말씀드리고자 합니다. 아이들의 '두통'은 객관화하기가 어려운, 상당히 주관적인 증상입니다. 소아청소년과 의사는 이러한 환아의 주관적인 증상을 객관화하고, 이를 기반으로 진단과 치료라는 탑을 쌓아갑니다. 이때 환아들에 대한 관심과 애정이 필요하다는 것은 두말할 필요가 없습니다.

소아청소년 두통 환자들을 제대로 진단하거나 치료하지 못하게 되면, 환아는 물론이고 그 가족들도 엄청난 고통을 겪습니다. 이 고통은 심각한 소아신경질환을 겪고 있는 환아와 그 가족의 고통과 비교했을 때 결코 덜하지 않다고 저는 생각합니다. 제가 소아청소년 두통에 대해 알려야겠다는 결심을 하게 된 것은 이들의 고통에 큰 충격을 받았기 때문입니다.

두통 환아들은 담당 의사와 친구는 물론이고 가장 가까운 가족마저 자신이 겪는 통증과 어려움을 믿어주지 않는다고 느끼게 될 때 심각한 심리적 박탈감, 두려움, 외로움을 느낍니다. 결국 서서히 꿈을 잃어가고 인생을 비관하게 되는 상황에까지 이릅니다.

아이들의 두통을 진료하는 과정에서 이와 같은 고통을 느끼게 된 후, 저는 두통과 관련된 교과서부터 시작해서 논문들을 적극적으로 찾아 읽었습니다. 두통에 대한 기본을 다시 쌓고 스스로 정리하면서, 지식들을 바로바로 제 임상에 적용하기 시작했습니다. 그러는 와중에 선배 교수님들께서 격려해주셔서, 대한두통학회 학술대회에서도 매년 강의를 하면서 소아청소년의 두통을 주제로 발표할 수 있게 되었습니다.

공부를 하면서 소아청소년 두통에 대한 체계적인 책이 전무하다는 것을 자연스레 알게 되었고, 그런 사실에 적잖이 놀라게 되었습니다. 그만큼, 소아청소년 두통을 진료하는 데 현실적인 문제가 많다는 것도, 그 부분을 알리는 것이 필요하다는 것도 알게 되었습니다. 그래서 소아청소년 두통 환자와 보호자들에게 일반적인 치료와 관리 방향에 대해 알려주면서 사회적인 관심을 불러일으킬 수 있는 책이 나오면, 큰 도움이 될 수 있겠다는 생각을 하게 되었습니다. 이러한 고민 끝에 용기 내어 이 책을 쓰게 되었습니다.

이 책은 단순히 다양한 소아청소년 두통을 소개하는 것이 목적이 아닙니다. 이 책은 본격적인 의학서가 아니며, 두통 백과사전도 아닙니다. 두통의 종류는 아주 많기 때문에 두통학 전문의도 모두 알 수가 없으며, 두통의 분류 역시 계속 변하고 발전하고 있기에 이 책에 결코 모두 담을 수 없습니다. 무엇보다도, 아이들의 두통에 대한 전문적인 진단과 치료는 담당 소아청소년과 의사 선생님들과 상의하는 것이어야 합니다. 다만, 저는 이 책을 통하여 소아청소년 두통의 진단과 치료에 대한 현실을 환기시키고, 보이지 않는 두통에 대한 의학적인 접근 방법을 환아들과 부모님들께 소개함으로써 두통에 대한 막연함과 두려움을 조금이나마 제거하는 데 도움을 주고자 합니다.

이 책에서 저는 소아청소년 두통의 개념을 대략적으로 소개하고, 여러 두통 중에서 소아청소년 편두통과 긴장형두통을 중심으로 다루었습니다. 두통을 느끼는 아이들과 부모님, 학교 선생님, 일차의료를 담당하는 의사 선생님들이 쉽게 참고할 수 있는 좋은 길잡이가 되길 바라는 마음으로 정성스레 집필했습니다. 아이들이 느끼는 흔한 통증인 '두통'이라는 주제로 의학적인 내용을 최대한 쉽게 소개하는 것과 함께 저의 경험과 생각, 더불어 인문학적인 이야기도 하고자 합니다.

두통 분야에서 큰 업적을 남기신 어느 신경과 교수님이 한 분 계신데, 이분이 퇴임을 하면서 학회에서 이런 말씀을 하셨습니다.

> "뇌졸중 환자를 치료하면, 환자는 '교수님께서 나를 살리셨습니다'라고 말을 하는데, 두통 환자를 치료하면, 그 환자는 '교수님께서는 제 인생을 바꾸셨습니다'라고 말한다."

그 교수님의 퇴임사를 들은 저는 강한 전율을 느꼈습니다. 저도 꿈 많은 소아청소년기의 두통 환자들을 잘 진단하고 치료하면, 그들의 전반기 인생을 바꿀 수 있고, 그들이 계속 꿈을 꾸게 할 수 있겠다는 생각이 들었습니다. 그러한 일은 지금의 저도 열심히, 그리고 마땅히 할 수 있겠다는 확신이 들었습니다. 이 책이 아이들의 두통을 바라보는 사회적인 시각에 긍정적인 도움이 되길 바랍니다. 두통으로 고통받는 환아들에게는 위로와 지침이 되고, 부모님들에게는 답답함과 막연함에 조금이나마 위로가 되어줄 수 있기를 바랍니다.

차 례

3부

원인이 명확한 이차두통

4부

소아청소년 두통 치료의 미래

5부

진료실에서 자주 받는 질문 20

1부

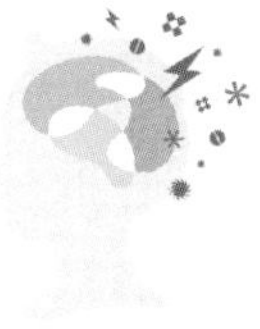

두통, 모두 겪지만 모두에게 다른 질병

01

우리 아이의 두통은 어떻게 무시되는가?

두통은 그 자체로 질병이 아니라, 하나의 넓은 증상입니다. 마치 열이 그 자체로 질병이 아니라 감염이나 염증을 시사하는 것과 비슷합니다. 소아청소년기에는 이 열 때문에 아이들이 응급실에 실려오거나 심하면 입원 치료까지 받게 됩니다. 두통도 열과 마찬가지로 소아청소년기에 발생 빈도가 아주 높은 증상입니다. 소아청소년기 전체를 통틀어서 약 70~80퍼센트의 아이들이 한 번 이상 두통을 경험합니다.

열은 온도계로 누구나 알 수 있게 정확히 측정할 수 있습니다. 하지만 두통이라는 증상은 그렇지 않습니다. 두통은 환아 자신만 느끼는 주관적인 증상입니다. 환아의 두통은 결코 정확하게 정량적으로 평가할 수 없습니다. 두통은 구토, 열, 혈압 상승, 안면마비 등과 같은 특별한 증상들과 함께 나타나지 않는다면, 환자 자신의 감각으로만 표현될 수 있기에 객관화하기가 어렵습니다.

그리고 사실 모든 두통이 치료가 필요한 것은 아닙니다. 특별히 무리했다거나 스트레스를 받아서 생긴 두통이라면 집처럼 조용하고 편한 장소에서 한숨 푹 자고 일어나면 없어지는 경우도 상당히 많습니다. 이러한 일시적인 두통도 많기에, 흔히 두통이 생기면 일단 중요하게 생각하지 않는 경우가 많은 것 같기도 합니다.

일반적으로 '두통은 스트레스로 인한 것'이라는 고정관념이 아직도 많습니다. 물론 스트레스로 두통이 생기는 경우도 많지만, 스트레스가 두통의 원인을 모두 설명할 수 있는 것은 아닙니다. 하지만, 이러한 고정관념이 아직도 팽배하다 보니, 당연히 두통은 스트레스를 많이 받는 성인의 증상이라고 무의식적으로 받아들여져 왔습니다. 그래서 아이들이 머리가 아프다고 이야기하면 '애들이 무슨 스트레스가 있다고 머리가 아파?'라는 생각과 함께 대수롭지 않게 여기는 경우가 많습니다. 꾀병이라고 생각하는 것이죠.

특히, 사춘기 아이들은 본격적으로 대학 입시를 위한 공부를 시작하고, 여러 학원을 다니는 것이 일반적입니다. 이때 아이들이 두통을 호소하면, 어른들은 아이들이 '공부하기 싫어서', '학교나 학원을 가기 싫어서', '게으르고 정신적으로 미숙해서' 그런다고 하는 경우가 많습니다. 두통이 열과 같이 객관적인 증상을 드러내지 않는다는 점도 이러한 고정관념에 한몫하는 것 같습니다. 하지만 거의 모든 질환이 그렇듯이, 심각한 두통도 처음에는 작은 두통부터 시작하는 경우가 종종 있습니다. 그리고, 아이들을 크게 괴롭히는 편두통은 사춘기 시절부터 그 유병률이 급격하게 증가하는 경향이 있는데, 이럴 때 보호자들이 아이의 두통 증상을 대수롭지 않게 생각하고 지나치면, 두통의 원인을 진단하는 일차 관문이 무너지게 됩니다.

두통이라는 것은 주관적인 증상이기 때문에, 보호자는 두통을 호소하는 아이의 통증을 객관적으로 알 수 없어 답답하고 이해가 되지 않습니다. 때에 따라서는 화가 날 수도 있죠. 다행히 두통이 곧 잦아들어 다시 평상시처럼 지내게 된다면 안심이지만, 지속적으로 두통을 호소할 경우에는 어쩔 수 없이 동네 소아청소년과 의원을 방문하게 됩니다. 그런데, 여기에서 우리나라 소아청소년과 의원의 안타까운 진료 현실에 맞닥뜨리게 됩니다.

앞서 두통은 아주 다양한 원인으로 생길 수 있다고 말씀드렸습니다. 머리가 아프다고 해서 꼭 머리에 문제가 있는 것은 아닐 수도 있습니다. 특히 초등학교 저학년 이하의 아이들은 아직 표현력이 부족하기 때문에 동네 소아청소년과 전문의에게 자신의 증상을 정확하고 구체적으로 설명하기 어려울 수 있습니다. 그래서 동네 소아청소년과 전문의들은 두통의 원인을 감별하기 위해 혈액검사뿐만 아니라, 뇌 컴퓨터단층촬영(CT) 혹은 뇌 자기공명영상(MRI)과 같은 영상검사, 뇌파검사, 신경인지기능검사 등의 다양한 검사가 필요함을 느끼게 됩니다.

그러나 대부분의 동네 소아청소년과 의원에서 그러한 검사들을 모두 할 수는 없습니다. 그래서 아이들의 두통을 정확히 진단하는 데 한계가 있을 수밖에 없습니다. 물론, 아이들의 두통을 진단하기 위해 이러한 검사를 무조건 꼭 해야만 하는 것은 아닙니다. 충분히 병력을 들으며(병력 청취) 두통 양상을 파악하고, 원인을 아주 정확하게 분류할 수도 있습니다. 하지만, 이렇게 심도 있는 병력 청취를 하려면, 기본적으로 20분 이상의 문진 시간이 필요합니다. 그러나 우리나라 의료 체계의 주된 문제점 중의 하나인, 소아청소년의 저수가 문제가 이와 같은 심도 있는 문진을 가로막고 있습니다. 아이들의 두통을 정확히 진단하기에 충분할 정도로 많은 시간을 들여 일일이 문진을 하게 되면, 소아청소년과 의원을 운영할 수 있는 최소 환자 수를 채우지도 못하게 됩니다. 이는 결국 소아청소년과 의원을 안정적으로 운영할 수 없게 하는 현실적인 문제로 이어집니다. 즉 동네 소아청소년과 의사 선생님들은 두통 환아들을 차분하게 문진하고 싶어도 못할 수밖에 없는 것입니다.

동네 소아청소년과 전문의들은 이처럼 두통 환자를 제대로 보고 싶어도 그럴 수가 없는 안타까운 현실에 처해 있습니다. 이와 같은 상황에서, 아이들이 동네 소아청소년과 의원에서 적절한 진료를 받을 수 없게 되거나, 혹은 동네 소아청소년과 의사들이 아이들의 두통을 대수롭지 않게 여기게 된다면, 여기서 두통의 원인을 진단하는 이차 관문이 무너지게 됩니다.

이제 여기까지 지나쳐 온 두통 환아들은 결국 상급병원의 문을 두드릴 수밖에 없습니다. 우리나라에는 소아청소년과를 운영하는 병원급 기관이 많지 않습니다. 그리고 소아청소년과 병원급 기관에도 두통에 대해서 잘 훈련된 소아신경과 세부 전문의들은 거의 없습니다. 게다가, 우리나라의 일반적인 소아신경 세부 전문의 교육 과정에서는 소아청소년 두통에 대한 깊이 있는 탐구가 부족합니다. 그러나 이는 우리나라뿐만 아니라, 전 세계적으로 어느 정도 비슷합니다. 소아신경 세부 전문의들에게도 소아청소년 두통에 대한 공부는 다른 소아신경질환에 비해 다소 뒷전에 있는 셈이죠. 이는 아이들의 두통을 객관화하기가 어려워 소아청소년 두통학이 뭔가 하나의 결론으로 명쾌하게 딱 떨어지기가 어렵다는 특징도 한몫하기는 합니다.

이처럼 우리나라에는 소아청소년과 병원급 기관이 많지 않은 데다 소아신경 세부 전문의들마저 부족합니다. 그래서 동네 소아청소년과 의원에서 두통 환아들의 진단과 치료를 위해 상급 기관으로 의뢰할 때 바로 대학병원으로 의뢰하게 되는 경우가 매우 많습니다. 소아청소년과 의원에서 두통 환자를 만나면 다양한 원인의 가능성을 우려하게 됩니다. 하지만 현실적으로 의원에서 진단하기가 어렵기 때문에, 심도 있는 병력 청취를 하기보다는 바로 대학병원으로 의뢰하곤 하는 것입니다. 안타깝지만, 우리나라의 소아청소년과의 현 상황으로 미루어볼 때 어쩔 수 없는 선택일 수밖에 없습니다. 이러한 사정 탓에, 두통을 호소하는 아이들은 다른 질환에 비해 상대적으로 아주 쉽게 대학병원 소아신경과까지 오게 됩니다.

대학병원은 삼차의료기관으로서, 여기서는 어떻게든 진단을 내리고 치료 방향을 잡아주어야 합니다. 그것이 대학병원에 있는 의사들, 즉 교수들의 의무입니다. 지역 혹은 전국에서 진단이나 치료가 힘든 난치성 환자들은 대부분 대학병원을 찾게 됩니다. 소아청소년과도 마찬가지입니다. 특히, 소아신경분과에는 아주 어렸을 때부터 신경발달이 잘 되지 않거나, 심각한 경련을 하거나, 중추신경계의 구조적인 이상 혹은 유전적인 이상이 원인이 되어 다양한 신경학적인 증상을 보이는 환자들이 외래 환자의 대부분을 이루는 경우가 많습니다. 이러한 환경에서, 앞서 말한 사정 탓에 대학병원 소아신경분과까지 오게 되는 두통 환자들은, 대학병원 의료진에게는 심각한 증상을 지닌 다른 환자들과 비교해 상대적으로 가벼운 질환이라고 여겨지는 경향이 있습니다.

대학병원 교수들은 대학병원까지 찾아온 두통 환자들을 진단하기 위해서, 당장 수술이 필요하거나 약을 써야 하는 심각한 질환들을 놓치지 않기 위해서 뇌 영상 촬영, 뇌파검사, 혈액검사 등을 적극적으로 하게 됩니다. 검사 후에 두통을 일으킬 만한 원인 질환들이 발견되면, 그 진단에 따라 치료를 진행합니다. 이렇게 되면, 그나마 두통 진단을 위한 긴 여정을 끝내게 되어 불행 중 다행이라고 할 수 있습니다. 수많은 최신 검사를 통해 두통을 일으킬 수 있는 원인을 찾아내고 치료해내면, 대학병원의 역할을 충실히 한 것이라고 말할 수 있습니다.

하지만 여러 검사를 진행했어도 특별한 원인이 밝혀지지 않는 경우도 상당히 많습니다. 뒤에서 이야기하겠지만, 이런 경우 두통 환아들의 진단은 소아청소년 두통에서 가장 많은 부분을 차지하는 일차두통(편두통, 긴장형두통, 군발두통 등)으로 내려질 가능성이 아주 높습니다. 바로 여기서 문제가 생길 수 있습니다. 대학병원에서 일차두통을 대수롭지 않게 여기거나 검사에서 이상이 없다며 두통의 원인을 심리적인 데서 찾는 경우가 생각보다 많기 때문입니다. 즉 심각한 신경질환으로 인해 생명이 위급하거나 많은 합병증을 지닌 다른 환자들에게 치료의 우선순위가 밀리게 되어, 두통 환아들이 별다른 조치를 받지 못하는 것입니다. 이 시점이 아이들의 두통을 진단할 수 있는 삼차 관문이 무너지게 되는 시점이라고 볼 수 있습니다.

아이들의 두통에 대한 삼차 관문이 무너지게 되면, 부모님은 점차 아이의 두통이 정신과적 문제라고 생각하게 됩니다. 소아신경분과의 의사도 소아정신과 의사와 협진을 진행하거나, 지역 정신과 의원의 치료를 권유할 수 있습니다. 두통을 지닌 아이도 이 시점에서는 혼란에 빠지게 됩니다. '내가 진짜 정신적으로 문제가 있는 사람인 거야? 내 두통이 정신적인 문제였단 거야?' 하는 혼란과 자괴감 때문에 삶에 대한 자신감이 떨어지게 됩니다.

어떤 환자가 여러 검사에서 기질적인 문제가 없다고 결론이 난 후 정신과 의사에게 의뢰된 경우, 정신과 의사들은 여러 정신과 질환 중에 그 환자에게 가장 걸맞은 진단명을 내리고 약물치료와 심리치료를 진행합니다. 아이들 두통의 원인이 정신과 질환으로 인한 것이 맞다면, 환자는 정신과 의사의 치료를 받고 점차 좋아지게 됩니다. 이렇게 되면 기나긴 여정에서 드디어 해결책을 찾은 것입니다. 정말 다행스러운 일이죠.

그러나, 만약 아이들의 두통이 정신과 질환으로 인한 것이 아니라 편두통이나 긴장형두통과 같은 일차두통이었다면, 정신과 의사의 치료에 당연히 잘 반응하지 않습니다. 이런 경우에는 불필요한 정신과 약물 몇 가지를 몇 달 혹은 몇 년 동안 시도하게 됩니다. 임상 양상에 큰 호전이 없는 채 지루한 상황이 반복되고, 심지어는 약물 부작용으로 삶의 질이 크게 후퇴하게 됩니다. 아이들은 반복되는 효과 없는 치료 속에서 점점 더 희망을 잃고 좌절해 심리 상태가 더욱 피폐해질 것입니다.

이때는 이미 만성 두통 환아들의 삶의 질과 학교 생활은 크게 손상된 상태일 것이고, 아이들을 돌보는 부모님들의 삶도 크게 어려워졌을 것입니다. 이런 경우 정신과 의사들은 기질적인 문제의 원인을 다시 확인할 필요가 있다는 결론을 내리고, 소아신경과로 다시 협진을 의뢰하기도 합니다. 이와 같은 불필요한 진료의 순환구조는 아이들의 일차두통에 대한 사회적인 인식과 소아신경학적인 각성이 잘되어 있어 삼차 관문에서 성공적으로 진단되었다면 막을 수 있는 상황입니다. 하지만, 역시 아직도 현실적으로 어려운 상황입니다.

지금까지, 두통을 호소하는 아이들이 일반적으로 경험하게 되는 진료의 현실적인 과정, 그리고 어떻게 아이들의 두통이 무시될 수 있는지 알아보았습니다. 이러한 안타까운 현실은 세 가지 원인에서 비롯된다고 정리할 수 있습니다.

첫째, 의학적인 원인입니다. 검사상 특별한 이상이 없는 일차두통을 아주 객관적으로 진단할 수 있는 방법은 없으며, 이를 진단하려면 심도 있는 병력 청취에 기대야 합니다. 이 때문에 아이들의 일차두통은 의심하기도, 진단하기도, 치료하기도 어렵습니다.

둘째, 사회적인 원인입니다. 아직까지도 많은 사람이 아이들의 두통을 대수롭지 않게 생각하거나 정신적인 허약함으로 치부하는 경향이 많습니다. 이러한 인식은, 자신의 두통이 완화되길 원하는 아이들이 어디에서도 도움을 받을 수 없다고 여기게 만드는 데 크게 일조합니다. 이 때문에 두통으로 고통받는 아이들은 심리적으로 고립되고, 좌절감을 느끼기도 합니다. 뒤에서 이야기하겠지만, 이렇게 되면 쉽게 구할 수 있는 일반적인 진통제를 아주 자주 복용하게 됩니다. 진통제를 자주 복용하면 약물과용두통과 이차적인 간, 위장장애 같은 또 다른 문제가 생기게 됩니다.

셋째, 의료 수가적 원인입니다. 아이들의 두통을 잘 진단하기 위해서는 심도 있는 병력 청취가 중요합니다. 그러기 위해서는 소아청소년과 전문의의 심도 있는 문진과 그러한 노력에 대한 현실적인 보상이 이루어져야 합니다.

현실은 이상과 다릅니다. 동네 소아청소년과 의원에서는 두통 진료를 제대로 하기가 힘들고, 더 나아가서 두통 환자들이 내원하는 것을 되레 불편해할 수밖에 없습니다. 이 점은 심각한 구조적 문제입니다. 지역 소아청소년과 의원이 일차의료기관으로 잘 정착되기 위해서는, 현실적인 의료 수가가 정립되어야 하며, 아이들의 두통을 충분한 문진을 통해 진단해나갈 수 있는 지속 가능한 시스템이 반드시 필요합니다. 이를 위해 국가적인 차원의 대책이 반드시 이루어져야 합니다.

아이들의 두통을 제대로 진단하지 않고 방치하면, 아이들은 일상생활에 커다란 지장을 받게 됩니다. 이 시기 아이들의 일상생활은 부모 및 형제자매 같은 가족관계만이 아니라 학교에서의 교우관계로도 이루어집니다. 이러한 하루하루의 일상생활을 잘 해나가야, 소아청소년 아이들이 올바른 사회성을 확립한 성인으로 자라날 수 있게 됩니다.

해결되지 않는 두통을 날마다 겪으며 살다 보면 일상생활이 제대로 이루어질 리가 없습니다. 결국 자신의 고통을 이해해주지 못하는 가족, 친구들과 바람직한 관계 형성에 실패하게 됩니다. 또한, 자신의 노력과 의지와 관계없이 학업 성적이 크게 떨어지게 되고, 그 결과 미래에 대한 막막함 끝에 심지어는 꿈도 잃게 될 수 있습니다. 아이들이 꿈을 잃는 것은 정말 심각한 일입니다. 이렇게 서서히 아이들의 전반기 인생이 부정적으로 변하게 되면, 그 이후의 초창기 성인의 삶에도 많은 지장을 받게 된다는 것을 우리는 쉽게 짐작할 수 있습니다.

아이들에게만 문제가 생기는 게 아닙니다. 두통으로 매일 고통받는 아이들을 둔 부모들은, 자녀의 두통을 이해하든 이해하지 못하든, 직접적으로 상당한 스트레스를 경험하게 됩니다. 아이가 두통으로 일상생활을 제대로 영위하지 못하는 상황에서는 부모님의 삶에도 서서히 스트레스가 누적됩니다. 결국 부모들도 불안과 우울 증세를 호소하는 경우가 많습니다. 이렇게 부모들의 삶도 부정적으로 바뀌어 가족 전체가 암울한 분위기에 휩싸이게 됩니다. 심지어는 해결되지 않는 만성 두통에 시달리는 아이를 돌보기 위해 부모님이 직장을 그만두거나 자아실현을 포기하는 경우까지 있습니다.

이처럼, 아이들의 두통이 제대로 진단되지 않거나, 치료를 잘 받지 못한다면, 가족 전체의 삶이 힘들어집니다. 두통 환아와 그 가족들의 고통은 널리 알려진 심각한 만성 소아신경질환의 그것과 비교했을 때 결코 덜하지 않습니다. 심지어 주변의 공감과 인정을 받지 못하는 탓에 더 고립되기도 합니다. 아무리 고통을 호소해도 알아주는 사람이 없고, 대수롭지 않게 생각하며, 경우에 따라 정신질환이라고 보는 시선이 만성 두통 환자와 그 보호자들을 더욱더 힘들게 합니다. 이렇듯, 두통으로 인한 아이들과 부모들의 고통은 상당합니다. 이러한 고통을 사회적인 손실로 환산한 연구들도 여럿 있으며, 그 결과는 상당한 수준으로 알려져 있습니다. 그래서 미국과 유럽의 선진국들에서는, 편두통과 같은 일차두통이 미치는 사회적인 부담과 손실을 최소화하기 위해 두통 연구에 많은 투자가 이루어지고 있습니다.

아이들의 두통을 무시하지 않으려면 무엇보다 환아, 보호자, 의료진 모두 두통을 잘 이해해야 합니다. 같은 고통과 두려움이라도 그 대상이 막연하면 더 크게 다가옵니다. 두통이라는 고통과 두려움을 조금이라도 구체화할 수 있다면, 그 강도가 줄어들 것입니다. 소아청소년 두통의 올바른 진단과 치료를 위해서는 해당 두통이 정확히 어떤 범주에 들어가며, 어떠한 해결책들이 있는지 스스로 알아야 합니다. 이것이 문제 해결의 시작입니다. 그리고 앞서 이야기한, 두통을 지닌 아이들이 우리나라에서 과연 어떻게 치료를 받는 것이 합당하겠는가에 대한 고민은, 지금부터라도 우리 모두 골똘히 생각해야 할 과제입니다.

만성적이고 해결되지 않는 유례없는 저출산 현상이 나타나는 대한민국에서는, 지금 곁에 있는 우리 아이들 하나하나가 다들 건강한 성인으로 자라날 수 있게 모든 어른들이 최선을 다해야 합니다. 아이들의 두통도 이러한 관점으로 접근하여, 아이들의 두통이 무시되지 않도록 잘 살피는 것이 더욱 중요해지고 있습니다.

주요 내용

1. 아이들의 두통은 의학적·사회적 한계로 흔히 무시되는 것이 현실입니다.
2. 여러 검사에서 이상이 없는 두통일 경우에도 아이들의 두통을 정신과 질환으로 인한 것이라고 쉽사리 오인하지 않도록 하는 노력이 필요합니다.
3. 아이들의 두통이 무시되거나 제대로 해결되지 않으면, 아이들뿐만 아니라 가족들 전체의 삶이 힘들어질 수 있습니다.
4. 아이들의 두통을 일차의료기관에서부터 잘 진단해나갈 수 있도록 국가적 차원의 시스템 정립이 필요합니다.

02

아이들의 두통이란?

두통은 아주 어린 아이부터 나이 든 어르신까지 모든 연령대에서 나타날 수 있는 흔한 증상입니다. 그렇지만 그 원인은 연령대마다 약간씩 차이가 있습니다. 성인의 관점에서 아이들의 두통을 이해하기가 쉽지 않은 것은 이 때문입니다. 두통은 원인만 해도 100가지가 넘는 데다 그 양상이 서로 특징적으로 명확히 구분되지 않아 증상 호소만으로는 바로 진단하기가 어렵습니다. 성인도 자신의 두통을 제대로 표현하지 못하는 경우가 많은데, 어린아이들의 경우는 어떨까요? 그렇습니다. 훨씬 어렵습니다. 소아청소년과 의사들도 아이가 도대체 무슨 두통을 이야기하는 건지 알쏭달쏭한 경우가 많습니다.

일반적으로 소아청소년기의 두통과 성인기의 두통을 무 자르듯 가를 수 있는 기준은 존재하지 않습니다. 기준뿐 아니라 '소아청소년기 두통의 특징'이라고 꼽을 수 있는 전형적인 소견 역시 찾기가 힘듭니다. 최근의 연구 결과에 따르면, 아이들 위장관의 건강과 뇌의 발달이 매우 밀접하게 연결되어 있으며, 따라서 소아청소년기 편두통의 전조증상으로 이유 없는 배앓이가 시작될 수 있다고 합니다. 여러 검사에서, 특별한 원인 없이 주기적으로 배앓이를 하거나, 구토와 같은 위장관 증상을 종종 보이는 아이들이 청소년기에 편두통으로 진행되는 경우가 많다는 연구들이 있으니, 이 점은 참고할 만합니다.

저는 소아청소년기 두통과 성인기 두통으로 나누어 생각하는 것보다는 아이의 두통이 일차두통인가, 이차두통인가를 확인하고, 이차두통의 가능성을 놓치지 않기 위해 적절한 검사를 진행하는 것이 더 중요하다고 생각합니다. 성인기의 두통에서는 이차두통을 강력하게 시사하는 소견들이 비교적 명확하게 드러나기 때문에, 그러한 소견이 없다면 뇌 MRI와 같은 검사는 보류할 수도 있습니다. 그러나 아이들이 두통을 호소할 때는, 주관적인 증상과 실제 진단의 심각도에 상관성이 매우 떨어지는 경우가 많습니다.

즉 두통의 빈도, 세기, 호소하는 고통의 크기 등은 진단의 심각도와 크게 관련이 없습니다. 아이들의 두통이 반복되거나 아주 어린 영아가 이유 없이 계속 보챈다면, 부모님은 소아청소년과 의사와 상의해 적극적인 검사를 통해 이차두통의 가능성을 확인해 보는 것이 좋습니다. 두통과 더불어 다양한 신경학적인 증상이 나타난다면, 연령에 상관없이 이차두통을 강력하게 의심해야 합니다. 이럴 때는 조금이라도 검사를 주저해서는 안 됩니다.

아이들의 두통에서도 반드시 검사를 해야만 하는 중요한 증상들이 있습니다. 아이들이 태어났을 때의 뇌 용적은 일반적인 성인 뇌 용적의 25퍼센트 정도이고, 1세경에 성인 대비 70퍼센트 정도에 이를 만큼 매우 급격한 성장을 이룹니다. 그렇기에, 태어났을 때 몸도 못 가누었던 아기들이 돌잔치 때에는 스스로 아장아장 걷기까지 하는 급격한 신체 발달을 보이는 것입니다. 그 이후에도 뇌 성장이 계속 급격하게 이루어지면서, 7세경에는 성인 대비 약 95퍼센트 정도의 크기에 이르게 됩니다. 이렇게 급격한 뇌신경의 성장이 이루어지는 과정에서 이차적인 원인이 있는 두통을 방치한다면, 그 이후의 발달에 좋지 않은 영향을 미치게 될 것은 자명합니다.

10세경에 이르면 아이들의 뇌 크기는 성인과 거의 같아집니다. 이때는 이차성징이 시작되면서 호르몬의 변화가 크게 일어나고, 뇌신경의 연결성이 크게 변화합니다. 이러한 과정에서 다양한 심리적 변화가 두통과 연결되거나, 그런 호르몬의 변화가 편두통과 연결되기도 합니다. 이처럼 아이들의 뇌는 청소년기가 시작되기 전까지 10년 남짓한 시간 동안 빠른 속도로 발달합니다. 그만큼 성인기보다 증상의 변화가 극적이고 변화무쌍할 수 있다는 것을 이해하는 것이 매우 중요합니다. 이런 점들에 대해서는 뒤에서 좀 더 자세히 다루겠습니다.

현대 의학의 흐름은 모든 질환, 특히 만성질환에서 유전적인 연관성을 찾으려는 특징이 있습니다. 특히 만성 신경학적 질환에서 유전적인 연관성에 대한 연구가 많이 진행되고 있습니다. 두통도 잘 살펴보면 가족력이 흔하게 있을 수 있으며, 만성편두통 같은 경우에는 유전적인 원인이 일부 밝혀지고 있습니다. 예를 들어, 최근에 가족성 편두통을 유발하는 특정 유전자가 밝혀진 바 있는데, 편두통 환아에게서 이 유전자가 발견되었을 때 우선적으로 선택해야 하는 약이 개발되기도 했습니다. 하지만 이 외에는 밝혀진 유전적 원인이 치료에 응용되는 경우는 아직까지는 드문 편입니다.

유전학Genetics의 연구 대상에는 부모님이 아이에게 전해주는 유전자만이 아니라 자연스럽게 생기는 돌연변이 유전자도 포함됩니다. 따라서 아이의 두통 양상이 부모님이 어릴 적에 겪은 두통 양상과 완전히 다를 수도 있습니다. 유전학이 점점 더 발전해 사람의 질환에 대한 더 다양한 설명이 가능해진다면, 그 연구 결과를 아이들의 두통 치료에도 적극적으로 반영하게 될 것으로 생각됩니다.

03

두통의 역사와 분류

두통은 머리 부위에서 느껴지는 모든 통증을 의미합니다. 두통의 역사는 곧 인류의 역사라고 할 수 있습니다. 단언컨대, 두통은 모든 만성신경질환 중에서 가장 역사가 오래되었을 것입니다. 많은 기록이 소실되었지만, 현재 남아 있는 문헌 중에서 편두통으로 생각되는 두통을 기술한 수천 년 전의 기록들도 확인할 수 있습니다. 현대 의학과 신경학이 태동하기 전까지, 각 문화별로 두통을 표현하고 치료한 다양한 역사가 있습니다.

불과 몇 십 년 전부터 전 세계의 두통학자들이 일정한 원칙에 따라 두통을 분류하기 전까지는 두통을 일관성 있게 다루고 치료할 의학적 체계가 없었습니다. 두통이라는 증상이 객관적으로 확인될 수 없는 성격을 지니고 있다 보니, 과거에는 두통의 원인을 들여다보기 위해 지금의 관점으로는 끔찍하기 그지없는 과격한 수술적 방법이 행해지기도 했죠. 심지어는, 종종 '악마가 들었다'는 식의 종교적인 측면으로 치부되기도 했습니다. 화가 빈센트 반 고흐는 전조증상이 동반되는 편두통을 앓고 있었는데, 번쩍거리거나 주변이 일그러지는 편두통 전조증상을 그림으로 표현했다고 합니다. 자신만 느끼는 두통 증상을 예술로 멋지게 승화시킨 셈입니다.

이런 점에서 두통의 역사는 뇌전증의 역사와 닮은 면이 있습니다. 여담이지만, 뇌전증도 전조증상이 있는 뇌전증이 있기 때문입니다. 그 전조증상으로 환자들은 상당히 신비하고도 다양한 시각 증상을 겪기도 합니다. 이런 시각 증상을 동반하는 일부 뇌전증과 편두통은 발생 기전이 유사한 것으로 밝혀지고 있습니다. 그래도 수많은 학자들이, 오랜 세월 동안 터무니없이 부족한 의학 환경 속에서 환자의 증상만으로 두통을 정의하고 분류하려고 했던 노력들을 보면, 경외감이 들 정도입니다. 그런 학자들이 있었기에 제가 아이들의 두통을 연구하고, 이렇게 글도 쓸 수 있는 것입니다.

하지만, 이렇게 인간의 역사와 함께했던 두통의 역사 속에서도 소아청소년의 두통의 역사는 찾아보기 힘듭니다. 과거에는 지금처럼 영아 생존율이 높지 않았습니다. 불량한 위생 환경 탓에 아기가 태어나서 1년을 채 못 살고 안타깝게 생명을 잃는 경우가 많았습니다. 또한, 예방접종이 잘 시행되지 않아서, 많은 아이가 다양한 감염병으로 생명을 잃었습니다. 이렇듯 과거에는 소아청소년의 두통에 대한 학문은 고사하고, 소아청소년 신경학이 발전하는 것조차 힘들었습니다. 과거에는 소아청소년기의 감염질환에 대한 연구가 많이 발전했고, 따라서 뇌 혹은 뇌수막의 감염으로 인한 두통이 소아청소년 두통의 주된 관심사였다고 볼 수 있습니다.

앞서 말씀드렸듯이, 수천 년 혹은 그 이상의 긴 시간 동안 다양한 두통을 기술하고 분류하기 위해 동서양 여러 문화권의 의학자들이 많은 노력을 했습니다. 이제는 두통을 분류하는 방식을 통일해 전 세계적으로 통용되는 분류체계가 필요합니다. 두통에 대한 국제적인 분류체계는 1988년에 국제두통학회International Headache Society(IHS)가 처음 확립했습니다. 1988년은 우리나라에서 올림픽이 개최된 해입니다. 그제야 처음으로 두통의 일관적인 분류 형식, 세계적으로 통용되는 진단 기준이 만들어졌다는 이야기입니다. 인류와 함께 항상 존재해왔을 두통의 역사에 비하면, 정말이지 아주 최근에야 두통이 체계적으로 연구될 수 있는 토대가 마련된 것입니다.

두통의 분류는, 국제두통질환분류International Classification of Headache Disorders(ICHD)라고 불립니다. 지금은 2018년에 발표된 세 번째 개정판인 ICHD-3에 따라 두통을 분류해 진단할 수 있습니다. ICHD-3에서는 그전보다 소아청소년기의 두통에 대한 분류가 강화되어 진료에 많은 도움을 주고 있습니다. ICHD-3는 한글판으로도 번역되어 대한두통학회 홈페이지에서 누구나 볼 수 있습니다. 그런데, 이 분류체계가 단순히 몇 개의 표로 되어 있는 것이 아니라, 작은 글씨로 무려 270여 페이지에 달하는 하나의 책입니다. 이 엄청난 진단 책자를 보면 그 양에 압도될 뿐 아니라 그 종류도 다양해 두통 증상을 제대로 진단하는 것이 얼마나 어려우며 오랜 시간이 걸리는 일인지 실감하게 됩니다. 이러한 분류체계가 연구·개발되어, 전 세계의 수많은 두통 학자에게 훌륭한 참고문헌이 생기게 되어 얼마나 다행스럽고 감사한 일인지 모릅니다.

두통의 분류가 방대하고 복잡해 보이지만, 이 분류에는 아주 명확한 세 가지 대분류가 있습니다. '일차두통', '이차두통', '통증성두개신경병증 및 기타 얼굴 통증'입니다. 두통을 호소하는 아이들이 있다면, 우선 이 세 가지 대분류 중 어느 것이 가장 합당한지 먼저 고민해야 합니다.

첫째, 일차두통Primary headache은 쉽게 이야기해서, '여러 검사에도 원인이 발견되지 않지만, 어떠한 일관된 특징이 있는 두통'이라고 이해하면 좋을 것 같습니다. 일차두통은 '원발두통'이라고도 번역하지만 원인이 명확히 발견되는 이차두통과 대비되기 때문에 보통 일차두통으로 많이 언급합니다. 일차두통에는 그 유명한 편

Primary의 의미

의학 용어에서 'Primary'라는 단어는 일반적으로 '현재의 의학 수준으로 여러 검사상 특별한 원인을 밝힐 수 없는'이라는 뜻으로 쓰입니다.

두통이 대표적이며, 긴장형두통, 군발두통 등이 포함됩니다. 편두통 자체도 또 몇 가지 세부 분류가 있으며, 긴장형두통은 아이들에게 아주 유병률이 높습니다. 군발두통은 죽을 것같이 심각한 통증을 특징으로 하는데, 소아청소년기에는 찾아보기 극히 어렵습니다. 이 책에서는 편두통과 긴장형두통을 주로 다룰 것입니다.

둘째, 이차두통은 검사 결과, 두통과 아주 밀접하고 강한 시간 연관성을 지닌 원인으로 인해 생긴 두통을 이릅니다. 이차두통의 원인은 머리 부분의 외상, 뇌염이나 뇌수막염 같은 감염질환, 혈관질환, 종양, 어떤 물질에 중독된 경우, 철 결핍 빈혈, 뇌전증 등 매우 다양합니다. 또한, 정신과 질환으로 인한 두통이 확인된 경우에도 이차두통으로 진단할 수 있습니다. 그러나 정신과 질환으로 인한 두통을 정확하게 진단하려면 정신과 질환이 발병하기 전에는 없었던 '새로운 두통'이, 발병한 정신과 질환과 밀접한 시간 연관성을 가지는 경우만으로 한정해야 합니다. 의사는 이러한 상황에 있는 환자들을 '정신과 질환으로 인한 두통'으로 단독 진단할 수 있습니다. '정신과 질환으로 인한 두통' 진단을 쉽고 간단히 내리기보다는, 환아의 진단이 일차두통이 아닌가 하는 의학적인 생각을 계속 해야 한다는 것이, 제가 강조하고 싶은 말입니다.

셋째, 통증성두개신경병증 및 기타 얼굴 통증은 쉽게 말해 '머리, 목, 얼굴 부분의 신경성 통증'이라고 이해할 수 있습니다. 이는, 앞의 두 범주에 비해 비교적 작은 부분을 차지하며, 소아청소년 두통에서는 주된 고려 대상이 아니기에 이 책에서는 다루지 않았습니다. 얼굴에도 다양한 신경이 분포한다는 것은 잘 알려진 사실입니다. 이 신경들에는 삼차신경, 안면신경, 혀인두신경, 미주신경 등이 있습니다. 염증이 생기거나, 눌림이 있거나, 대상포진이 발생하는 등의 이유로, 그 신경들이 분포하는 얼굴, 목, 혀 부위에 통증이 생기는 경우 통증성두개신경병증 및 기타 얼굴 통증이 진단될 수 있습니다.

일차두통	편두통, 긴장형두통, 군발두통 • 편두통과 긴장형두통은 완전히 다른 형태의 두통 • 편두통은 복잡한 아형이 있고, 긴장형두통은 원인이 스트레스인 경우가 많음 • 군발두통은 매우 드묾. 죽을 것같이 아프고, 군발기와 관해기가 반복됨
이차두통	발견된 원인과 강한 밀접성과 시간 연관성이 존재 • 여러 검사에서 원인이 발견되었고, 그 원인으로 인해서 이차적으로 두통이 있는 경우 • 외상, 감염, 혈관질환, 종양, 중독, 철분 결핍 등 • 정신과 질환으로 인한 두통(망상장애, 신체화장애만 해당)
통증성두개신경병증 및 기타 얼굴 통증	머리, 목, 얼굴 부분의 다양한 신경성 통증, 얼굴대상포진 등

두통의 대략적인 분류

일반적으로 저와 같은 소아신경과 의사들은 아이들의 두통을 진단할 때 어떠한 원인이 있는지를 먼저 발견하고자 합니다. 즉 이차두통을 놓치지 않기 위해 노력합니다. 그래서 혈액검사와 함께, 뇌 MRI, 혈관 MRI, 뇌 CT, 뇌파검사 등을 진행합니다. 또한 정신과 질환으로 인한 두통을 포함해, 두통으로 인한 이차적인 정신 상태를 파악하기 위해 신경인지기능검사도 진행합니다.

두통의 원인을 알게 되면 그 원인을 적극적으로 제거하면 되기 때문에 여러 검사를 진행하는 것은 중요한 단계입니다. 여러 검사를 진행했는데도 이차두통의 근거가 없을 때는 일차두통으로 진단의 가닥을 잡아야 합니다. 아이들도 편두통, 긴장형두통에 걸리기가 매우 쉽습니다. 특히, 사춘기 이후의 시기에는 일차두통의 유병률이 급격하게 상승합니다. 따라서 이차두통이 아니라 해도 진단의 끈을 놓아버리면 안 됩니다. 편두통, 긴장형두통과 같은 일차두통의 진단과 치료를 이어나가야 합니다.

04

아이들 두통의 치료와 다른 질환과의 연관성

두통은 원인에 따라서 치료 방법이 다양합니다. 따라서 원인을 정확히 진단하는 것이 무엇보다 중요합니다. 아이들이 두통을 호소하면 먼저 그 원인을 찾기 위해 동네 소아청소년과 의원을 찾아 진료를 받는 것이 바람직합니다. 소아청소년과 전문의는 어느 한 장기만 진료하는 것이 아니라, 아이들 몸의 전체적인 부분을 통합적으로 고려하면서 진료할 수 있기 때문입니다. 아이들의 두통이 심리적인 문제라고 넘겨짚어서 정신과나 심리상담소를 먼저 방문하는 것은 결코 바람직하지 않습니다. 이는 아이들의 두통을 진단하는 표준 프로토콜에도 어긋나며, 자칫 진단을 늦추게 되는 결과를 초래할 수 있습니다. 만약, 동네 소아청소년과 전문의가 추가 검사가 필요하다고 판단하면, 환아는 다양한 검사가 가능한 소아청소년과 병원이나 대학병원으로 의뢰를 받게 될 것입니다.

두통의 원인에 대한 진단이 내려지면, 흔히 약물로 치료하는 것이 대부분일 것이고, 간혹 수술적인 치료가 필요할 수도 있을 것입니다. 두통을 치료하는 약도 매우 다양합니다. 그럼에도 상당히 많은 아이들이 두통이 있을 때 주변에서 쉽게 구할 수 있는 진통제로 버티는 경우를 많이 봅니다. 진통제는 두통을 근본적으로 치료하는 것이 아니며, 통증의 순간만을 약의 힘으로 잠시 느끼지 못하게 하는 것입니다. 진통제를 자주 복용하면 약물에 내성이 생기게 됩니다. 더 나아가서는 진통제 남용으로 인한 부작용으로 두통을 겪을 수도 있는 역설적인 상황에 빠질 수도 있습니다. 또 위가 상하기도 하니, 진통제를 자주 복용하는 것은 정말 심각하게 고려해야 합니다.

이차두통은 반드시 두통을 일으키는 원인을 잘 찾아서 그에 맞는 약이나 수술적인 치료를 진행해야 합니다. 만약에 아이들의 두통이 이차두통이 모두 배제된 일차두통이라면, 약물치료와 비약물치료를 모두 동원해 꾸준히 치료를 받아야 합니다. 일차두통에서 약물치료는 급성진통치료, 예방적 약물치료가 있습니다. 아이에게 진통제를 먹는 기준을 명확하게 알려주어야, 일차두통을 지닌 아이들이 진통제로 인한 부작용을 겪지 않을 수 있습니다.

예방적 약물치료라는 것은, 말 그대로 두통을 예방하는 약물치료입니다. 두통의 빈도가 잦은 경우에 쓰는 방법이죠. 예방적 약물치료를 시행하면 진통제를 복용하는 빈도를 크게 줄일 수 있으며, 일상생활로 복귀하는 데도 도움을 줄 수 있습니다. 예방적 약물치료의 방법도 다양한데, 최근에는 한 달에 한 번꼴로 맞는 주사제도 나왔습니다. 예방적 약물치료로 아이들이 일차두통을 이겨내고 일상으로 돌아오게 하는 데 도움을 줄 수 있습니다. 일반적으로 예방적 약물치료는 매일 약을 복용하는 것인데, 진통제와는 달리 매일 복용해도 문제가 없도록 합니다.

물론 언제까지나 약에 의존할 수는 없습니다. 따라서 스스로 뇌와 몸을 통증에 강한 상태로 만들어가려는 노력이 중요합니다. 어찌 보면 이것이 일차두통의 근본적인 치료가 될 수 있습니다. 이것을 생활습관교정치료라고 합니다. 생활습관교정치료에는 식사치료, 식습관 교정, 수분 섭취 교육, 운동치료, 수면 패턴 확립을 비롯한 다양한 비약물치료가 있습니다. 이 방법들의 목적은 뇌의 통증 네트워크를 비활성화시키고, 자라나는 과정에 있는 아이들의 뇌를 재건하는 것입니다. 과거에는 생활습관 교정을 그저 환자들의 의지에 맡겨왔지만, 의학이 발전하면서 다양한 만성질환의 치료를 위해서는 생활습관교정치료가 모든 약물치료의 상위에 있다는 것을 많은 의학자가 받아들이고 있습니다. 올바르다기보다는, 아이들에게 맞는 좋은 생활습관을 꾸준히 유지하면서, 아이들의 뇌를 통증에 강한 방향으로 건설해나간다는 생각으로 생활습관교정치료를 진행해야 합니다.

아이들의 두통이 만성화된다면 치료도 힘들뿐 아니라 아이들도 괴롭고 지칠 수 있습니다. 이렇게 되면 심리적인 질환이 동반될 수도 있으며, 이런 심리적인 상태가 두통의 만성화에 영향을 주는 악순환이 형성될 수 있습니다. 이런 경우에는 비로소 소아정신과 의사와 협진이 필요할 수도 있습니다. 소아청소년 아이들의 만성화된 두통 중 대표적인 것이 만성편두통인데, 이를 치료하고 관리하기 위해서는 팀으로 움직이는 의료진이 필요합니다. 왜냐하면, 만성편두통을 지닌 아이들은, 약물치료뿐만 아니라, 적극적인 생활습관교정치료, 이차적인 심리적 지지, 가족의 지지 등 많은 부분에 개입이 필요할 수 있기 때문입니다. 그리고 만성 두통을 치료하는 과정에서 혹시 놓칠 수도 있는 이차적인 원인, 다른 질환과의 연관성(예를 들어, 척추의 정형외과적 질환, 만성비염 혹은 축농증, 갑상선질환, 치과적 질환 등)을 계속 의심하면서 폭넓게 접근하는 것이 필요합니다.

만성 두통도 아이들마다 증상이 다양하게 나타납니다. 자기 두통의 특징과 증상을 더욱 객관화하기 위해 '두통 일기'를 꾸준히 작성하는 것은 아이, 부모, 그리고 의료진에게도 큰 도움이 됩니다.

주요 내용

1. 두통의 올바른 진단을 위해서는 두통의 분류를 아는 것이 중요합니다.
2. 두통은 크게 일차두통, 이차두통, 통증성두개신경병증 및 기타 얼굴 통증으로 나뉠 수 있습니다.
3. 아이들의 두통을 진단하기 위해서는, 이차두통을 놓치지 않으려고 노력해야 하며, 일차두통의 가능성도 항상 염두에 두어야 합니다.

05

두통을 호소하는 아이를 둔 부모의 역할

아이들이 두통만이 아닌 다양한 증상을 호소할 때 여기에 관심을 기울이는 것이 부모님의 가장 중요한 역할 중 하나입니다. 부모님이 아이들의 말을 경청하고 관심을 기울이는 것만으로도 아이들은 안정감을 얻게 되고, 자신의 증상에 대해서 지나친 걱정을 하지 않을 수 있습니다.

아이들은 몸에 나타나는 증상을 어른들만큼 쉽게 설명하지 못할 수 있습니다. 어른이 아이의 말을 이해하지 못한다고 해서 가볍게 넘겨서는 안 됩니다. 그런데, 요즘 우리 아이들은 보통 6세만 되어도 자신의 증상을 아주 구체적으로 잘 설명합니다. 다만, 집안 분위기나 평소 부모님이 아이를 대하는 태도 탓에 위축되거나 혼이 날까 봐 말을 못 하는 경우가 종종 있습니다. 이런 경우에도, 아픔을 호소하는 아이들의 말을 잘 듣고 물어보는 것이 부모님의 역할입니다.

청소년기, 특히 여자아이들의 경우 편두통의 유병률이 높습니다. 편두통을 앓는 청소년들이 부모나 선생님 혹은 주변 친구들에게 이해받지 못하는 안타까운 경우를 정말 많이 보게 됩니다. 이 시기의 편두통 환아들은 꾀병이라며 오해를 받기도 하고, 정서적으로 안정되어 있지 못하다는 평가를 받기도 합니다. 하지만, 정신과적 질환과 만성편두통은 명백하게 다른 질환입니다. 부모님은 청소년 자녀들이 잦은 두통으로 일상생활이나 학업을 행하는데 어려움을 겪고 있다면, 아이들을 다그치기보다는 지지하고 정확한 진단과 치료를 받을 수 있도록 이끌어주어야 합니다.

아이들은 머리에 문제가 있을 수도 있다고 생각하면 두려움에 빠져 위축되거나 지나친 걱정을 하게 됩니다. 이러한 두려움 탓에 병원에 가서도 의사 앞에서 자신의 증상을 제대로 설명하지 못하는 경우도 종종 있습니다. 평소 부모님이 아이의 증상에 관심을 가진다면, 아이들의 증상을 효과적으로 전달하는 데 큰 역할을 할 수 있습니다.

만성 두통 중에는 긴장형두통도 있는데, 오히려 만성 긴장형두통이 만성편두통보다 유병률이 더 높으며, 남녀 모두에게 잘 나타날 수 있습니다. 이는 보통 스트레스와 연관이 많은데, 이차성징기에 있는 아이들은 성호르몬이 급격히 변화하므로, 주변 환경의 변화로 인한 자극과 자기 몸의 변화를 받아들이고 대처하는데 어려움을 느끼거나 미숙할 수 있습니다. 이런 것이 긴장형두통으로 표현될 수 있습니다.

긴장형두통도 만성화되면 일상생활에 큰 문제가 됩니다. 부모님은 아이들이 학교 생활을 잘 해나가는지, 심리적인 상태가 어떤지, 학업의 양이 지나치게 많지는 않은지, 지나친 규율로 아이의 자유가 억압되어 있지는 않은지, 부모 및 형제자매와의 관계에서 오는 스트레스는 없는지 등 자연스럽게 대화를 해나가는 것이 좋습니다.

2부

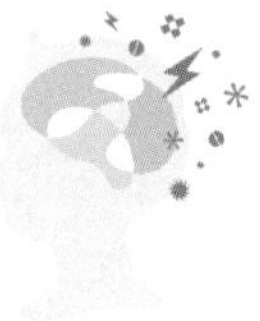

원인이 불명확한 일차두통

01

소아청소년 편두통

소아청소년 편두통의 빈도와 진단

소아청소년기에서 편두통의 빈도

일차두통 중에서 대표적인 질환인 편두통을 알아보겠습니다. 사실, 일차두통 중에서 가장 빈도가 흔한 두통은 긴장형두통입니다. 소아청소년 시기에도 긴장형두통의 발병률과 유병률은 일차두통 중 단연 1위입니다. 그러나 편두통은 그 강도와 지속 시간, 그리고 만성화 비율이 긴장형두통보다 훨씬 더 크기 때문에, 일차두통 중에서 제일 중요한 질환이라고 할 수 있습니다.

편두통의 치료와 관련해서는 다양한 약물치료 전략들이 있으며, 식사치료와 운동치료 같은 생활습관교정치료가 강조되고 있습니다. 최근에는 편두통 특이 물질이 발견되어 이 물질을 차단하는 방법으로 편두통을 크게 줄일 수 있는 약제가 개발되고 있어, 만성편두통 환자들에게 다행스러운 상황이라 할 수 있습니다.

발병률은 특정 시간 동안 어떤 질환이 새롭게 발생하는 비율을 말하고, 유병률은 어느 시점에서 어떤 질환이 전체 집단 대비 얼마나 있는가를 말하는 지표입니다. 즉 발병률은 짧은 지표이고, 유병률은 어느 특정 시점까지 쌓이는 지표라고 할 수 있습니다. 어떤 질환이 만성질환이면서 발병률이 높다면, 유병률도 같이 높아지는 경향을 보입니다. 성인에서는 편두통의 유병률이 평균적으로 약 10~15퍼센트에 해당한다고 알려져 있습니다. 이는 모든 질환을 통틀어서도 매우 높은 빈도입니다. 편두통은 남녀에서 비율 차이가 나는데, 특히 성인 여성에서의 유병률이 약 20퍼센트까지 육박한다고 알려져 있습니다.

편두통은 성인이 되면 갑자기 나타나는 질환일까요? 소아청소년기에는 괜찮다가 성인이 되면 갑자기 유병률이 20퍼센트까지 치솟는 것일까요? 절대 아닙니다. 편두통은 소아청소년기부터 발전하기 시작해 사춘기를 지나면서 발병률이 크게 증가합니다. 소아청소년기에도 여자아이들의 발병률이 남자아이들의 발병률을 크게 앞지르기 시작하면서, 성인 여성들의 높은 편두통 발병률로 이어지게 됩니다.

남자 청소년의 경우에는 편두통 유병률이 5퍼센트를 약간 넘는 수준인 반면, 여자 청소년의 경우에는 나이에 퍼센트(%)를 붙이면 그게 바로 편두통 유병률의 근사치에 해당할 정도로 높은 빈도가 이어집니다. 호르몬의 영향이 여성의 높은 편두통 유병률과 밀접한 관계가 있는 것으로 알려져 있습니다. 이렇듯, 편두통은 주로 사춘기를 기점으로 발병률과 유병률이 급격하게 올라갑니다. 이 중요한 시기에 편두통을 제대로 관리하지 못하게 되면, 아이의 전반기 인생이 크게 힘들어지게 됨은 명확합니다.

좀 더 많이 알려져 있는, 소아청소년기의 대표적인 다른 만성 질환들의 유병률도 알아보겠습니다. 뇌전증은 1~2퍼센트, 자폐스펙트럼장애는 2~3퍼센트, 주의력결핍과잉행동장애(ADHD)는 약 6~9퍼센트입니다. 이렇게 수치로 비교해보면, 소아청소년 편두통의 유병률이 예상보다 아주 높다는 것을 바로 알 수 있습니다.

편두통의 진단

편두통은 ICHD-3의 기준에 따라 진단할 수 있습니다. 편두통도 세부적인 아형 등이 많아 복잡하게 느껴질 수 있습니다. 편두통의 세부 진단에 따라 편두통 조절 약제의 초기 선택이 달라질 수 있습니다. 그러나 여기서는 복잡하게 생각할 필요 없이, 어떨 때 편두통을 강력하게 의심해야 하는지를 중점으로 알아보겠습니다.

편두통은 그 이름에서 '편' 자가 있어서, 머리의 한쪽만 아픈 두통이라고 널리 알려져 있는데, 그것은 정확하지 않은 통설입니다. 편두통의 진단 기준에 편측 통증이 있기는 하시만, 편측 통증을 충족하지 않아도 편두통을 진단할 수 있습니다. 편두통은, 두통이 발생하기 전에 어떤 조짐 증상을 느끼는지 여부에 따라 무조짐편두통과 조짐편두통으로 크게 나뉩니다. 조짐편두통은 여러 세부 편두통으로 분류할 수 있지만, 자세히 살피기에 어려울 수 있으므로, 이 책에서는 중점적으로 다루지는 않겠습니다.

무조짐편두통은 조짐이 없는 편두통이라는 뜻입니다. 다시 말해 편두통 통증이 있기 전에 조짐 증상이 없는 것을 말합니다. 무조짐편두통은 소아청소년기 편두통의 약 3분의 2 이상을 차지합니다. 무조짐편두통의 ICHD-3 진단 기준을 풀어보면 다음과 같습니다. 어떠한 두통을 편두통성 두통이라고 말하는지, 지속 시간이나 특징에 초점을 맞추어보면 좋을 것 같습니다. 특히, 소아청소년기에는 빛과 소리에 민감하기 때문에, 빛공포증이나 소리공포증이 있는 두통이라면, 편두통을 의심해볼 만합니다.

ICHD-3이란

국제두통질환분류(International Classification of Headache Disorders, ICHD)의 3번째 버전이라는 약자입니다. 국제두통학회는 1988년 처음으로 두통질환분류를 발표하였고, 2018년 1월 최종 확정된 ICHD-3판을 발표하였습니다. 대한두통학회에서는 이에 맞추어 2018년 우리말로 제작된 ICHD-3판을 발표했습니다. 이 책에서 쓰는 진단 기준은 이 분류에 따르고 있습니다.

무조짐편두통의 ICHD-3 진단 기준

A. 진단 기준 B, C, D를 충족하는 두통이 적어도 5회 이상

B. 두통발작이 4시간에서 72시간 지속

(치료하지 않거나 치료가 제대로 되지 않았을 때)

소아청소년(18세 미만)에서는 2시간 이상

C. 다음 4가지 두통의 특성 중, 최소한 2가지

① 편측 위치

② 박동성

③ 통증을 상중하로 나누었을 때 통증 강도 중 또는 상

④ 일상적인 신체 활동(걷기, 계단 오르기)에 의해 악화되고, 그런 활동을 회피하게 됨

D. 두통이 있는 동안 다음 중 최소한 1가지가 있어야 함

① 구역 그리고/또는 구토

② 빛 공포증과 소리 공포증

E. 다른 ICHD-3 진단으로 더 잘 설명되지 않음

조짐편두통은 편두통 증상이 있기 전에, 어떠한 조짐 증상이 증상 하나당 5분 이상, 최대 60분까지 느껴지면서, 그 조짐이 끝나면 두통이 찾아오는 편두통을 말합니다. 조짐 증상은 2~3개가 연달아 나타날 수도 있습니다. 이 조짐편두통이 편두통을 대표한다고 볼 수 있습니다.

조짐편두통의 ICHD-3 진단 기준

A. 진단 기준 B, C를 충족하는 두통이 적어도 2회

B. 완전히 가역적인(다시 원상태로 돌아오는) 조짐 증상 중 1가지 이상

① 시각 증상(번쩍거리는 선이 보임, 다양한 크기의 암점)

② 감각 증상(따끔거리는 증상, 무감각증, 뭔가 기어 올라오는 느낌)

③ 언어 장애 증상(실어증)

④ 운동 증상(한쪽 팔다리 힘이 약화됨)

⑤ 뇌간 증상(구음장애, 현훈, 이명, 청각장애, 복시, 운동실조, 의식저하)

⑥ 망막 증상(한쪽 시각의 섬광, 암점 또는 실명)

C. 다음 6가지 두통의 특성 중 최소한 3가지

① 최소한 1가지 조짐 증상이 5분 이상에 걸쳐 서서히 발생

② 2가지 이상의 증상이 연속해서 발생

③ 각 조짐 증상은 5분에서 60분까지 지속

④ 최소한 1가지 조짐 증상은 편측

⑤ 최소한 1가지 조짐 증상은 양성 증상*

⑥ 조짐이 두통과 동반되거나 조짐 60분 이내에 두통이 따라 나타남

D. 다른 ICHD-3 진단으로 더 잘 설명되지 않음

* 양성 증상: 번쩍거리는 선이 보임, 따끔거리는 증상

조짐편두통은 뭔가 복잡해 보입니다. 하지만 우리가 일반적으로 '머리가 아프다'고 할 때 느끼는 것과는 뭔가 질적으로 다른 느낌을 받을 수 있을 것입니다. 편두통성 두통이 나타나기 전에 시각, 감각, 운동장애와 같은 조짐 증상이 5분 이상 나타나면 조짐편두통을 의심할 수 있습니다. 만약 5분 미만의 짧고도 강렬한

조짐 증상이 있으면서 두통이 나타난다면(보통 1분 정도), 그때는 조짐편두통이 아니라 뇌전증을 강력하게 의심하고 뇌파검사를 진행하는 것이 좋습니다.

조짐편두통에서 조짐이 있을 경우에는, 눈에 보이는 물체들이 왜곡되거나 한쪽 눈이 아예 안 보이기까지 할 수 있으며, 한쪽 몸에 힘이 빠지거나 말이 안 나오기도 하고, 제대로 서지도 못할 정도로 어지러움을 느낄 수도 있습니다. 이러한 조짐 증상도 괴로울 텐데 이 조짐이 끝나면 심각한 편두통이 찾아온다니, 조짐편두통을 겪는 아이들이 얼마나 두렵고 괴로울지 이해할 수 있지 않을까요?

기존의 문헌들은 소아청소년 아이들은 두통을 정확히 표현하지 못하기 때문에 편두통이 있을 때는 어두운 곳에 누워서 움직이지 않으려고 하고, 식욕이 떨어지는 경향을 보이므로, 이러한 증상들을 잘 봐야 한다고 강조합니다. 그러나 이러한 증상들은 정신과적 증상으로 쉽게 오인되니 주의해야 합니다. 부모님이나 선생님들이 아이들을 잘 살피고 편두통을 의심할 수 있다면 정말 훌륭한 일입니다. 이것이 제가 이 책을 쓰는 궁극적인 이유이기도 합니다.

진료실에서 만나는 요즘 아이들은, 아주 내성적인 경우를 제외하고는 초등학교 저학년만 되어도 자신의 두통에 대해서 상당히 구체적으로 이야기하는 경우가 대부분입니다. 아이들의 나이를 감안해 눈높이에 맞추어서 문진을 하면 부모님을 통한 정보보

삽화편두통

삽화편두통에서 '삽화'라는 말은 영어 단어 'Episodic'을 번역한 말입니다. 의학적으로 'Episodic'은 주로 '만성적인'을 뜻하는 'Chronic'의 반대말로 쓰는데, '가끔씩 발생하는'이라는 의미를 갖고 있습니다. 즉 만성편두통 진단 기준에 해당하지 않고, 빈도가 좀 덜한 편두통을 삽화편두통이라고 이야기할 수 있습니다.

다 아이들의 두통 양상에 대해서 훨씬 더 많은 정보를 얻어낼 수 있습니다.

편두통은 지속 기간이나 발작 빈도에 따라 크게 삽화편두통과 만성편두통으로 분류됩니다. 삽화편두통은 1달에 15일 미만으로 두통 빈도가 나타나는 편두통으로 만성화되지 않은 편두통을 말합니다. 만성편두통은, 말 그대로 편두통이 오랜 기간 만성화되고 자주 나타난다는 뜻입니다. 기준은, 다음과 같습니다.

만성편두통의 ICHD-3 진단 기준

1. 두통이 3개월 이상 지속
2. 1개월(30일) 중 반 이상(15일 이상) 두통 증상이 (어떤 두통이든 관계없음) 있으며
3. 두통 증상 중 반 이상(8일 이상)이 편두통 양상일 경우

위 세 가지를 만족할 때, 만성편두통으로 진단할 수 있습니다. 만성편두통 환자들은 아무래도 삽화편두통 환자들에 비해서 일상생활의 파괴가 훨씬 심대합니다. 따라서 만성편두통 환자들에게는 매우 적극적인 예방치료가 필요합니다.

소아청소년기의 만성편두통 유병률은 전 세계적으로 약 1~2퍼센트 정도로 알려져 있습니다. 이는 소아청소년기 편두통 환자의 약 10분의 1 수준입니다. 이 수치는 뇌전증과 자폐스펙트럼장애의 전체 유병률과 흡사하거나 근접한 수치입니다. 만성편두통은 성인이 되어서도 이어지게 되기 때문에, 아이들의 일상생활에 큰 장애를 주게 됩니다. 만성편두통을 가진 아이들은 일상이 두통과의 힘겨루기로 점철되어 있습니다. 그래서 만성편두통을 가진 아이들은 일반적으로 통증 및 고통에 대한 역치가 높은 경우가 많습니다. 아이들이 아무렇지도 않은 표정 혹은 무표정한 얼굴을 하면서 강한 통증을 호소하는 경우가 있지만, 그렇다고 해서 꾀병으로 단정해서는 안 됩니다. 오히려, 아이들이 무표정한 얼굴을 하면서 강한 통증을 구체적으로 묘사하는 모습을 보인다면, 그간 얼마나 큰 두통 속에서 외로워했는지 안쓰러워할 수 있어야 합니다.

만성편두통에 시달리는 아이들은 빛이나 소리에 민감할 수 있기 때문에, 평소 모자를 깊게 눌러 쓰는 것과 같이 의도적으로 빛을 피하는 행동을 하거나, 친구들과 왁자지껄 어울리지 못하고 조용한 곳을 애써 찾아 혼자 있거나, 사람들과 눈을 잘 마주치지 못한 채 고개를 숙이고, 대화나 수업에 집중하지 못하는 모습을 보이기도 합니다. 이는 두통을 피하려는 행동이거나 지금 당장 찾아온 강도 높은 두통을 혼자 버티고 있는 상황일 가능성이 높습니다. 그러나 이러한 행동들을 주변 사람들이 쉽게 이해하지 못하고, 오히려 정신적인 문제가 있거나 버릇이 없다고 인식하기도 하니 매우 안타까운 일입니다.

이처럼 반복되고 지속되는 강도 높은 두통에 시달리는 아이들은 쉽게 고립감과 외로움을 느끼게 됩니다. 무엇보다 안타까운 것은, 만성편두통으로 인해 학업 성적이나 일상생활에서의 능력이 현저하게 저하되어 꿈을 접는 경우도 있다는 것입니다. 아이들이 신체적인 고통으로 꿈을 접는다는 것은 있어서는 안 되는 일입니다.

심각한 통증과 동반 증상을 지닌 편두통이 72시간(3일)을 초과해서 계속되는 경우가 있는데, 이는 편두통지속상태라고 합니다. 이 편두통지속상태는 편두통 환자들이 드물게 겪는 심각한 고통입니다. 이 상태에 다다른 아이는 기존의 진통제를 처방해도 효과가 없습니다. 며칠 동안 두통 탓에 밥도 못 먹고, 잠도 못 자고, 아무것도 하지 못할 수도 있습니다. 그래서 결국 응급실이나 외래를 통해 입원 치료를 하게 되죠.

이럴 때 극심한 통증을 피하려고 타이레놀이나 이부프로펜 같은 진통제를 과량 복용하기도 합니다. 하지만 진통제의 과량 복용은 심각한 부작용이 동반되는 경우들도 종종 있기에 주의가 필요합니다. 편두통지속상태에 있는 아이들은 병원에서 일정한 프로토콜을 통해 주사 약제로 조절해야 합니다. 편두통지속상태에 있을 경우에는 혹시 편두통 이외에 다른 질환이 원인이 아닌지 면밀하게 검사해야 합니다.

소아청소년기의 편두통과 관련된 증후군으로, 주기적으로 구토를 하거나 반복적인 중등도 이상의 복통, 서 있기 힘들 정도의 어지러움이 주된 증상으로 나타나는 경우도 있습니다. 이 중에서, 반복적인 중등도 이상의 복통이 동반되는 복부편두통과 심각한 어지러움을 동반하는 전정편두통에 대해서 잠시 설명하겠습니다.

아이들은 커가면서 다양한 이유로 복통을 호소합니다. 복통의 원인은 너무나 다양해서 이 복통 하나만으로도 두꺼운 책을 쓸 수 있습니다. 아이들 복통의 원인은 변비, 설사와 같은 감염성 질환이거나 급하게 먹다가 체한 경우가 많습니다. 또한 충수돌기염과 같이 수술이 필요한 경우도 종종 있습니다. 이런 경우는, 병원에 방문해 복부와 관련된 적절한 검사를 통해 진단하고 치료를 받으면 호전됩니다.

아무리 검사를 많이 해도 특정한 원인이 발견되지 않는 경우도 있습니다. 아이가 평소에도 자주 복통을 호소하는데, 잠깐 아픈 게 아니라 한번 아프면 몇 시간씩 아픕니다. 평소 설사와 변비와 같은 장질환도 없고, 내시경을 해봐도 깨끗합니다. 이런 원인 모를 복통 때문에 일상생활도 힘들 정도입니다. 이런 경우에는 복부편두통을 의심할 수 있습니다. 복부편두통의 특징은, 복통을 더 잘 설명할 수 없는 특별한 병이 발견되지 않는다는 점이며, 배가 마치 머리인 것처럼 통증이 있습니다. 무슨 말이냐 하면, 일반 편두통의 진단에서 머리를 배로 바꾼 것처럼 보이는 것이 복부편두통의 진단이 됩니다. 즉 복부편두통은 머리가 아픈 게 아니라 배가 아픈 것인데, 배가 마치 편두통 양상처럼 아픈 것입니다. 복부편두통의 진단 기준은 다음과 같습니다.

복부편두통의 ICHD-3 진단 기준

A. 진단 기준 B, C, D를 충족하는 복통발작이 최소한 5회 이상

B. 통증은 다음의 3가지 특징 중 최소한 2가지를 충족

① 중앙 부위, 배꼽 주위 또는 불분명한 위치

② 둔하거나 '그냥 아픈' 통증

③ 중등도 또는 심도의 강도

C. 복통 발작 중 다음 4가지 증상 또는 징후 중 최소한 2가지 발생

① 식욕부진

② 구역

③ 구토

④ 안면 창백

D. 치료가 안 되었거나 불충분할 경우 발작이 2~72시간 지속

E. 발작과 발작 사이에는 증상이 전혀 없음

F. 다른 질환으로 더 잘 설명되지 않음

복부편두통은 진단명 자체에 '편두통'이라는 말이 있지만, 복통이 있는 와중에 두통이 발생하지 않는다는 것을 특징으로 합니다. 다시 말하지만, 편두통 양상처럼 복통이 있을 뿐 두통이 있는 것이 아닙니다. 복부편두통은 두통을 동반하지 않는, 특별한 원인이 없이 반복되는 복통이라고 할 수 있습니다. 복부편두통은 보통 5~10세경의 아이들에게 잘 나타나며, 가족력이 있다고 보고되어 있습니다. 여자아이들에게 더 많이 나타나는데, 위의 진단 기준에서 보았듯이 식욕부진, 구역, 구토, 안면 창백과 같은 증상들이 동반되기도 합니다. 복부편두통은 증상의 병태생리가 편두통과 유사하다고 예상되고, 복부편두통을 지닌 아이들은 향후 청소년기 혹은 성인이 되어서 편두통 환자로 이행되는 비율이 높기 때문에, 아이들에게 나타날 수 있는 편두통의 전구 증상으로 생각되고 있습니다.

연구에 의하면 복부편두통이 있는 아이들의 약 70퍼센트가

장뇌축

최근 연구 결과들에 따르면, 뇌의 발달에는 장의 상태와 장내 미생물이 매우 밀접하게 관련이 있다고 합니다. 이를 장뇌축Gut-brain axis이라고도 합니다. 더 많은 연구로 많은 것이 규명될 테지만, 장과 뇌의 연관이 다른 아이들에 비해서 더 민감한 아이들이 복부편두통 진단을 받고 후에 편두통으로 진행되는 것으로 보입니다.

후에 편두통을 지니게 된다고 합니다. 이러한 현상의 원인으로는 아마도 유전적인 배경이 있을 것으로 생각됩니다. 복부편두통의 치료는 특별하게 정립되어 있는 것이 없습니다. 이러한 증상이 있을 때, 이차적인 원인이 있는지 빠짐없이 살피는 것이 중요할 것이며, 평소 좋은 식습관을 통해 아이들의 장 건강에 신경 쓰는 것이 중요할 것으로 생각됩니다. 아이들의 뇌를 발달시키는 원료가 되는 것이 음식이고, 음식을 소화시키고 받아들이는 것이 장이기 때문에, 장 건강이 곧 뇌 건강을 이룩할 수 있는 길입니다. 다시 한번 강조하지만, 평소 좋은 재료를 통한 좋은 식습관을 확립하는 것은 아이들의 전반적인 뇌 건강의 근본적인 해결책이 될 수 있습니다.

심한 어지러움이 동반되는 편두통인 전정편두통Vestibular migraine은 앞서 이야기한 조짐편두통과 무조짐편두통 모두에서 동반될 수 있습니다. 어지럼증이 심하기 때문에 일상생활에 심각한 장애를 받게 되고 쉽게 만성화됩니다. 전정편두통은 일반적으로 가능한 모든 편두통 치료에 잘 반응하지 않습니다. 전정기관이라는 것은 우리 몸의 평형감각을 담당하는 기관으로, 전정기관이 정상적으로 작동하지 않게 되면 심한 어지러움을 느끼게 됩니다. 전정편두통은 현재 ICHD-3 진단 기준의 본문에는 등록되어 있지 않고, 부록으로 정리되어 있습니다. 임상적인 경험과 논문으로는 관련된 증거들이 있지만, 정식 진단 기준에 들어가기에는 아직 검증이 더 필요하기 때문입니다. 그러나 전정편두통은 곧 개정될 ICHD-

4에서는 편두통과 관련된 증후군으로 정식으로 분류될 가능성이 높습니다. ICHD-3 부록에 실린 전정편두통의 진단 기준은 다음과 같습니다.

전정편두통의 ICHD-3 진단 기준

A. 진단 기준 C와 D를 충족하는 편두통이 최대한 5회 이상
B. 무조짐편두통 또는 조짐편두통을 현재 앓고 있거나, 과거에 앓았던 경우
C. 중등도 또는 심도의 전정 증상이 5분에서 72시간 동안 지속됨
D. 두통 증상 전체 중 절반에서, 아래 3가지 특징 중 최소한 1개와 관련
  ① 다음 4가지 두통의 특성 중 최소한 2가지
    a. 편측 위치
    b. 박동성
    c. 통증을 상, 중, 하로 나누었을 때 통증 강도 중 또는 상
    d. 일상의 신체 활동에 의해 악화됨
  ② 빛공포증과 소리공포증
  ③ 시각 조짐
E. 다른 ICHD-3 진단이나, 다른 전정 기능 이상으로 더 잘 설명되지 않음

전정 증상은 보통 현훈Vertigo을 느끼게 되는 것을 이야기합니다. 현훈이란 흔히 어지럽다고 하는 증상 중에서 나 자신 혹은 세

상이 빙빙 도는 듯이 느껴지는 증상을 뜻합니다. 몸이 붕 뜨는 약한 어지러움과는 큰 차이가 있습니다. 좀더 직관적으로 이해하자면, '코끼리코 돌기'를 몇 바퀴하고 멈추었을 때, 세상이 빙빙 도는 듯한 어지러움이 현훈에 가까운데, 문제는 아무것도 안 했는데도 이런 어지러운 증상이 나타나는 것입니다. 현훈은 전정기관의 문제 혹은 일시적인 장애가 있을 때 나타납니다. 현훈이 나타나면 이와 관련해 감별해야 할 진단들이 여러 개가 있어 소아신경과 의사뿐만 아니라 이비인후과 의사와도 협진이 필요할 수 있습니다. 머리를 이리저리 돌릴 때마다 현훈이 발생하기도 하며, 종종 자세를 잡지 못해 가만히 서 있거나, 벽에 기대어야 하기도 하며, 오심과 동반되는 경우도 많습니다.

현훈이 있지만, 일상생활에 무리가 없을 정도면 중등도로 분류하고, 일상생활을 도저히 지속할 수가 없다면 심도로 분류합니다. 현훈이 일어나는 다른 질환들의 증거가 없고, 현훈과 동반되는 편두통이 있다면 전정편두통을 의심할 수 있습니다. 저도 진료실에서 드물게나마 전정편두통으로 진단된 환자들이 있어서 아이들의 상태에 맞게 관리를 하고 있습니다. 아이들은 학교든 학원이든 가고 싶은데, 현훈과 동반되는 편두통이 계속 나타나게 되면 심한 경우 침대에 계속 누워 있어야만 하니, 여간 안타까운 일이 아닐 수 없습니다.

편두통이 만성화되면 이차적으로 여러 가지 심리적·정신적 증상이 동반됩니다. 만성 소아청소년 편두통에 동반되는 정신적 증상은, 우울증, 우울감, 범불안장애, 감정표현불능증, 비만, 주의력결핍과잉행동장애, 섭식장애, 수면장애 등 다양합니다. 이 동반 증상들은 편두통만이 아니라 이어서 이야기할, 긴장형두통과 군발두통과도 동반 가능합니다. 표준화된 신경인지기능검사를 통해 이러한 동반 증상들도 같이 진단하는 것이 치료의 경과에 중요합니다.

편두통을 진단할 때 염두에 두어야 할 것은 아이의 두통이 위와 같은 편두통의 진단 기준에 합당해 보이더라도, 바로 편두통으로 진단하는 것은 적절하지 않다는 것입니다. 편두통 증상들을 보이는 다른 이차두통이 얼마든지 있을 수 있기 때문입니다. 예를 들어, 뇌전증, 종양, 혈관 이상, 중등도 이상의 빈혈 등에도 편두통과 아주 흡사한 두통이 나타날 수 있습니다. 이와 같은 경우 편두통이라고 속단하면 치료를 빨리 요하는 이차두통을 놓치게 되는 결과를 초래합니다.

아이들의 편두통을 확실히 진단하기 위해서는, 이러한 증상이 나타날 수 있는 다른 이차두통에 대한 검사를 충분히 해서 가능한 원인들을 배제하는 노력이 필요합니다. 이것은 여러 번 강조해도 지나치지 않습니다. 제가 지금 방금 '배제'한다는 표현을 썼는데, 이는 의학 용어로 'rule out'이라는 단어를 우리말로 바꾼 것으로, 정확한 진단을 위해서 어떠한 증상의 원인이 될 수 있는 것들을, 제일 가능성 높거나 놓치지 않아야 할 위험한 것부터 차례차례 확인하고, 원인이 아닌 것들은 진단 목록에서 없애 나간다는 뜻을 갖고 있습니다. '배제'하는 것은 올바른 진단을 위한 의학적 사고방식의 기본입니다.

소아청소년 편두통의 치료와 관리

두통학에서 가장 많이 연구되는 편두통은 두통학의 중심에 있는 중요한 만성신경질환입니다. 편두통을 지니고 있는 아이들은 심할 경우 학교에 가지 못하고 집에서 안정을 취해야 하는 상황이 자주 일어날 수 있습니다. 소아청소년 시기에는 당연히 모든 일상 활동이 학교를 중심으로 이루어지기 때문에, 학교를 자주 빠지게 되는 것은 학업뿐만 아니라 교우 관계나 사회성 형성에도 큰 문제를 일으킬 수 있습니다. 무엇보다 심각한 것은 아이들이 편두통에 굴복해 자신감을 상실할지도 모른다는 것입니다.

일반적인 진통제에 잘 반응하지 않거나 몇 가지 편두통 예방 치료에 실패하게 될 경우 아이들은 편두통을 제어할 수 없다는 생각에 큰 좌절과 두려움을 경험합니다. 저 역시 편두통 청소년들을 진료하는 과정에서 난치성 만성편두통 환자들이 몇 가지 약제에 큰 효과가 없었을 때, 아이들이 더 이상 쓸 수 있는 약이 없는 것 아니냐며 상당히 불안해하는 모습을 많이 보았습니다. 편두통 환아들의 두려움과 외로움이 얼마나 큰지 이해할 수 있었죠. 편두통 환아의 상태와 상황에 맞게 할 수 있는 모든 치료와 관리를 포

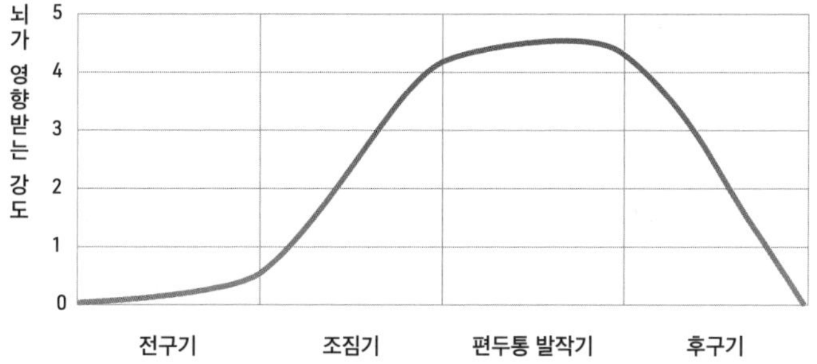

편두통으로 뇌가 고통받는 기간

기하지 않고 계속 이어나가는 것이 무엇보다 중요합니다.

편두통은 만성일 경우에는 매일같이 있을 수도 있고, 한 달에 한두 번 혹은 가끔 있을 수도 있습니다. 편두통의 빈도에 따라서 치료의 방향이 달라질 수 있습니다. 여기서 한번 짚고 넘어가야 할 것이 있습니다. 바로 편두통이 있을 때, 그 몇 시간만 시달리고 마는 것이 아니라 편두통 발작 앞뒤로 아이들의 뇌가 훨씬 길게 영향을 받는다는 사실입니다.

편두통으로 뇌가 영향을 받는 시기는 전구기Prodrome, 조짐기Aura, 편두통 발작기Migraine attack, 후구기Postdrome로 나뉩니다. 전구기는 편두통이 본격적으로 나타나기 전 몇 시간 혹은 며칠 동안 나타날 수 있으며, 기분에 부정적인 변화가 있거나 몸살처럼 몸이 뻐근하거나 피로감을 느끼는 등의 다소 약한 증상으로 시작합니다.

조짐기부터 본격적으로 편두통 증상이 온다고 볼 수 있는데,

편두통 발작이 오기 5분에서 1시간 전부터 시각이나 감각 이상 등의 조짐 증상이 나타납니다. 이 조짐기는 조짐편두통에 해당하는 내용이고, 무조짐편두통에서는 이 시기를 건너뜁니다.

편두통 발작기가 찾아오면 소아청소년 환아들의 경우 2시간에서 72시간까지 통증이 이어질 수 있습니다. 편두통 발작기에 환아들은 심한 통증을 호소하며, 일상생활이 거의 불가능한 지경에 이르게 됩니다.

후구기는, 하루나 이틀 정도 지속되는데, 피곤함과 지적 기능의 감소 증상이 흔히 나타나며, 두통이 서서히 사그라지면서 안정 상태로 접어들게 됩니다.

편두통 발작을 경험한다는 것은 대략 최소 2일에서 길면 7일 정도 아이들의 뇌가 편두통으로 인한 부정적인 영향을 받게 된다는 것을 의미합니다. 따라서 한 달에 편두통이 4~5회 정도 있는 경우라면, 한 달 내내 편두통으로 뇌가 타격을 받는 셈입니다. 편두통의 진행 과정에 대해서 아는 것은 매우 중요하며, 이것은 소아청소년 편두통을 치료할 때 진통 치료에 그치는 것이 아니라 지속적이고 적극적인 예방치료를 반드시 병행해야 한다는 강력한 근거가 됩니다.

소아청소년 아이들이 편두통으로 고통을 받는 정도를 평가하는 몇 가지 기준이 있습니다. 그중에서 전 세계적으로 가장 널리 사용되는 것이 소아청소년 편두통장애평가Pediatric migraine disability assessment(PedMIDAS)입니다. 이 기준은 기존에 만들어진 성인 편두통장애평가(MIDAS)를 소아청소년에게 맞는 질문들로 개발한 것입니다. 미국 신시내티 대학병원에서 2001년에 발표했고, 편두통으로 대학병원을 찾은 소아청소년 환아들의 편두통 장애 평가를 목적으로 개발되어 전 세계에서 널리 쓰이고 있습니다. 우리나라에서는 안타깝게도 아직 이것을 정식으로 번역하거나 번안한 것이 없습니다. 제가 직접 번역 및 번안해 진료실에서 환아들에게 사용하는 것을 소개하니 소아청소년 편두통으로 진단받은 환아들은 평가해보시길 바랍니다. PedMIDAS 총점수가 0에서 10이면 편두통으로 인한 장애 정도는 없거나 거의 없음이고, 11점에서 30점이면 약간의 장애가 있는 것이고, 31점에서 50점이면 중간 정도의 장애가 있는 것이고, 50점을 초과하는 점수가 나오면 심한 장애가 있는 것으로 평가할 수 있습니다.

편두통장애평가 기준에 따라, 아이들은 자신들의 고통과 일상생활 장애의 정도를 의료진과 부모님을 포함한 주변 사람들에게 수치화해 공유할 수 있습니다. 이러한 수치화 작업과 기준을 통해 주관적인 고통을 최대한 객관화해, 진단 및 치료 반응의 효과에 적용할 수 있습니다. 편두통을 앓고 있는 환아들이 일상생활에 지장을 받는 날을 수치화한 이 기준은 편두통의 사회적·기능적 문제를 강조하고 있으며, 이에 따라 좀더 객관화된 학문적인 연구가 가능합니다.

소아청소년 편두통장애평가

1. 지난 3개월 동안, 두통으로 인해 학교의 하루 전체 수업을 결석한 날은 며칠이나 됩니까?
2. 지난 3개월 동안, 두통으로 인해 학교를 부분적으로 결석(조퇴)한 날은 며칠이나 됩니까? (첫 번째 질문에 계산된 전체 수업 결석 일수는 포함하지 않음)
3. 지난 3개월 동안, 두통으로 인해 학교 생활 능력이 평소 절반 이하로 저하된 날이 며칠이나 됩니까? (처음 두 질문에 계산된 날은 포함하지 않음)
4. 두통 때문에 집에서 하는 일(심부름, 숙제 등)을 할 수 없었던 날이 며칠이나 됩니까?
5. 두통 때문에 다른 활동(놀이, 외출, 운동, 학원 등)에 참여하지 못한 날은 며칠이나 됩니까?
6. 질문 5번과 같은 활동에 참여하긴 했지만, 평소 능력의 절반 이하 정도로 잘하지 못했던 날은 며칠이나 됩니까? (질문 5번에 계산된 일수는 포함하지 않음)

편두통 환아들의 통증 정도를 평가할 때 보통 10점 만점의 두통 강도로 표현하게 하는 것이 효과적입니다. 이것을 학문적으로는 수치화평가척도Numeral rating scale(NRS)라고 합니다. 의료진은 환아의 두통 강도에 대해 "누구의 두통 강도는 NRS 7점이다"라는 식으로 의사소통을 합니다. 의료진이 아이들에게 통증 점수의 기준을 명확하게 제시해주면, 편두통 환아들은 자신의 두통을 꽤 정확하게 말할 수 있습니다.

편두통을 지닌 아이들은 기본적으로 인지기능 상태가 정상이고, 정신질환을 처음부터 갖고 있었던 것이 아니며, 편두통에서 벗어나고자 하는 의지와 소망이 강합니다. 따라서 아이들이 표현하고 호소하는 두통 강도 점수는 상당히 신뢰도가 높다고 할 수 있습니다. 그래서 이 두통 강도를 담당 의사와 명확하게 공유하는 것은, 치료 목표를 설정하는 것에 큰 도움을 줍니다. 명확한 두통 강도 평가는, 환아와 의료진에게 진통제를 복용해야 하는 기준을 제시해줄 수 있으며, 예방적 약물치료의 중간 효과를 판단하는 데도 유용하게 쓰일 수 있습니다.

진료실에서 제가 아이들과 공유하는 편두통의 통증 강도 기준은 다음과 같습니다. 각각의 두통 점수에 따른 부연 설명을 학문적으로 모든 학자들이 받아들일 수준으로 정확하게 제시한 문헌은 없습니다. 널리 받아들여지는 것은 경도, 중등도, 중증도에 해당하는 점수의 범위가 몇 점인지에 대한 것뿐입니다. 그러나 주관적인 통증 점수를 더욱 명확하게 설정하지 않으면, 아이들의 통증 수준을 평가하는 것은 사실상 불가능합니다.

이 책에서 제시한 두통 점수에 대한 부연 설명은 제가 아이들과 더욱 명확하게 두통 강도를 공유하기 위해 진료실에서 설명하는 방법입니다. 이 기준은 절대적인 것은 아니지만, 대체로 이 기준에 따라 통증을 표현하게 하는 것이 젊은 두통 학자들 사이에서 널리 받아들여지고 있으며, 매우 효과적입니다. 이 기준은, 약간 변형하기만 한다면 편두통뿐만 아니라 다른 두통 혹은 통증이 있는 다른 질환에도 적용할 수 있습니다.

두통 강도 평가 기준 수치화 평가 척도(10점 만점)

0점 : 두통이 전혀 없는 경우

경증 두통(두통 강도 하)

1~2점: 진통제가 없어도 견딜 만한 수준, 좀 쉬면 크게 호전된다.
1점: 약간의 두통, 조금 쉬면 두통이 없어진다.
2점: 약간의 두통, 다소 길게 쉬면 두통이 없어진다.
3~4점: 진통제가 없어도 견딜 만한 두통 강도, 잠깐 자면 크게 호전된다.
3점: 잔잔한 두통이 있고 견딜 만하지만, 이 두통 때문에 기분이 찜찜하고 썩 좋지 않다. 여전히 진통제는 필요 없고, 잠깐 자면 크게 호전된다.
4점: 진통제가 없어도 될 것 같은데, 그 판단이 좀 애매하다. 진통제를 먹을까 말까 고민하다가 잠깐 자면 두통이 줄어드는 경우가 많다.

중등도 두통(두통 강도 중)

5점: 일반적인 진통제를 복용을 해야만 하는 두통 강도, 진통제를 먹어야 하는 기준이 되는 점수. 진통제에 효과가 좋은 편이다.
6점: 일반적인 진통제를 복용했으나 쉽게 호전이 되지는 않는다.

일상생활이 어찌어찌 가능한 수준으로, 일상생활의 가능 여부를 가르는 기준이 되는 점수이다.

중증 두통(두통 강도 상)

7점: 일반적인 진통제를 복용해도 소용이 없다. 편두통 표적 진통제는 효과가 있을 수 있다. 두통이 조절되지 않아 병원을 찾아야 할 정도의 두통. 일상생활이 불가능해지며, 등교가 불가능해질 수 있고, 조퇴를 해야 하는 상황이다.
8점: 두통이 심해 응급실로 내원해야 할 정도의 두통이다. 편두통 표적 진통제도 거의 효과가 없다.
9점: 두통이 극심해 입원을 해야 할 정도의 두통이다. 두통이 극심해 자해를 하기도 한다.
10점: 사람이 느낄 수 있는 최대한의 두통으로, 이러다 죽을 것 같다는 듯한 통증을 느낀다. 통증이 극심해 실신을 하거나 의식을 잃을 수 있다.

[참고]

7~9점: 일반적인 편두통 발작의 두통 점수
9~10점: 군발두통의 두통 점수

편두통의 치료는 주로 약물치료로 이루어집니다. 약물치료는 크게 급성진통치료와 예방적 약물치료로 나뉩니다. 또한, 약물치료와는 약간 결을 달리하는 생활습관교정치료도 있는데, 이는 장기적인 안목으로 뇌를 편두통에 잘 버틸 수 있게 만들어가는 과정이라고 할 수 있습니다. 소아청소년 편두통을 치료하고 관리하려면 이 세 가지 방법을 동시에 진행하면서 장기적인 안목으로 해나가야 합니다. 이러한 치료 전략은 편두통만이 아니라 대부분의 만성질환에 모두 해당한다고 볼 수 있습니다. 고혈압이나 당뇨 같은 만성질환의 치료를 위해서는 약물치료와 더불어 강력한 생활습관교정치료를 해야 한다는 것은 이제 상식이 되었지요? 아이들의 편두통의 치료도 마찬가지입니다.

급성진통치료, 예방적 약물치료, 생활습관교정치료는 각각 단기적, 중기적, 장기적 치료 전략이라고 할 수 있습니다. 생활습관교정치료는 미래의 나를 위한 투자이며, 어떠한 약물치료가 나오더라도 그 중요성이 떨어질 수 없는 근본적이고 지속적인 치료 방법입니다. 편두통으로 고통받는 아이들과 부모님들은 일반적으로 급성진통치료 및 예방적 약물치료를 찾고 의존하려는 경향이

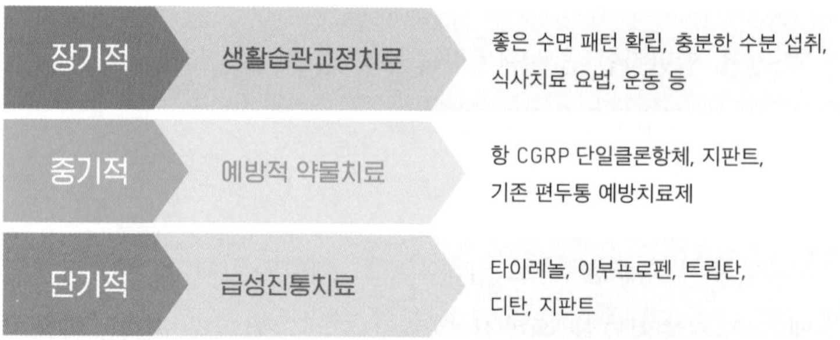

소아청소년 편두통의 3가지 치료 방법들

있습니다. 그렇지만, 궁극적으로는 생활습관교정치료가 가장 중요하다는 것을 반드시 명심해야 합니다.

생활습관교정치료

모든 만성질환은 치료를 위해서 생활습관교정치료를 해야 합니다. 예를 들어, 당뇨병을 치료하기 위해 인슐린과 혈당강하제에 의존하기만 하면 될까요? 아닙니다. 반드시 건강한 식사를 하면서 적당한 운동을 해야만 합니다. 고혈압도 마찬가지입니다. 약에만 의존하는 것이 아니라 짜게 먹는 식습관을 피하고, 적당한 운동을 꾸준히 하면서 관리해야 합니다. 고지혈증이나 비만도 마찬가지입니다.

편두통은 소아청소년기부터 생기기 시작해 성인기까지 이어지는 만성신경질환입니다. 즉 당뇨, 고혈압, 고지혈증 등과 같은 만성질환이기 때문에, 소아청소년기부터 생활습관교정치료가 중심이 되는 치료 전략을 수립해야 합니다.

생활습관교정치료라는 것은 말 그대로 환아의 생활 습관을 건전하고 건강하게 교정해 장기적으로 지속시키는 치료를 뜻합니다. 아이들의 뇌는 계속 발전하고 성숙해가는 중입니다. 이를 의학적으로는 '발달 중인 뇌Developing brain'라고 합니다. 소아신경과라는 세부 전문 의학의 궁극적인 목표는 아이들 뇌의 정상적인 발달을 이룩해내는 것입니다.

아이들의 뇌가 하루가 다르게 발달하는 중임을 감안하면, 올바른 생활 습관을 지속적으로 유지하는 것은 뇌의 발달과 성숙을 극대화하는 길입니다. 이에 대해서는 다른 의견이 있을 수가 없습니다. 최근에는 학자들 사이에서 생활습관교정치료의 중요성이 크게 부각되어, 생활습관교정치료는 '생활습관의학'이라는 독립적인 학문으로 발전하려는 움직임을 보이고 있습니다.

그럼 어떤 생활 습관들을 교정해야 할까요? 여러 가지가 있겠지만, 이 책에서는 가장 중요한 세 가지를 중점적으로 이야기하겠습니다. 좋은 수면 패턴 확립, 좋은 식습관 확립, 규칙적인 운동이 그것입니다. 이 세 가지는 편두통에만 효과가 있는 것은 아니고, 긴장형두통이나 군발두통을 포함하는 모든 일차두통의 관리에 필수적인 치료입니다.

좋은 수면 패턴의 확립

수면의 질이 좋지 않으면, 두통이 생기거나 악화된다는 것은 상식입니다. 수면의 중요성은 여러 번 강조해도 지나치지 않습니다. 아이들은 수면 패턴이 잘 잡혀야 뇌가 안정화되고 올바르게 발달할 수 있습니다. 수면을 취하는 동안 뇌는 깨어 있을 때 받아들인 여러 정보를 정리하는 작업을 진행하고, 근육을 이완시켜 다음 날의 생활을 위한 활력을 비축합니다. 그러나 편두통 발작이 자주 있거나 밤에도 있는 경우, 수면에 큰 방해를 받게 됩니다. 두통 발작이 없다 해도 다른 이유로 수면 패턴이 망가졌다면, 편두통의 빈도나 강도가 더 강화될 수 있습니다. 이처럼 수면 패턴과 편두통은 밀접한 관계에 있으며, 어떤 경우에도 좋은 수면 패턴을 확립하기 위해 부단히 노력해야 합니다.

좋은 수면 패턴을 확립하기 위해서는 우선, 멜라토닌의 존재에 대해서 알 필요가 있습니다. 멜라토닌은 우리 뇌의 송과체라는 부위에서 자연적으로 나오는 호르몬입니다. 수면 일주기 리듬을 조절하며, 항산화 작용도 있고, 면역에도 관여하죠. 멜라토닌은 빛이 없는 저녁부터 나오기 시작해 밤 10시부터 새벽 3~4시경까지 폭발적으로 분비됩니다. 이후 서서히 줄어들다가, 해가 떠서 빛이 눈에 들어오는 아침 6~7시경에 분비가 억제됩니다. 수면 패턴이 망가져 있거나 불면증이 있다는 것은 뇌에서 멜라토닌이 충분히 생성되지 않는 것이라고 할 수 있습니다.

멜라토닌은 눈에 빛이 들어가면 뇌에서 잘 나오지 않습니다. 따라서 멜라토닌이 급격하게 분비되는 시간대인 밤 10시부터는 잠을 자려고 노력해야 합니다. 이때 숙면에 들어가는 것이 가장 이상적입니다. 편두통 환아들에게 좋은 수면 패턴을 확립해주려면 취침 시간을 밤 10~11시경으로 고정하고, 잠자리에 빛이나 소음을 없애는 것이 좋습니다. 이때 멜라토닌 알약을 처방해 부족한 멜라토닌을 채워주는 식으로 입면을 도울 수 있습니다. 멜라토닌 알약을 잠자리에 들기 30분~1시간 전에 규칙적으로 복용하면 수면 패턴을 만들어갈 수 있습니다. 멜라토닌 알약은 수면제가 아니기 때문에 매우 안전합니다. 처방전 없이 해외 등에서 구매할 수 있는 건강기능식품과는 달리, 소아신경 전문의에게 처방을 받는 전문의약품인 멜라토닌은 약효의 기간이 길어 입면과 수면 지속에 모두 큰 도움이 됩니다.

멜라토닌의 용량은 아이의 상태에 따라 소아신경 전문의와 상의할 수 있습니다. 또한 자기 전에 간식을 섭취한다면, 천연 멜라토닌이 들어 있는 체리, 견과류 등을 규칙적으로 먹는 것이 좋습니다. 멜라토닌의 합성을 위한 중요 아미노산인 트립토판이 많이 함유되어 있는 우유, 두유, 바나나를 너무 늦지 않은 저녁에 간식으로 섭취하는 것은 수면뿐만 아니라 아이들의 전반적인 건강에도 도움이 됩니다. 저녁에 멜라토닌이 충분히 분비되게 하려면 낮에 적어도 30분에서 1시간 정도는 햇볕을 쬐는 야외 활동을 하는 것이 매우 중요합니다.

좋은 식습관의 확립

소아청소년 아이들의 뇌는 발달 중인 뇌이기 때문에, 뇌 발달에 좋은 성분을 섭취하는 것이 중요합니다. 우리의 몸과 뇌는 우리가 섭취하는 것으로 만들어집니다. 성숙하고 안정된 뇌를 만들려면 좋은 식습관을 갖춰야 합니다. 우선, 수분을 충분히 섭취해야 합니다. 모든 만성질환 환자에게는 충분한 수분 섭취가 기본 중의 기본입니다. 특히 뇌는 수분이 충분히 공급되지 않으면 정상 기능을 발휘할 수 없고, 장기적으로 쪼그라들게 됩니다. 물 중에서도 미네랄이 들어가 있는 물을 주로 섭취하는 것이 뇌 건강에 훨씬 효과적입니다.

아침에 일어나자마자 물 1컵을 마시는 습관은 그날 하루의 충분한 물 섭취를 위한 매우 훌륭한 출발이니 꼭 습관으로 만드는 것이 좋습니다. 다시 한번 강조하지만, 이 습관은 매우 중요합니다. 물은 하루 7~8컵 정도를 마시는 것이 제일 좋습니다. 아침에 일어나자마자 1컵, 식사 전후로 1컵씩 총 6컵, 잠자리에 들기 2시간 전에 1컵, 이렇게 하면 하루에 물 8컵은 쉽게 채울 수 있습니다. 그러니 하루 8컵의 물을 마시는 게 엄청나게 많이 마시는 것은 아닙니다.

아이들은 물 대신 커피, 콜라, 사이다, 포도당 용액, 인공 탄산수를 마시면서 물을 마셨다고 착각하는 경향이 많습니다. 이들은 미네랄이 충분히 들어 있는 물보다 뇌의 안정화에 미치는 힘이 약합니다. 심지어 일부는 오히려 수분을 몸에서 나가게 하는 역할도 합니다. 미네랄이 중요하다 해서 꼭 비싼 천연 미네랄워터를 마실 필요는 없습니다. 수돗물을 정수기로 정화한 물 정도면 충분합니다.

아침에 일어나자마자 물 1컵을 마시는 것은 우리 몸 전체에 수분을 공급하고, 장기를 활성화시키며, 특히 뇌에 빠르게 수분을 공급해 상쾌한 몸 상태로 하루를 시작할 수 있게 해주는 매우 중요한 생활 습관입니다. 차가운 물보다는 미지근한 물을 추천합니다. 충분한 수분 섭취는 좋은 식습관 확립의 기본이며, 만성 뇌질환을 예방하고 치료하는 첫 번째 길입니다.

식사는 영양소가 골고루 포함된 적당량의 식사를 규칙적으로 하는 것이 당연히 좋습니다. 그중에서 특별히 편두통에 효과가 있다고 최근 활발히 연구되고 있는 저당식사치료Low glycemic index diet therapy를 중심으로 살펴보겠습니다. 저당식사치료는 케톤생성식사치료Ketogenic diet therapy라는 난치성 뇌전증 치료를 위한 식사치료와 비슷한 뇌전증 환자용 식사치료입니다. 케톤생성식사치료는 매우 강력한 뇌전증 억제 식사치료이지만, 극단적인 고지방, 저탄수화물 식단이라서 특별한 유전적 질환을 가지고 있거나, 케톤생성식사치료로 얻을 수 있는 신경학적인 효과가 부작용을 압도하는 상황이 아니라면 유지하기 매우 힘듭니다. 게다가 영양적으로도 균형적이지 않기 때문에 두통을 위한 식단으로는 적합하지 않습니다. 시중에 케톤생성식사치료와 관련되어 '케토 식단' '키토 식단'이라는 명칭으로 소개되는 것들이 있는데, 이들 대부분 영양소 비율적으로 보았을 때 엄밀히 말하면 케톤생성식사치료가 아닙니다. 케톤생성식사치료는 의사, 영양사, 간호사 들의 세심한 지원을 통해 부작용들을 철저히 관리하면서 진행해야 합니다.

저당식사치료는 그와 달리 '완화된 케톤생성식사치료'라고 불리기도 합니다. 케톤생성식사치료의 장점을 대부분 지니면서, 부작용은 거의 없고, 영양적으로도 균형이 잡혀 있으며, 현실적으로 가정에서 쉽게 만들 수 있도록 식단의 다양성도 확보되어 있습니다. 저당식사치료는 당을 줄이고 지방과 단백질의 비율을 높인 것입니다. 일반적인 식사에는 지방의 비율이 전체 칼로리의 20~30퍼센트 정도인 반면, 저당식사치료에서는 지방의 비율이 전체 칼로리의 50~60퍼센트를 차지합니다. 참고로, 고전적인 케톤생성식사치료는 지방의 비율이 전체 칼로리의 90퍼센트에 육박합니다.

아이들은 대부분 학교 급식으로 점심식사를 하기 때문에, 이러한 식사치료를 유지하기가 어렵습니다. 하지만 저당식사치료는 점심 급식과 같은 일반 식사를 하더라도, 아침, 저녁 식단을 조절해 하루 전체 영양소의 비율을 맞출 수 있습니다. 고전적인 케톤생성식사치료와는 달리 현실적으로 실천하기가 수월한 편이죠. 최근 저당식사치료에 대한 연구가 활발히 이루어지고 있으며, 난치성 뇌전증의 치료뿐만 아니라, 편두통, 자폐스펙트럼장애, 비만, 알츠하이머 질환에 응용되고 있습니다.

저당식사치료는 뇌의 흥분을 안정화시키고, 항산화 기능, 장내세균총의 개선, 미토콘드리아(에너지를 만들어내는 세포 소기관) 기능 강화 등 여러 장점이 밝혀지고 있습니다. 이를 통해 뇌를 안정화시키는 작용도 할 수 있죠. 저 역시 만성편두통 환자들에게

신경영양학

저당식사치료를 하기 위해서는 의료진과 영양팀의 밀접한 지원과 교육이 필수적입니다. 저당식사치료는 그 자체로 하나의 큰 주제로서, 앞으로 또 다른 책들로 여러분께 자세히 설명할 기회가 있을 것이라 확신합니다. 이렇게, 만성신경질환들의 치료와 예방을 위해 영양학적으로 접근하는 최신 학문을 신경영양학Neuronutrition이라고 부릅니다.

저당식사치료를 병행하도록 하면서 장기적인 치료 효과를 도모하고 있습니다. 저당식사치료가 아이들의 뇌 건강에 미치는 효과에 대한 연구는 최근 저를 비롯한 많은 뇌과학자의 관심을 불러일으키고 있습니다.

두통을 악화시킬 수 있다고 알려진 음식들이 있습니다. 콜라, 커피, 고카페인 음료, 숙성된 치즈, 통조림 햄, 아이스크림, 글루탐산모노나트륨(MSG) 등이죠. 또한 바나나와 토마토 역시 지나치게 섭취하는 것은 좋지 않습니다. 요새 아이들에게 큰 인기가 있다고 하는 탕후루와 같은 고당질의 식품을 자주 섭취하는 것은 결코 추천하지 않습니다. 아이들이 커가면서 이런 음식들을 아예 안 먹을 수는 없겠지만, 만성 두통이 있는 아이들은 가급적 멀리하는 것이 좋습니다. 이 음식들이 반드시 아이들의 두통을 악화시킨다는 것은 아니며, 학문적으로 완전히 결론지어지지는 않았습니다. 다만, 이들은 만성편두통을 지닌 아이들에게 두통 발작을 악화시킬 수 있으므로 결코 권장되어서는 안 됩니다.

만약 아이가 위의 음식들 외에 다른 특정한 음식에 알러지가 있다면, 그 음식으로 인해 발생한 알러지 반응으로 두통이 유발될 수 있다는 것을 염두에 두어야 합니다. 그러니 평소 아이가 어떤 음식들을 먹는지, 어떤 음식에 알러지가 있는지 세심히 파악하는 것이 두통 예방에 중요합니다.

아주 당연한 이야기겠지만, 편두통을 지닌 소아청소년들이 술과 담배를 하고 있다면, 반드시 끊어야 합니다. 술과 담배를 끊는

데 필요한 의학적·심리학적 지원 역시 아끼지 말아야 합니다. 기본적인 생활 습관이 건전하지 못하면, 두통과 관련한 어떠한 약도 의미가 없습니다. 아직 뇌가 완성되지 못한 청소년기에 술과 담배를 한다는 것은 순간적인 말초적 쾌락을 위해 미래의 수명을 갉아먹는 것과 다를 바 없습니다.

최근에 청소년기에 온갖 약물을 구할 수 있는 통로가 독버섯처럼 퍼지고 있으며, 마약과 비슷한 환각 작용을 일으킬 수 있는 물질들을 편의점 등에서도 쉽게 구할 수 있는 실정입니다. 심지어는 다양한 마약도 인터넷, 휴대폰을 통하여 청소년들이 쉽게 구할 수 있습니다. 청소년기부터 시작된 술, 담배 및 약물 중독은 뇌를 스스로 파괴하는 행동입니다. 제가 청소년들에게 마약을 해서는 절대 안 된다는 글을 대한민국에서 쓴다는 현실이 믿기지 않지만, 현재 대한민국의 마약 실정을 보니 안 쓸 수가 없습니다. 마약을 하는 행위는 자기 뇌를 뜯어먹는 행동과 다르지 않습니다. 청소년기부터 약물에 중독되면 자기 자신뿐만 아니라, 훗날 태어날 자녀의 유전적·신경학적인 장애를 초래할 가능성이 높습니다. 자신의 뇌만 망가지는 것이 아닌 것입니다.

만성 두통을 위한 식사치료의 종류들

앞서 언급한 식사치료, 즉 아이들의 두통 치료를 위하여 최근에 시도되고 있는 식사치료의 종류를 간단히 소개해보겠습니다. 전체 칼로리의 양, 탄수화물, 지방, 단백질의 비율에 따라 다양한 효과를 볼 수 있는 식사치료가 만들어질 수 있습니다. 다음 쪽의 표를 참고하시면 좋을 것 같습니다.

우리나라 사람들의 일반적인 하루 식사에서 탄수화물, 단백질, 지방의 비율은 대략 60 대 15 대 25입니다. 다음의 그림에서 소개한 다양한 식단은 모두 일반 식사에 비해서, 탄수화물의 비율이 낮고 지방의 비율이 높습니다. 이 중에서 아이의 식습관, 비만 여부, 영양 상태 등을 복합적으로 고려해 식단 치료를 시작할 수 있습니다.

저당식사치료는 전체 칼로리의 양을 자유롭게 조절할 수 있으면서, 뇌를 형성하는 좋은 지방과 당지수가 낮은 탄수화물로 영양적으로 균형 잡힌 식단을 구성할 수 있다는 큰 장점이 있습니다. 비만이 심한 경우에는 LCKD 혹은 VLCKD를 해볼 수는 있습니다만, 칼로리가 너무 낮을 수 있어 담당 의사 및 영양팀과 꼭 상의해야 합니다. 예전에는 KD 혹은 MAD를 만성 두통에 적용하려 했으나, 이들 식단은 기본적으로 난치성 뇌전증 치료를 위한 식단이며, 식단 종류의 제한 및 영양 불균형의 위험이 있어서 다소 어려움이 있었습니다. 최근 연구들에 의하면 LGIT 정도의 영양소 비율이 만성 두통에 지속적으로 적용할 수 있는 좋은 치료 식단일 수 있다는 점이 부각되고 있습니다. 저 역시 아주 적극적으로 팀을 꾸려서 이 식단을 환자들 치료에 적용하고 있습니다. 모든 식사치료는 수시로 담당 의사 및 영양팀의 지도와 도움을 받으며 진행해야 합니다.

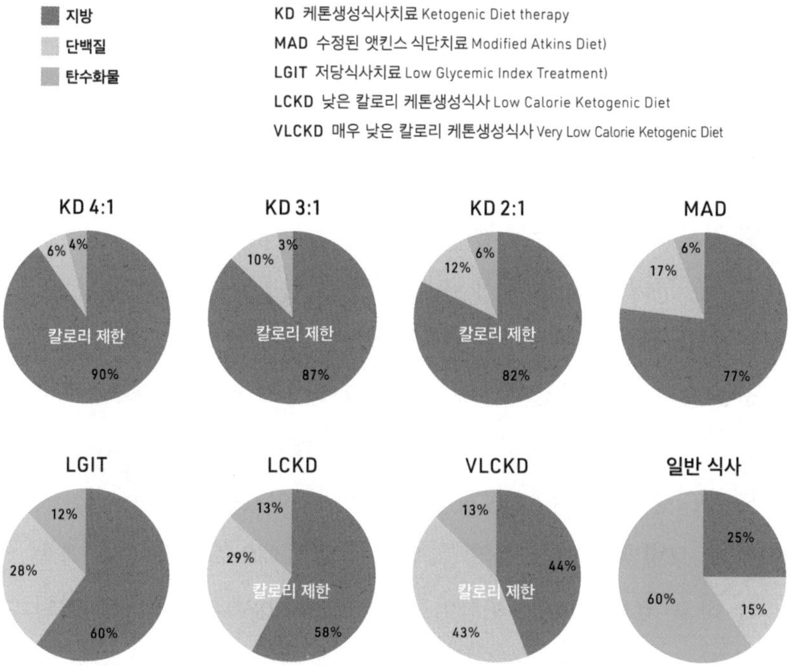

만성 두통을 위한 식사치료의 종류들

규칙적인 운동

규칙적인 운동은 뇌를 통증에 강하게 만들고 안정화시킵니다. 편두통 환자에게서 땀이 날 정도의 경도 혹은 중등도의 운동은 널리 알려진 편두통 예방약제의 효과와 비등하다는 유명한 연구도 있습니다. 운동은 뇌의 염증성 물질을 감소시키고 엔도르핀과 같은 긍정적인 신경조절물질을 증가시킵니다. 그리고 자신감 부족, 우울증, 충동조절장애, 각종 스트레스, 기분장애와 같은 부정적인 심리를 없애고, 긍정적인 심리 효과를 가져오기도 합니다. 운동의 효과는 복합적으로 작용해 편두통의 발작 빈도와 강도를 서서히 개선시키고, 흥분에 대한 뇌세포의 역치를 높여서 안정적인 뇌로 점차 변해가게 합니다.

규칙적인 운동은 장기적이고 확실한 편두통 치료법입니다. 이처럼 상식적인 말들이 매년 여러 연구를 통해 증명되고 있습니다. 운동을 안 하다가 갑자기 무리하게 할 필요는 없습니다. 조용하고 안전한 곳에서 30분 정도 산책하는 것부터 시작해 빨리 걷는 정도로도 충분합니다. 그렇게 하다 보면, 자연스럽게 뛰고 싶을 것이고, 그렇게 되면 운동의 효과 역시 점진적으로 커집니다. 운동을 하고 땀을 흘리면 두통이 점차 조절되면서 서서히 긍정적인 생각이 듭니다. 운동은 우리가 스스로 할 수 있는 역사가 깊고 강력한 진통 치료입니다. 아이들은 혼자 운동하기를 꺼리는 편이니 부모님이 시간을 내어 아이와 함께 산책하거나 운동하는 것이 더욱 좋습니다.

운동을 처음 시작할 때는 아무래도 보상을 주는 게 좋습니다. 그 보상을 통해서 운동에 대한 아이의 도파민 회로를 활성화시키는 것이 초기에는 매우 중요하고 효과적일 수 있습니다. 그렇게 아이와 함께 운동을 하게 되면, 운동 자체의 긍정적인 효과가 보상의 효과를 상회하게 되는 시점이 올 것입니다. 그 뒤로는 운동과 관련하여 보상을 주지 않아도 아이들은 스스로 운동을 지속할 수 있게 됩니다. 부모와 자녀가 함께 운동을 하면 가족의 유대가 더욱 강화되어 심리적인 안정과 치료 효과도 꾀할 수 있습니다. 아이를 둘러싼 가족 전체가 건강해지는 것입니다.

아이가 만성편두통으로 힘들어한다면, 부모님이 아이를 자연스럽게 이끌어서 단 30분이라도 매일 꾸준히 산책과 같은 가벼운 운동부터 시작하는 것을 강력하게 추천합니다. 이것은 편두통뿐만 아니라 만성신경질환을 지닌 아이를 위한 가족 치료의 중요한 부분 중 하나입니다.

편두통뿐만 아니라 모든 만성질환의 치료는 의사와 간호사를 비롯한 의료진만의 몫이 아닙니다. 만성질환의 치료는 환자 자신이 주도하는 것이 기본이 되어야 합니다. 만성질환에는 이러한 자가 치료 개념이 매우 중요합니다. 자가 치료라는 개념은 자칫 비

잠과 물의 중요성

생활습관교정치료의 시작은 '입면 시간 고정'과 '기상 후 물 1컵'입니다. 이 2가지를 2~3주 정도 지키는 것입니다. 잠자리에 드는 시간을 일정하게 유지하면 수면 일주기 리듬이 점점 당겨지면서 수면의 질이 좋아집니다. 또 취침 시간을 지키기 위해 집중력이 높아집니다. 일어나자마자 미온수 1컵(200~300밀리리터)을 마시는 것은 오랜 취침 시간 동안 끊어진 수분 공급을 다시 시작하는 활동입니다. 온몸의 혈액순환을 활성화하는 등 뇌 건강에 아주 좋은 습관입니다. 또한 규칙적인 배변 활동도 가능해집니다.

의학적인 용어로 인식될 수 있으나, 생활습관을 교정함으로써 스스로 치료하는 것은 매우 의학적인 과정입니다. 급성기 통증이 해결되지 않을 때는 생활습관을 교정하기가 어렵습니다. 아이들에게는 모든 것이 잔소리로 들릴 것입니다. 그러나 적절한 약물치료로 통증을 어느 정도 경감시키고, 생활습관을 교정할 시간과 여유가 생겼다면, 이제부터는 본격적으로 하나씩 건강한 생활습관 교정을 체화하고 지속적으로 실천해 뇌와 몸을 통증에 강한 건강한 상태로 만들어가야 합니다.

소아청소년 아이들은 자가 치료를 주도적으로 하기가 어려울 수 있습니다. 그렇기에 부모와 같은 주 양육자의 도움이 필요합니다. 이에 더해, 주 양육자도 함께 자신의 생활습관을 교정해나가야 아이들에게 좋은 영향을 끼칠 수 있고, 편두통 치료 관리의 성공률을 높일 수 있습니다. 생활습관 교정이라는 단어에 '치료'를 붙여서 생활습관교정치료라고 강조하는 것은, 그만큼 중요하지만 잘 지켜지지 않기 때문입니다. 이미 생활습관교정치료는 하나의 독립된 학문으로 발전하고 있습니다.

예방적 약물치료

생활습관교정치료가 장기적 관점에서 보았을 때 편두통 치료에 아주 효과적이며 필수적인 것이라는 점은 거의 모든 두통학자들이 인정하고 있는 확실한 방법입니다. 그러나 최대한 빨리 편두통 발작에서 어느 정도 벗어나 일상생활을 영위할 수 있는 궤도에 올라가려면 좀 더 직접적인 치료 방법이 필요합니다. 즉 생활습관교정치료를 활발히 할 수 있도록, 시간을 벌어주는 치료가 필요한데, 이것이 예방적 약물치료입니다. 편두통의 중기적 치료 전략이라고 할 수 있는 예방적 약물치료는 수개월 안에 편두통 발작의 빈도와 강도를 50퍼센트 이상 줄여서, 일상으로 최대한 빨리 복귀하는 것을 목적으로 합니다.

예방적 약물치료는 당장의 두통을 억제하는 급성진통치료와는 다릅니다. 두통이 있을 때 복용하는 방법이 아니라 일정 시간에 규칙적으로 약물을 투여하는 방법이기 때문이죠. 최근에는 여러 연구를 통해 편두통 유발 물질들이 속속 밝혀지고 있고, 이 유발 물질을 막는 약들이 개발되어 임상에서 예방적 약물치료로 사용되고 있습니다. 이러한 약제를 편두통 표적치료제라고 합니다. 밝혀진 편두통 유발 물질 중 최근에는 '칼시토닌 유전자 관련 펩타이드Calcitonin gene-related peptide(CGRP)'를 표적으로 한 치료제들이 개발되어 큰 주목을 받고 있습니다. 이 책에서는 편두통 예방적 약물치료를 '항 CGRP 표적치료제'와 기존의 편두통 예방약제로 나누어서 설명하겠습니다.

항 CGRP 표적치료제

최근까지의 편두통 예방치료 전략에 사용된 약제는, 엄밀히 말하면 편두통을 일으키는 물질을 정확히 목표해 억제하는 표적치료제들은 아니었습니다. 기존의 편두통 예방적 약물치료는 증상이 비교적 약한 경우에는 어느 정도 효과가 있었지만, 만성편두통 환자들에게는 충분한 효과를 거두지 못했습니다. 편두통을 일으키는 물질들을 찾고자 노력한 끝에 몇 가지 가능 물질을 발견했고, 그중 CGRP라는 편두통 유발물질을 막는 표적치료제를 개발하는 데 성공했습니다.

항 CGRP 표적치료제는 크게 '항 CGRP 단일클론항체'와 'CGRP 수용체 길항제'로 나뉩니다. CGRP를 공략하는 약제들은 편두통 치료 역사상 최초의 예방적 표적치료제라는 의미가 있으며, 편두통의 치료의 역사는 항 CGRP 표적치료제의 등장 전과 후로 나뉠 수 있을 정도로 커다란 의미가 있습니다. 지금은 의학의 거의 모든 발전 방향이 질병 특이적인 물질이나 유전자를 공략하는 정밀의학을 향하고 있습니다. 편두통에서도 편두통을 유발하는 물질을 직접 차단할 수 있는 약제의 개발과 상용은, 현대의학 발전의 흐름과 결을 같이 한다고 볼 수 있습니다. 항 CGRP

CGRP

CGRP는 중추신경, 말초신경, 심장, 혈관, 위장관계 등에 널리 분포되어 있는 신경전달물질입니다. 삼차신경Trigeminal nerve과 관련해 강력한 혈관 확장 작용을 일으킴으로써 편두통을 유발하는 물질로 알려져 있으며, 1983년에 처음 발견되었습니다.

표적치료제의 적용은 연구를 거듭하고 있으며, 앞서 이야기한 모든 편두통들에 주목할 만한 효과가 있다는 연구들이 앞으로도 계속 보고될 전망입니다.

CGRP의 활성에 대해서는 아직도 다 밝혀지지 않아서 연구가 계속되고 있습니다. CGRP가 혈관으로 분비되어, 마치 블록같이 CGRP 수용체에 붙게 되면, 앞서 기술한 CGRP의 편두통 유발 경로가 활성화되어 증상이 나타나게 됩니다. '항 CGRP 단일클론 항체'는 CGRP가 CGRP 수용체에 붙기 전에 CGRP를 선택적으로 '포획'하는 기전으로써 CGRP를 통한 편두통 유발 경로를 차단하게 됩니다. 이와는 달리 '항 CGRP 수용체 길항제'는 CGRP 수용체에 CGRP보다 먼저 붙어서 CGRP가 CGRP 수용체에 붙지

삼차신경

우리 몸에는 뇌에서 바로 분지되어 나오는 12쌍의 신경이 있습니다. 그것을 보통 '12가지 뇌신경' 혹은 '12신경'이라고 이야기합니다. 삼차신경은 이 12신경 중 5번 뇌신경으로, CN-V로 표기하기도 합니다. 삼차신경은 뇌줄기의 교뇌에서 기원해 삼차신경핵을 거쳐 삼차신경절을 이루고, 삼차신경절에서 눈신경, 위턱신경, 아래턱신경의 세 가지의 가닥으로 나뉩니다. 삼차신경은 주로 얼굴의 통각을 포함한 다양한 감각을 담당하고, 아래턱신경은 감각뿐 아니라 씹기근육 운동에도 관여합니다. 삼차신경은 머리 부분의 통증과 얼굴 통증에 연관된 중요한 신경입니다.

못하게 하는 방법으로 편두통 유발 경로를 차단합니다.

'항 CGRP 수용체 길항제'는 지판트Gepant라고 불리는데, 지판트는 세부 종류에 따라 편두통 예방치료에 사용되기도 하고, 급성진통치료에 사용되기도 합니다. '항 CGRP 단일클론항체'는 반감기가 길어서 4주에 한 번꼴로 맞는 주사약이고, 지판트는 복용하는 약제입니다. '항 CGRP 단일클론항체'는 2019년부터 우리나라에서 성인 편두통을 대상으로 처방되기 시작했고, 지판트는 2024년 상반기에 우리나라에 출시되었습니다. '항 CGRP 단일클론항체'는 갈카네주맙Galcanezumab, 프리마네주맙Fremanezumab, 에레누맙Erenumab, 엡티네주맙Eptinezumab의 네 종류가 있으며, 갈카네주맙과 프리마네주맙이 우리나라에서 사용 가능합니다. 지판트 중에서는 2024년 현재, 아토지판트Atogepant가 사용 가능합니다.

항 CGRP 표적치료제는 기존의 편두통 예방약제와 비교했을 때 위약군에 비해 월등한 효과를 보였습니다. 아무래도, CGRP를 직접 공략하기 때문에 효과가 좋을 수밖에 없을 것입니다. 그리고 1개월에 1회 투약하면 되니 간편하고, 부작용도 기존 편두통 예방약제보다 적었습니다.

그러나, 편두통은 CGRP 하나만으로 설명할 수 있는 것이 아닙니다. CGRP 이외에 다른 편두통 유발물질도 몇 개가 발견되어 활발히 연구되고 있습니다. CGRP 이외 편두통의 표적치료를 위해 연구되는 물질들에는 PACAP-38Pituitary adenylate cyclase activating peptide-38, 혈관작동성 장 펩타이드Vasoactive intestinal peptide(VIP), 아밀린

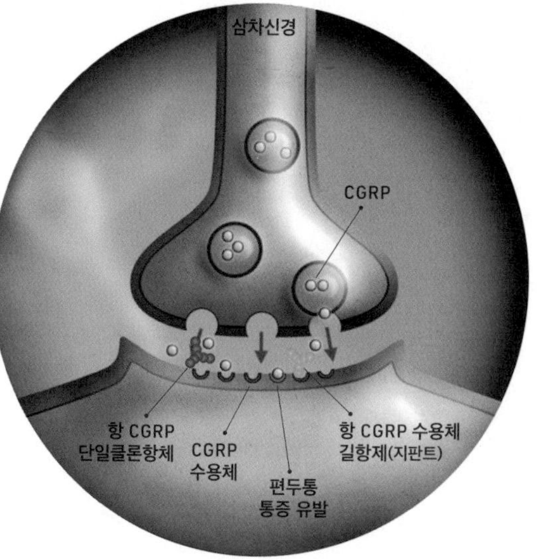

항 CGRP 표적치료제의 대략적인 작용

Amylin, 아드레노메둘린Adrenomedullin 등 몇 가지가 있습니다. 최근에는 뇌세포의 미토콘드리아의 기능 저하가 편두통의 중요한 기전이 될 수 있다는 연구도 나오고 있습니다.

항 CGRP 표적치료제는 정말 좋은 예방치료 약제이지만, 앞으로 나오게 될 다양한 표적 예방치료제 중 하나인 것이며, 이것이 편두통에 있어서 절대적인 만병통치약은 아닌 것입니다.

다음의 표는 실제로 사용되는 새로운 신약의 효과를 정확하게 평가하기 위해서, 신약 투여군과 위약 투여군의 효과를 비교한 것입니다. 신약이 진정으로 효과가 있다고 한다면, 위약 투여군에

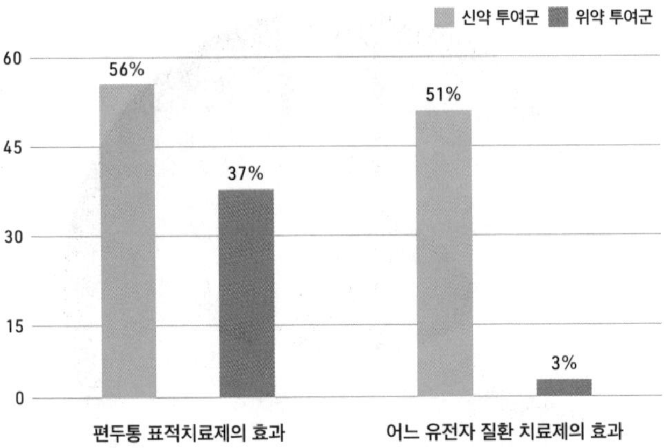

신약과 위약투여시 효과 비교

비교하여 그 효과의 차이가 극명하게 나타날 것으로 예측할 수 있겠지요. 왼쪽은 최근 나온 항 CGRP 표적치료제 중 가장 대표적인 약제의 효과를 위약 투여군과 비교한 그래프이고, 오른쪽은 제가 실제로 진료하고 있는 어떤 유전자 이상 신경질환에서 손상된 유전자를 직접 공략하는 치료제의 효과를 위약 투여군과 비교한 그래프입니다. 위의 수치들은, 실제 엄격한 대규모 연구에서 도출된 객관적인 수치들입니다. 물론, 실제 연구는 더 세부적이고 복잡하지만, 치료제의 전반적인 효과를 알기 쉽게 그래프 하나로 종합하여 만들어보았습니다.

여기서 보면, 편두통 표적치료제와 유전자 치료제는 모두 위약에 비해 월등히 좋은 효과를 보입니다. 그러나, 두 군 사이에서 치료제와 위약의 효과 차이에 주목해서 보시길 바랍니다. 유전자 치료제에서는 신약의 투여 여부에 따라 효과가 극단적으로 차이가 납니다. 한편, 편두통 표적 치료제는 현존하는 모든 편두통 약 중에서 가장 효과가 좋음에도 불구하고, 위약 투여군과 비교했을 때 불과 20퍼센트 남짓의 추가적인 효과가 있습니다. 저는, 20퍼센트 남짓의 추가적인 효과를 폄하하는 것이 절대로 아닙니다. 하지만, 편두통 치료에 있어서 위약 투여군의 높은 증상 개선율에 주목할 필요가 있습니다. 편두통 치료에서 위약을 투여받은 환자들은 왜 37퍼센트나 증상이 좋아졌을까요? 여러 가지로 말할 수 있겠지만, 이것은 편두통의 치료에서는 생활습관교정치료와 같은 비약물치료의 중요성이 아주 크다는 것을 시사하는 것입니다.

여기서 제가 말하고 싶은 것은, 편두통은 유전자 손상 질환처럼 한 가지 요인이 있는 질환이라기보다는, 유전자뿐만 아니라, 매우 다양한 요인들이 복합적으로 작용하여, 뇌의 흥분도와 과민성이 증대되는 상태의 만성신경질환이라는 점입니다. 따라서, 어떠한 좋은 표적치료제가 나왔다고 해서, 그 약에 과도하게 의존하거나, 그 표적치료제가 효과가 없다며 좌절하거나 우울에 빠질 필요가 없다는 말씀을 드립니다.

편두통 표적치료제와 관련된 연구는 계속 발전할 것이고, 약의 효과도 점점 좋아질 것입니다. 그러나, 계속 강조하지만, 어떤 약을 쓰든 편두통의 치료와 관리를 위해서는, 생활습관교정치료가 기본이 되어야 합니다. 이러한 개념은 특히 소아청소년 편두통 환자들에게 더욱 중요합니다. 소아청소년의 뇌는 계속 자라나고 성숙되어가는 과정에 있습니다. 발달하는 뇌에는 뇌의 성숙과 안정화를 도울 수 있는 좋은 생활습관교정치료가 무엇보다 중심이 되어야 한다는 것을 다시 한번 더 강조합니다.

CGRP와 연관된 새로운 편두통 표적치료제는 아직 소아청소년에게 임상시험이 끝나지는 않았습니다. 다만, 성인에서 사용 시에 보고된 높은 안정성을 바탕으로, 10세 이상, 몸무게 40킬로그램 이상의 소아청소년 편두통 환자들에게 안전하게 사용된 산발적인 연구들이 꽤 있습니다. 비교적 대규모 연구로는 2021년 발표된, 미국 캘리포니아 의과대학병원 부속 소아청소년두통센터, 필라델피아 어린이병원의 소아청소년두통센터에서 합동으로 진행한 연구가 있습니다. 이 연구에서는 10세부터 17세까지 112명의 만성편두통 청소년을 대상으로 '항 CGRP 단일클론항체'의 효과와 부작용에 대해 연구를 진행했습니다. 결과는 '항 CGRP 단일클론항체'를 투여받은 환아들의 60퍼센트 정도에서 두통의 호전을 보였으며, 약물을 더는 투여하지 못할 정도의 심각한 부작용은 5퍼센트 미만의 결과를 보였습니다. 성인 연구와 거의 동일한 정도의 결과였습니다.

미국의 소아청소년 편두통 전문 의료진은 PedMIDAS 점수가 30을 넘는 중등도 이상의 편두통 관련 장애가 있을 때, 몸무게 40킬로그램이 넘는 12세 이상의 소아청소년들이 기존 편두통 예방치료 두 개 이상에 반응을 하지 않을 경우 '항 CGRP 단일클론항제'를 고려하는 것이 좋다고 했습니다. 이와 같은 전문가 의견을 담은 논문이 2018년에 발표되었습니다. 미국과 유럽의 소아청소년 편두통 전문가들 중에서는 위의 기준을 충족하는, 소아청소년 난치성 만성편두통 환자들에게 항 CGRP 표적치료제들의 사용을 고려해야 한다는 의견을 내는 경우가 점점 많아지고 있습니다. 안전한 허가 범위 외 사용을 통한 관련 임상경험들이 계속 나오고 있으며, 저 역시 위의 기준에 맞는 만성편두통 환아들에게 항 CGRP 표적치료제를 안전하게 사용함으로써 임상에서 효과를 경험하고 있습니다.

편두통은 청소년기부터 급격하게 발생률이 증가하는 만성질환이기에, 소아청소년 편두통 환자들에게 표적치료제는 매우 필요해 보입니다. 몇 년 후면, 소아청소년에 대한 '항 CGRP 표적치료제'들의 임상시험이 성공적으로 종료될 전망입니다. 하루 빨리 편두통 환아들이 '항 CGRP 표적치료제'와 같은 획기적인 예방치료 약제들을 자유롭게 투여받게 될 날이 곧 오기를 기대합니다.

'항 CGRP 표적치료제'는 주사, 먹는 약 등 제형도 다양화될 것이기 때문에, 다양한 임상 상황에서의 적용도 기대가 됩니다. 또한, CGRP 이외의 다른 편두통 표적물질들의 발견 및 그 표적물질들을 공략하는 새로운 치료제들도 나올 것이기 때문에, 편두통의 약물 전략은 더욱 풍부해질 것으로 예상됩니다.

기존의 편두통 예방적 약물치료제

'항 CGRP 표적치료제'는 최근에 등장한 편두통 예방치료제인데, 그렇다면, '항 CGRP 표적치료제'가 나타나기 전에는 편두통의 예방적 약물치료는 어떤 방법들이 있었을까요? 지금부터는 편두통 표적치료제는 아니지만, 소아청소년 편두통의 예방을 위해서 써왔고 지금도 활발히 쓰고 있는 약제들에 대해서 말씀드리겠습니다. 그 약제들을 '기존의 편두통 예방적 약물치료'라고 하겠습니다. '기존의 편두통 예방적 약물치료'는 편두통을 위해서 개발된 약들이 아닙니다. 이들 약들에는 원래 목표로 하는 질환들이 따로 있습니다. 고혈압, 부정맥, 뇌전증, 우울증, 불안장애 등을 주로 치료하는 약들의 용량을 다소 낮추어 쓰면 유의미하게 편두통 예방 효과가 있다는 근거가 있기 때문에, 지금까지 이러한 약들은 편두통 예방치료의 중요한 축을 이루어왔습니다. 주로 쓰이는 기존의 편두통 예방적 약물에는 항뇌전증 약제(항경련제)인 토피라메이트Topiramate, 레베티라세탐Levetiracetam, 발프로산Valproic acid, 가바펜틴Gabapentin 등이 있고, 고혈압 및 부정맥 치료 약제로 프로프라놀롤Propranolol과 같은 베타차단제가 있고, 뇌혈관 확장제인 플루나리진Flunarizine, 신나리진Cinnarizine 등이 있으며, 우울증 치료제인 아미트립틸린Amitriptyline 등이 있습니다. 이러한 약들은 편두통을 급격히 제거할 수 있는 약은 아닙니다. 매일 규칙적으로 복용하면서, 앞으로 올 수 있는 편두통의 강도 및 빈도를 약화시키는 약제들입니다.

일반적으로 이 약들을 편두통 예방을 위해서 쓰려면, 이 약들의 원래 용량보다 다소 적게 사용하는, 소위 '편두통 용법'이 따로 있습니다. 이 약들은 그 역사가 오래되었으며, 소아청소년에서도 그 효과와 부작용, 용량이 알려져 있기 때문에, 수십 년 동안 그리고 지금까지도 소아청소년 편두통의 일차적인 예방치료에 널리 사용되고 있습니다. 특히 레베티라세탐과 발프로산은 주사약도 있는데, 편두통 환아들이 심한 급성 편두통으로 응급실에 실려 올 때나, 편두통지속증으로 며칠 넘게 편두통이 가라앉지 않을 때 주사약으로 처방하면 증상의 급격한 호전을 가져오게 할 수도 있습니다. 또한, 편두통의 세부 종류에 따라, 심리적·정신적 증상의 동반 유무에 따라, 평소 식습관과 식욕에 따라 저 약들 중에서 어떤 약을 우선적으로 선택할지에 대한 다양한 전략이 있습니다.

아미트립틸린: 삼환계 항우울제 계열의 약으로, 보통 우울증을 관리하는 약으로 쓰이는 약입니다. 그러나 우울증에서 쓰는 일반

항경련 치료제	토피라메이트, 레베티라세탐, 발프로산, 가바펜틴
뇌혈관 확장제	플루나리진, 신나리진
고혈압 및 부정맥 치료제	프로프라놀롤
우울증 치료제	아미트립틸린

소아청소년 편두통에서 주로 쓰이는 기존의 편두통 예방약물들

적인 용량의 5분의 1에서 3분의 1 정도의 저용량에서는 소아청소년의 편두통에 효과가 있어 널리 쓰입니다. 소아청소년 편두통 예방치료 약제 가이드라인에 따르면, 아미트립틸린과 후에 서술할 인지행동치료의 병합 요법은 증상 조절에 매우 큰 효과가 있다고 추천되고 있습니다. 편두통이 있으면서 다소 불안 증세가 있는 환아들에게 주로 아미트립틸린을 처방합니다. 그런데 약간 졸리기도 해 적응 기간이 필요한 경우가 많습니다. 졸리는 부작용을 역이용해, 수면장애가 있는 편두통 아이들의 수면을 개선시키는 효과를 노리면서 쓸 수도 있습니다. 아이들의 상태에 따라 천천히 약을 증량하면서, 실질적인 효과가 나타나는 용량을 확인하는 것이 필요합니다.

프로프라놀롤: 고혈압 및 부정맥을 치료하는 심장약으로 분류되어 있으며, 베타차단제 계열의 전문 약제입니다. 그러나, 심장약으로 쓰는 약의 용량의 반 정도까지는 편두통 예방약제로 그 효과가 알려져 널리 쓰이고 있습니다. 프로프라놀롤은 주로 박동성 편두통에 효과가 있습니다. 이 약을 편두통 환아에게 쓸 때, 기저질환으로 저혈압 등 심장질환이 있는 경우에는 소아심장과 의사와 상의하는 것이 안전합니다. 또한, 기저질환으로 천식이 있을 때 프로프라놀롤을 쓰면 천식이 악화되고 응급 상황이 생길 수도 있기 때문에 이런 경우에는 사용 금기입니다. 천식은 소아청소년 아이들에게 유병률이 매우 높고, 점차 증가하는 추세에 있습니다. 따라서 프로프라놀롤을 쓰기 전에 반드시 천식 병력이 있는지 확

인해야 합니다.

플루나리진과 신나리진: 칼슘통로차단제로 분류되어 있는 뇌혈관확장제입니다. 뇌혈관과 특히 전정기관계의 혈류를 개선하는 역할을 합니다. 주로 어지러움이 동반되는 편두통이나 전정편두통의 경우 가장 먼저 처방될 수 있는 편두통 예방약제입니다. 플루나리진은 기존 편두통 예방약물들 중에서도 상당히 효과적인 약으로 평가되고 있지만, 미국에서는 쓰이지 않습니다. 플루나리진은 또한, 가족반신마비편두통Familial hemiplegic migraine이라는 드문 유전적 원인의 편두통으로 진단된 환자에게서 특히 뛰어난 예방효과를 보입니다. 자기 전 1회 복용하면 되기 때문에 다른 약들보다 간편합니다. 반면 신나리진은 하루 두세 번 복용해야 합니다.

이 약제들은 뇌혈관이 발작적으로 수축하면서 편두통이 생기는 환아들에게 효과가 있습니다. 다만, 뇌혈관을 확장하는 기능이 있기에, 편두통의 기전 중에서 뇌혈관이 확장하면서 편두통이 오는 아이들에게는 효과가 없거나 오히려 두통을 심화시킬 수 있습니다. 또한 트립탄 계열의 약과는 작용이 반대이기 때문에, 그 둘을 함께 쓰는 것은 적절하지 않을 수 있습니다. 부작용으로 변비, 식욕 증가, 졸림 증상이 있을 수 있습니다.

토피라메이트: 대표적인 항뇌전증 약제로, 난치성 뇌전증의 치료에 주로 사용됩니다. 난치성 뇌전증 치료 용량의 반 이하로는 편두통 예방 효과가 있어 널리 사용되고 있습니다. 편두통 중에서도 뇌간조짐편두통Migraine with brainstem aura에 특히 효과가 있습니다.

토피라메이트는 약물의 기전이 여러 가지이기 때문에, 다양한 방법으로 편두통을 예방할 수 있습니다. 대표적인 부작용으로는 식욕 감소 및 체중 감소가 있는데, 비만이나 과체중이 동반될 때 처방해 이 약의 부작용을 의도적으로 이용하기도 합니다. 그러나 용량을 어느 정도 이상으로 올리게 되면, 경도의 인지 저하 증상이 나타날 수 있어서 학업에 어려움을 초래할 수도 있습니다. 또 다른 부작용으로 기초 체온 상승 증상이 일어날 수 있어 불편감을 느낄 수가 있는데, 충분한 수분 섭취가 중요합니다. 이러한 부작용들을 고려해서 용량을 적절히 조정해야 합니다.

발프로산: 대표적인 항경련제입니다. 뇌전증 치료 용량의 반 정도 용량에서 편두통 예방 효과가 보고되어 있습니다. 발프로산은 정맥제제가 있기 때문에, 급성으로 편두통지속증이 생겼을 경우 발프로산 정맥제제를 고려할 수 있습니다. 발프로산은 시럽제제, 정맥제제, 가루제제, 서방정제제 등 다양한 제형이 있어서, 아이의 상황에 따라 제형을 적절하게 선택할 수 있습니다. 일반적으로, 다른 편두통 예방약제로 조절이 되지 않을 때 발프로산으로 바꾸거나 병용하는 방법으로 쓰는 것이 일반적입니다. 발프로산은 사춘기 청소년 여자아이들에게 쓰기에는 다소 부담스러울 수도 있는데, 그 이유는 생리불순, 체중 증가, 여드름 등의 부작용이 가능하기 때문입니다. 그래서, 청소년기에 발프로산을 사용하게 될 때에는 매일 먹는 방법보다는 앞서 이야기한 편두통지속증이 생겼을 때 통증을 최대한 빨리 완화시키는 방법으로 정맥제제 투

여가 많이 사용됩니다. 발프로산의 부작용을 완화시키기 위해서 엘-카르니틴을 같이 복용하면, 발프로산의 부작용들을 많이 예방할 수 있습니다. 또한, 앞서 이야기한, 토피라메이트와의 병용은 주의해야 하는데, 토피라메이트와 발프로산을 병용하면 고암모니아혈증이 심화되어 이와 관련된 뇌병증이 생길 수 있기 때문입니다. 저는 그래서 뇌전증 치료할 때는 물론이고, 편두통의 예방 요법을 위해서도 토피라메이트와 발프로산은 가급적 병용하지 않습니다.

레베티라세탐: 대표적인 항경련제입니다. 이 약도 뇌전증 치료 용량의 반 정도 용량에서 편두통 예방 효과가 보고되어 있으며, 최근 여러 임상시험을 통해 그 효과가 증명되면서 상대적으로 최근에 사용되고 있습니다. 레베티라세탐도 발프로산과 비슷하게 시럽제제, 정맥제제, 가루제제, 서방정제제 등 다양한 제형이 있습니다. 정맥제제로 투여해도 뇌의 활동을 지나치게 억제하지 않고 큰 부작용이 없기 때문에, 편두통지속증에서도 적극적으로 사용되고 있습니다. 또한, 레베티라세탐은 다른 약들과 약물 상호작용이 거의 없습니다. 이는 매우 큰 장점으로, 만성편두통 환아들을 위한 예방 전략을 세우는 데 큰 도움이 됩니다. 부작용으로는 다소 신경이 예민해질 수도 있는데, 이럴 경우에는 피리독신Pyridoxine(비타민 B6)과 같이 복용하면 부작용을 완화시킬 수 있습니다. 레베티라세탐도 일반적으로 편두통의 첫 예방약으로 쓰이지는 않으며, 만성편두통 환자에게서 기존 다른 예방약제로 큰 효과

를 보지 못한 경우에 사용되는 경우가 많습니다.

이 외에도 가바펜틴Gabapentin, 조니사마이드Zonisamide 등 같은 항경련제들이 편두통 예방 효과가 있다고 알려져 있지만, 앞서 위에 소개한 약들이 일반적으로 널리 쓰이는 기존 편두통 예방약물이라고 할 수 있겠습니다. 이러한 편두통 예방약제를 선택해 천천히 용량을 올리면서, 두통의 빈도가 1개월에 1~2회 정도로 줄어들거나, PedMIDAS 점수가 10점 미만이 지속되는 것이 3개월 이상 유지되면, 편두통 예방약제를 서서히 줄여서 끊어볼 수 있습니다. 편두통 예방약제를 투여하면서, 생활습관교정치료를 계속 해야 됨은 두말할 필요도 없습니다. 그러나 선택한 편두통 예방약제를 적정 용량으로 썼는데도 효과가 2개월 안에 나타나지 않거나 부작용이 심하다면, 다른 약제로 변경하는 것이 좋습니다. 그리고 2개 이상의 기존의 편두통 예방약제를 충분히 병용했음에도 중등도 이상의 편두통과 그로 인한 일상생활 장애가 있다면, 항CGRP 표적 예방치료제를 고려하는 것이 좋습니다.

기존 편두통 예방약물들은 약마다 명백한 부작용과 금기사항들이 있기 때문에 약에 대한 지식과 경험이 충분한 소아신경과 세부전문의와 상의해 써야 합니다. 그리고 편두통이 있다고 해서 꼭 이와 같은 예방약제를 써야 하는 것은 아닙니다. 편두통이 아주 가끔 오는 경우에는 편두통 예방치료를 할 필요가 없을 수도 있습니다. 편두통이 만성화되거나 자주 오거나 강도가 매우 클 경우 담당 소아신경과 의사와 잘 상의해 아이들의 특성에 따라 예방약제의 사용 여부와 용량을 결정해 약물 부작용을 최소화할 수 있도록 해야 합니다. 기존의 편두통 예방약물들에 대한 치료 기준은 세계적으로 권위 있는 학회와 논문에서 몇 년을 주기로 제시하고 있습니다. 이러한 치료 기준은 국가의 실정에 따라 약간씩 달라질 수 있기 때문에, 각 나라의 소아청소년 두통 전문가들이 수정된 기준을 제시해 환아들의 치료에 참고하도록 하고 있습니다.

최근에는 '보톡스'라는 이름으로 널리 알려진, 신경 및 근육이완제인 오나보툴리눔톡신Onabotulinumtoxin A를 만성 소아청소년 편두통 환자들에게 사용하는 시도들이 이루어지고 있습니다. 편두통의 병태생리에 중요하게 관여하는 삼차신경이나 그 분지들이 분포되어 있는 유발부위 또는 나비입천장신경절Sphenopalatine ganglion을 마비시켜, 통증에 둔감해지도록 해 편두통 발작을 예방하는 치

다양한 약제의 활용

원래의 목적이 있는 다양한 약들을 편두통의 예방약물로 쓸 수 있다는 것은, 편두통이 어떤 단일 물질이나 단일 원인으로 설명될 수 있는 것이 아니라, 뇌의 복잡한 네트워크적인 원인, 심혈관적인 원인 등에서 유발될 수 있다는 것을 시사합니다. 환아에 따라서, 본문에서 설명한 약들 1~2개로 드라마틱하게 증상이 조절되는 경우가 있는 반면, 어떤 약에도 반응하지 않는 경우도 있습니다. 또한, 약물에 대한 부작용과 민감도도 나이와 관계없이 매우 다양해서, 약제를 여러 번 바꾸는 경우도 많습니다.

료입니다. 이는 신경차단술의 일종입니다. 이 신경차단술은 성인 편두통의 예방치료로 승인되어 점점 더 활발히 진행되고 있는 치료입니다. 아직은 이와 관련해 전 세계적으로 만성 소아청소년 편두통 환자들에게 시행된 대규모 연구는 없으며, 성인에서의 프로토콜을 사용해 허가 범위 외 사용을 하고 있습니다. 하지만 이 신경차단술은 전 세계적으로 소아청소년에서의 산발적인 치료 결과가 계속 보고되고 있으며, 항 CGRP 표적치료제와 병용하면 추가적인 효과를 얻을 수 있을 것이라는 가정으로 이에 대해서도 연구가 진행되고 있습니다.

최근 대규모 연구들에서는 기존의 편두통 예방약제들은 소아청소년 편두통의 빈도와 강도를 개선시키는 것은 틀림없지만, 그 정도가 위약군과 비교했을 때 크게 유의미하지 않다는 결과들을 발표해 편두통 표적치료제의 필요성을 강조하기도 합니다. 그런 연구 중 특히 주목할 만한 연구로, 미국국립보건원에서 지원한 연구인 CHAMP(Childhood and adolescent migraine prevention trial) 연구라는 것이 있습니다. 이 연구에서는 대표적인 기존 편두통 예방약제인 아미트립틸린, 토피라메이트를 복용한 소아청소년 편두통 환자군을 위약군과 비교했습니다. 약 24주 동안 여러 소아청소년 두통 환자들을 대상으로 진행했는데, 아미트립틸린, 토피라메이트의 효과가 위약군에 비해서 유의미하지 않다는 통계 결과가 나왔습니다.

아직까지는 정식으로 편두통 표적치료제의 소아청소년에서의 사용이 제한되는 상황이기도 하고, 편두통의 세부적인 종류에 따라서 기존 편두통 예방약제의 예방 효과가 위약 효과를 상회하는 경우도 있기 때문에, 기존의 편두통 예방약제들은 지금도 소아청소년 편두통의 예방에 중요한 역할을 하고 있습니다. 그리고 특히 만성편두통 환아들은 항 CGRP 표적치료제에 반응을 하더라도, 기존 편두통 예방약물을 끊었을 때보다는 항 CGRP 표적치료제와 기존 편두통 예방약물을 병용하는 것이 통증 관리에 용이한 경우도 분명히 있기 때문에, 환아의 임상 상황에 따라 기존 편두통 예방약물을 적절히 활용하는 것이 중요할 수 있습니다. 편두통의 기전과 유전자적 원인이 계속 밝혀지고 있는 추세이기 때문에, 소아청소년 편두통의 치료도, 결국 맞춤형 치료를 지향해야 할 것이며, 이에 따라 다양한 예방약제의 효과에 대한 더 많은 연구가 필요한 상황입니다.

급성진통치료

예방치료들은 당장 큰 두통이 찾아왔을 때 효과적으로 진통 효과를 가져올 수 없습니다. 그래서 적절한 급성진통치료도 소아청소년 편두통 치료에 중요한 부분을 차지하고 있습니다.

아세트아미노펜Acetaminophen은 대표적인 진통제입니다. '타이레놀'이라는 상품명으로 잘 알려져 있죠. 아세트아미노펜은 통증과 발열을 일으키는 프로스타글란딘의 생성에 관여하는 효소 경로를 억제해서 진통 효과를 낼 수 있다고 알려져 있습니다. 아세트아미노펜을 복용하면 30분 안에 빠르게 흡수되어 통증 효과를 낼 수 있습니다. 또한, 아주 어린 소아에서도 비교적 안전하게 쓸 수 있으며, 의사 처방이 없어도 쉽게 구할 수 있습니다.

일반적으로 만성편두통에서는 아세트아미노펜은 효과가 없는 경우가 상당히 많습니다. 그리고 과량으로 복용을 했을 때는 간이 손상될 가능성이 충분히 있습니다. 두통 전문가들은 약물과용두통의 위험 때문에 1개월에 15일 이상 아세트아미노펜을 복용하는 것을 금하고 있습니다. 한 가지 더 부연하자면, 아세트아미노펜은 염증을 억제하는 작용은 없고, 단순한 진통 효과만 있습니다.

이부프로펜Ibuprofen은 부루펜, 캐롤에프, 애드빌 등과 같은 상품명으로 잘 알려져 있습니다. 이부프로펜은 비스테로이드 항염증약Non-steroidal anti-inflammatory drugs(NSAIDs)으로 분류됩니다. 타이레놀과는 달리 항염증약이기 때문에, 다양한 질환에 염증 억제제로 쓰일 수 있습니다. 이부프로펜과 유사한 NSAIDs 계열의 진통제는 나프록센Naproxen이 있습니다. 이부프로펜은 소아청소년 편두통의 급성진통치료제로 가장 많이 사용됩니다. 복용 후에 작용 시간은 아세트아미노펜보다는 느려서, 최대 혈중농도에 도달하기까지 약 1~2시간 정도가 걸립니다. 일반적으로 소아청소년의 편두통 지속 시간은 2시간이 넘기 때문에, 이부프로펜 복용 시 즉각적인 진통 효과보다는 점차적으로 진통 효과를 볼 수 있고, 그 이후에 또 찾아올 수 있는 편두통 발작을 예방할 수 있습니다. 그러나 과량으로 복용했을 경우에는, 위궤양, 위장관출혈, 신장애 등을 유발할 수 있으므로, 반드시 과량 복용은 피해야 합니다. 두통 전문가들은 약물과용두통의 위험 때문에 1개월에 15일 이상 이부프로펜 계열의 진통제를 복용하는 것을 금하고 있습니다.

아세트아미노펜과 이부프로펜은 누구나 쉽게 구할 수 있는 진통제이며, 이 둘을 번갈아 사용하기도 합니다. 그러나 이 둘은 편두통 표적 진통제가 아니라 전반적인 통증 조절제라는 특성이 있습니다. 이에 편두통 표적 진통제가 개발되어 사용할 수 있는데, 트립탄Triptan이라는 계열의 약입니다. 앞서 이야기한 '항 CGRP 표적치료제'는 최초의 편두통 표적 예방치료제이고, 트립탄은 최초의 편두통 표적 진통제라고 할 수 있습니다. 트립탄이 출시되었을 때 수많은 두통 전문가와 환자들이 환호했습니다. 트립탄은 수마트립탄, 알모트립탄, 졸미트립탄, 나라트립탄 등의 종류가 있으며, 편두통의 급성 통증을 특별히 목표로 해 개발되었습니다. 5-$HT_{1B/1D}$라는 수용체에 선택적으로 작용을 해서, 두개 내 혈관을 수축시키고, 삼차신경말단에서 나오는 신경전달물질을 차단하는 방식을 통해 아세트아미노펜이나 이부프로펜에 반응하지 않는 소아청소년 편두통의 급성 통증을 완화시킬 수 있습니다.

아세트아미노펜이나 이부프로펜은 긴장형두통의 통증 조절에도 널리 쓰이지만, 트립탄은 긴장형두통에는 효과가 없고, 주로 편두통의 급성 통증을 완화시키는 데 사용할 수 있으며, 군발두통에도 사용합니다. 트립탄은 미국에서는 12세 이상에서 허가가 되어 있으나, 우리나라에서는 알모트립탄만 15세 이상에서 허가되어 있고, 나머지 트립탄들은 18세 이상 성인에서 허가되어 있습니다. 그래서 심한 편두통 소아청소년 환자에서는 트립탄을 허가 외 투여로 쓰는 경우가 종종 있습니다.

트립탄은 강력한 혈관 수축 효과를 지니고 있으므로, 가슴 통증을 호소한다거나 뇌혈관이 심하게 좁아져서 또 다른 두통이 생긴다거나 하는 부작용이 나타날 수 있으므로, 의사와 용량과 용법을 상의하면서 써야 합니다. 한 가지 트립탄 약이 효과가 없더라도 다른 트립탄 약이 효과가 있는 경우도 있으므로, 어떤 트립탄 진통제가 맞는지 변경해서 써볼 수 있습니다. 미국에는 간편하게 쓸 수 있도록 비강 분무제도 개발되어 있으나, 우리나라에는 아직 들어오지 않았습니다. 두통 전문가들은 약물과용두통의 위험 때문에 1개월에 10일 이상 트립탄 계열의 진통제를 복용하는 것을 금하고 있습니다.

최근에는 혈관 수축 작용이 없는 디탄Ditan 계열의 진통제가 성인 편두통에서 쓰이기 시작했지만, 아직 소아청소년 편두통에서는 적용되지 않고 있습니다. 현재는 만성편두통 환아들은 급성 진통제로 트립탄과 이부프로펜 혹은 나프록센을 병용해 통증을 조절하고 있습니다. 우리나라도 이제부터라도 소아청소년 편두통이 널리 알려지고, 미국이나 유럽 일부 국가에서 쓰이고 있으나 아직 국내에는 들어오지 않는 이 약제들에 대한 수요가 드러난다면, 학회와 제약회사가 노력해 이들의 국내 출시를 앞당길 수 있을 것입니다.

앞서 잠시 언급했듯이 '항 CGRP 수용체 길항제'인 게판트의 일부 종류가 급성 진통제로도 개발되어 있어, 곧 우리나라에 들어올 예정입니다. 성인 만성편두통 환자에게 먼저 사용될 예정이고, 임상시험을 통해 청소년 편두통 환자들에게도 확대 적용될 전망입니다. '항 CGRP 단일클론항체'와 게판트의 병용 치료는 매우 효과적일 것이라고 예상됩니다. 이에 대한 임상연구도 진행되고 있습니다. 이러한 치료들은 소아청소년 편두통 환자들에게 빠르게 적용될 것으로 전망됩니다.

급성 진통제를 일정 수준 이상 과도하게 복용하면 오히려 약물과용두통이 생길 수 있습니다. 약물과용두통은 급성 진통제를 과용한 탓에 오히려 두통이 악화되거나 새로운 두통이 발생한 경우를 뜻합니다. 약물과용두통은 주로 만성편두통 환자가 막상 두통이 생겼을 때 진통제를 복용하지 않을 수 없는 딜레마를 일으킵니다. 약물과용두통은 어쨌든 진통제로 인해 생긴 두통이기 때문에, 이차두통으로 분류됩니다. 약물과용두통의 ICHD-3 진단 기준은 다음과 같습니다.

약물과용두통의 ICHD-3 진단 기준

A. 기존 일차두통을 가진 환자에서 1개월에 15일 이상 발생하는 두통
B. 두통의 급성진통치료를 위해 사용될 수 있는 약물을 1가지 이상 3개월을 초과해 규칙적으로 과용
C. 다른 ICHD-3 진단으로 더 잘 설명되지 않음

앞서 언급한 급성 진통제 중 아세트아미노펜, 이부프로펜, 나프록센은 1개월에 15일 이상 규칙적으로 3개월을 초과해 복용하면 약물과용두통으로 진단 가능합니다. 트립탄은 좀 더 엄격해서 10일 이상 규칙적으로 3개월을 초과해 복용하면 약물과용두통으로 진단 가능합니다. 그러나 10일 혹은 15일 기준에 너무 얽매일 필요는 없습니다. 진통 치료제를 1개월에 10일 이상 복용하는 경우 15일을 넘기는 것은 쉽기 때문에, 10일을 기준으로 어떤 급성 진통제든 1개월에 10일을 넘게 복용하면 약물과용두통이 생긴다고 생각하는 것이 여러모로 좋습니다.

약물과용두통은 일반적으로 급성 진통제를 당분간 중단하면 서서히 좋아지게 됩니다. 하지만 막상 두통이 생길 때 다시 급성 진통제를 찾는 경우가 많기 때문에, 담당 소아신경과 의사와 상의해 약물과용두통을 호전시키고, 원래의 편두통 발작도 조절할 수 있는 방법을 찾아야 합니다. 급성 진통제는 과용할 경우 다양한 위장관 증상 및 간 손상 같은 부작용이 누적되기 때문에, 다른 장기에도 악영향을 줄 수 있습니다. 편두통 발작이 있을 때, 무조건 급성 진통제에만 의존하는 방식은 반드시 교정해야 합니다. 아이에게 맞는 편두통 예방치료약물을 잘 적용해 중장기적으로 급성 진통제의 복용 빈도를 줄여나가는 전략을 취하는 것이 중요합니다. 물론, 생활습관교정치료를 더욱 강화하는 것은 물론입니다.

그 밖의 도움이 될 수 있는 치료들

뉴트라슈티컬

뉴트라슈티컬Nutraceuticals은 영양을 뜻하는 Nutrition과 의약품을 뜻하는 Pharmaceutical의 합성어입니다. 우리나라에서는 보통 건강기능식품, 건강보충제 등으로 번역되고 있습니다. 그러나 뉴트라슈티컬은 전문 의약품에 필적할 만한 치료 효능을 가진 물질들이기 때문에, 단순한 건강기능식품보다 상위 단계의 물질들이라고 보는 것이 더욱 정확합니다. 우리말로 뉴트라슈티컬을 완벽하게 표현할 수 있는 단어는 없으므로, 저는 이 책에서 그대로 뉴트라슈티컬이라고 쓰도록 하겠습니다.

뉴트라슈티컬에는 다양한 비타민, 미네랄, 아미노산, 철분제, 정장제 등이 있습니다. 최근에는 과거와는 달리 순수한 성분들을 고용량으로 만들어서 캡슐이나 제형으로 만들어 판매하는 회사들이 늘고 있어 선택의 폭이 넓어졌습니다. 또 의사의 처방 없이도 구매할 수 있어, 뉴트라슈티컬의 효능에 대해 적극적으로 공부하면 스스로 자신의 뇌 건강을 지킬 수 있습니다. 뉴트라슈티컬은 고용량과 관련된 범위가 전문의약품에 비해 매우 넓기 때문에 일반적으로 매우 안전합니다. 그러나 짧은 기간 복용으로 눈에 띄는 호전을 기대할 수는 없으며, 음식과 생활 습관처럼 개인의 상황에 맞춰 적절한 용량으로 꾸준히 장기간 복용해야 효과를 볼 수 있습니다.

뉴트라슈티컬을 복용할 때는 가능하면 엄격한 공정을 통해 생산된 단일 순수 제형을 복용하기를 추천합니다. 상품 표지에서 선전하는 용량을 그대로 받아들이지 말고, 영양성분표를 반드시 확인해 목표로 하는 물질이 실제로 얼마나 들어 있는지 확인해야 합니다. 그리고, 두통에 좋다는 뉴트라슈티컬들을 모두 구매해서 복용할 필요는 없으며, 균형 잡힌 하루 식사를 꾸준히 유지한다면, 아이들에게 꼭 필요한 뉴트라슈티컬들은 거의 없을 수도 있다는 것을 반드시 명심하셨으면 합니다. 뉴트라슈티컬을 많이 구매하면 그 가격도 만만치 않으니, 아이의 상황에 꼭 필요한 것들만 적절한 용량으로 규칙적으로 복용하는 것을 추천하며, 무엇보다도 좋은 재료를 통한 균형 잡힌 좋은 식습관을 더욱 강조하는 바입니다.

철분제: 급격한 뇌의 발달을 이루는 소아청소년기에 뇌의 성장을 위해서는 산소가 매우 많이 필요합니다. 산소를 운반하는 것은 적혈구이고, 적혈구를 만드는 원료가 바로 철분입니다. 철분이 부족해 적혈구가 부족한 현상을 철결핍성빈혈이라고 하는데, 이 빈혈은 유병률이 무려 30퍼센트가 넘습니다. 놀랍게도 많은 부모님들이, 아이의 키 성장을 위해 비타민 D와 굳이 챙겨 먹지 않아도 되는 미량 원소들은 필요 이상으로 먹이면서, 아이들이 철분이 부족할 수 있기 때문에 철분을 보충해주어야 한다는 생각을 하지 못하시는 경우가 많아서 저는 참으로 안타까울 때가 종종 있습니다.

소아청소년의 뇌는 급속 성장을 하기 때문에, 이 시기에 빈혈이 있으면 이로 인한 이차두통이 생길 수도 있을 뿐만 아니라, 이미 갖고 있는 일차두통의 악화, 발달 지연, 성장 지연, 식욕 부진, 집중력 저하, 감정 및 성격적인 문제 등 많은 신경학적인 증상이 나타날 수 있습니다. 평소 철분이 많이 함유된 음식을 충분히 골고루 섭취하는 것이 제일 좋지만, 환경상 쉽지 않을 때는, 적정 용량의 철분제를 꾸준히 복용하는 것이 좋습니다. 그것은 일차두통의 악화를 방지할 뿐만 아니라, 전체적인 뇌 발달에도 중요합니다.

철분제를 복용할 때는 철분의 흡수를 증가시키기 위해 비타민 B군과 C를 함께 섭취하는 것이 좋고, 철분제가 변비를 일으키는 경우에는, 용량과 빈도 혹은 제형을 자신에 맞게 조절하거나 정장제를 같이 복용하면 순응도를 높일 수 있습니다.

정장제: 정장제는 장내 세균총을 긍정적인 방향으로 변화시켜 우리 몸에 도움이 되게끔 하기 위해 복용하는 것입니다. 보통 정장제는 설사나 변비가 있을 때 처방받아 복용합니다. 하지만, 최근에 '장-뇌 축'에 대한 연구가 활발히 이루어지면서, 장내 세균이 뇌의 초기 발달에 지대한 영향을 미친다는 연구 결과들이 나오고 있습니다. 장내 세균의 긍정적인 변화와 안정화로 뇌전증, 편두통, 자폐스펙트럼장애, 알츠하이머병과 같은 만성신경질환을 치료하고 뇌의 기능을 높이는 방향성의 학문이 발전하고 있어, 정장제는 더욱 주목해야 할 뉴트라슈티컬입니다. 상당히 많은 편두통 환아들이 오심, 구토, 배의 불편감을 함께 호소합니다. 최근에는, 정장제가 소아청소년 편두통의 호전에 도움이 된다는 연구 결

과도 발표되었으며, 편두통 자체가 장내 세균의 분포를 악화시킬 수 있다는 연구 결과도 있어, 편두통과 장내 세균의 밀접한 관련성이 있어 보입니다.

프리바이오틱스Prebiotics는 장내 유익균의 성장과 활성을 위한 물질이고, 프로바이오틱스Probiotics는 장내 유익균을 지칭합니다. 따라서 프로바이오틱스의 효과적인 성장과 활성을 위해서는, 프리바이오틱스와 프로바이오틱스를 모두 섭취하는 것이 좋습니다. 이렇게 그 둘이 동시에 있는 것을 신바이오틱스Synbiotics라고 합니다. 프리바이오틱스, 프로바이오틱스 모두 김치, 된장, 요거트와 같은 양질의 발효 음식으로 충분히 섭취할 수 있습니다만, 환경상 쉽지 않을 경우에는 여러 정장제 중 자신에게 맞는 정장제를 찾아서 복용하는 것이 효율적입니다. 자신에게 맞는 정장제를 꾸준히 섭취하는 것은, 장내 세균의 안정화를 통해 소아청소년 일차두통의 지속적인 관리와 뇌의 안정에 많은 도움이 될 수 있습니다.

멜라토닌: 뇌의 건강과 안정화를 위해서 좋은 수면 패턴을 유지하는 것이 중요하다는 것은 누구나 인정합니다. 일차두통이 심한 아이들인 경우에는 두통으로 인해서 자다가 깨는 경우도 있고, 저녁이나 밤에 시작된 편두통이나 군발두통이 잦아들지 않아서 잠을 이루지 못하는 경우도 상당히 많습니다. 이렇게 한번 수면 패턴이 깨지면 악순환이 계속됩니다. 한편, 다른 생활습관이 불규칙해 수면 패턴이 망가지면, 역시 이와 관련된 악순환이 계속되어

뇌가 자극에 취약해져 쉽사리 긴장형두통이 나타날 수 있습니다.

수면에 관계된 요인은 여러 가지가 있겠지만, 앞서 생활습관 교정치료에서 이야기한 멜라토닌이 가장 대표적인 요인이라고 볼 수 있습니다. 멜라토닌은 뉴트라슈티컬 제제로 구매할 수도 있고, 서방정 제제로 의사에게 처방을 받을 수도 있습니다. 용량은 2밀리그램부터 12밀리그램까지 다양합니다. 소아청소년 편두통 환아들을 대상으로 진행한 어떤 연구에서 멜라토닌과 아미트립틸린의 효과를 비교했습니다. 두 약 모두 편두통의 감소에 효과적이었지만, 아미트립틸린이 멜라토닌보다는 효과적이었고, 멜라토닌이 아미트립틸린보다 좀 더 순응도가 높았다는 결론이 났습니다.

멜라토닌은 편두통이나 다른 일차두통의 예방치료로 단독으로 쓰이기에는 부족할 수 있지만, 일차두통의 악화와 관리를 위해서 병용하면 효과적이며, 무엇보다 수면 패턴을 안정화하는 데 큰 도움을 줄 수 있습니다. 멜라토닌의 복용은 일반적으로 권장되는 용량은 있지만, 환아에 따라서 그 용량의 차이가 있기 때문에 적절히 복용하되, 최소 3개월 이상 꾸준히 복용을 하는 것이 좋습니다. 멜라토닌은 수면제가 아니기 때문에, 용량을 많이 복용해도 호흡이 멈추는 등의 초응급 상황이 나타날 가능성은 거의 없습니다. 다만, 많이 복용하면 과도한 수면과 함께 아침 기상이 힘들어지고 수면 패턴이 전혀 해결되지 않아 두통이 더욱 심해질 수 있으며, 우울한 기분이 과도하게 들 수 있습니다. 그러니 수면 패턴을 바로잡고, 수면의 질을 올린다는 목적에 맞게 적정한 용량을 유지해야 합니다. 또한 복용하는 시간을 일정하게 맞추고, 그에 맞게 잠자리에 드는 시간도 일정하게 맞추고, 그리고 수면 시에는 빛이 눈에 들어오지 않도록 하는 등 수면 위생을 지키면서 복용하는 것이 좋습니다.

마그네슘: 마그네슘은 우리 몸에 필요한 미량 원소 중 하나입니다. 일반적으로 음식으로 충분히 섭취할 수 있으며 영양결핍이나 근육경련, 급성 및 만성질환이 있을 경우 저마그네슘혈증이 동반되어 있을 수 있습니다. 마그네슘은 항우울 효과 및 항불안 효과가 있으며, 우리 몸에서 마그네슘과 칼슘 대사를 안정화시키는 역할을 한다고 알려져 있습니다. 마그네슘이 소아청소년 일차두통의 급성치료와 예방치료에 효과가 있다는 연구 결과들이 있습니다. 편두통의 합병증으로 편두통지속증이 생겼을 때는 대학병원 응급실이나 병동에서 정맥주사로 마그네슘을 투여하는 경우가 있습니다. 정맥 마그네슘 주사는 외국의 소아청소년 응급실에서 편두통지속증의 치료 프로토콜에 포함되어 있기도 합니다.

마그네슘의 일차두통 예방치료는 마그네슘을 하루에 2~3회 복용하는 것입니다. 이와 관련해 소아청소년 편두통 및 긴장형 두통에서 마그네슘을 몸무게 킬로그램당 약 10밀리그램을 하루에 3회 분복하는 것을 4개월 정도 했을 때, 두통의 강도와 빈도가 줄어드는 연구 결과가 보고된 바 있으며, 청소년들은 대략 하루 400~600밀리그램 정도의 마그네슘을 하루 2~3회 정도 나누어 복용하면 두통 완화에 효과가 있을 수 있습니다. 이와 관련된 특별한 부작용은 보고되지 않았습니다. 다만, 마그네슘은 산화마그네슘 형태로 병원에서 변비 완화제로 빈번하게 처방하는 약이기 때문에, 너무 많이 복용하면 설사와 복통이 생기게 되니 주의하시기 바랍니다. 저 역시 만성편두통이나 긴장형두통 환아들에게 산화마그네슘 500~750밀리그램 정도를 처방하는 경우도 있으며, 아이의 증상에 따라서 적절히 용량을 조절하고 있습니다.

비타민: 비타민은 우리 몸에 없어서는 안 될 중요한 물질입니다. 체내에서 합성되지 않아 다양한 식품 혹은 뉴트리슈티컬로 보충해줘야 합니다. 비타민의 종류는 A, B, C, D, E 등 아주 다양합니다. 그중에서 뇌의 발달과 안정화에 도움이 되는 것을 하나 꼽으라면, 단연 비타민 B군입니다.

비타민 B군은 세부적으로 비타민 B_1, B_2, B_3, B_6, B_9, B_{12} 등으로 이루어져 있습니다. 비타민 B_1은 티아민, 비타민 B_2는 리보플라빈, 비타민 B_3는 나이아신, 비타민 B_5는 판토텐산, 비타민 B_6는 피리독신, 비타민 B_7은 비오틴, 비타민 B_9는 엽산, 비타민 B_{12}는 코발라민이라고 합니다. 비타민 B군은 세포에서 에너지를 생성하는 중요한 세포 소기관인 미토콘드리아의 기능을 활성, 강화합니다. 뇌에는 에너지가 많이 필요하기 때문에, 미토콘드리아의 기능이 저하되면, 여러 신경 증상이 나타납니다. 최근에는 미토콘드리아의 기능 저하가 편두통의 주요 원인 중 하나라는 연구 결과가 나와서 주목받고 있습니다.

비타민 B군의 세부 종류들은 소아기의 난치성 뇌전증이나 유전성 질환의 치료를 위해서 고용량으로 사용되기도 합니다. 소아청소년기의 일차두통과 관련한 비타민 B군의 연구는 리보플라빈(B_2), 피리독신(B_6), 엽산(B_9), 코발라민(B_{12})을 대상으로 한 것들이 가장 많습니다. 리보플라빈의 소아청소년 편두통에 대한 연구가 몇 가지 있습니다. 약 200~400밀리그램의 고용량 리보플라빈을 4~6개월 정도 꾸준히 섭취했을 때, 섭취하지 않은 대조군에 비해서 편두통 증상이 유의미하게 감소했으며, 특별한 부작용 역시 발견되지 않았다는 연구 결과가 있습니다. 50밀리그램의 중간 용량을 섭취했을 때는 두통 호전에 큰 도움은 없었다는 연구 결과도 있습니다.

최근의 메타 연구에서, 높은 혈중 호모시스테인이 조짐편두통과 상관관계가 있다고 보고되었는데, 피리독신, 엽산, 코발라민은 조짐편두통 환자에게 호모시스테인의 레벨을 낮추는 역할을 하는 기전으로, 편두통 호전에 기여할 수 있습니다. 또한, 엽산과 코발라민은 철분 흡수에도 관여하기 때문에 그 점에서도 중요합니다. 비타민 D 또한, 소아청소년 편두통에 효과가 있다는 연구 결과가 몇 있습니다. 비타민 D는 비타민 B군처럼 신경보호 작용과 항산화 효과가 있는 것으로 연구되고 있으며, 특히 뇌의 칼슘 대사에 관여합니다. 다만 비타민 D는 과량 섭취하게 되면, 고칼슘혈증이나 고칼슘뇨증이 발생해 신장을 손상시킬 수도 있으니 주의해야 합니다.

코엔자임 Q10: 코큐텐이라고도 불리는 코엔자임 Q10은 미토콘드리아의 활성을 촉진하는 매우 중요한 조효소입니다. 세포에서 지질단백질을 안정화하고 염증 반응을 조절하는 기능 및 항산화 작용을 한다고 알려져 있습니다. 코엔자임 Q10은 우리 몸에서 자연히 생성되는 물질이며, 노화에 따라 그 생성이 감소되는 특징이 있습니다. 참고로, 소아신경질환 중에서는 코엔자임 Q10이 극단적으로 부족한 유전질환이 있는데, 그때는 고용량의 코엔자임 Q10의 보충이 가장 중요한 치료법입니다. 코엔자임 Q10의 합성 능력은 노화가 진행됨에 따라 점차 떨어지기 때문에, 활동량이 많은 청장년이나 노인들은 코엔자임 Q10의 보충이 필요할 수 있습니다.

코엔자임 Q10은 심장, 신장, 간, 근육, 뇌, 갑상선, 췌장 등에 많이 분포되어 있습니다. 코엔자임 Q10은 소아청소년기의 편두통의 예방치료에 도움이 된다고 알려져 있는데, 몇몇 무작위 대조 실험에서는 코엔자임 Q10이 부작용 없이 소아청소년 편두통의 강도와 빈도를 약화시켰다는 결과를 보고한 바 있습니다. 이는, 편두통의 병태생리에 있어서 미토콘드리아의 기능 부전이 중요한 역할을 할 수 있다는 점을 시사합니다. 그렇지만, 이런 연구들의 근거 수준은 아주 높지는 않으니 참고하시길 바랍니다. 일반적으로 편두통의 예방치료를 위한 코엔자임 Q10의 복용 용량은 하루 200~400밀리그램이며, 보통 연질캡슐로 만들어져 있어 쉽게 복용할 수 있습니다.

엘-카르니틴: 앞서 말씀드린 비타민 B군, 코엔자임 Q10은 미토콘드리아의 활성을 강화시키는 중요한 작용이 있으며, 아마도 그것과 관련된 작용으로 편두통을 호전시킬 수 있는 것으로 학자들 사이에서 알려지고 있습니다. 이 밖에도, 미토콘드리아의 활성을 강화시키는 중요한 물질로는 엘-카르니틴L-carnitine도 있습니다. 미토콘드리아 기능과 관련된 신경질환에 다양하게 쓰이는 약제이기도 한 엘-카르니틴은 지방산이 미토콘드리아 기질 안으로 들어가게 하여 에너지 생성 대사경로를 활성화시킵니다. 소아신경질환 중에서는 카르니틴결핍증이라는 희귀한 유전질환이 있는데, 이런 경우에는 고용량의 엘-카르니틴 치료가 생명 유지에 필수적입니다. 이러한 극단적인 결핍증 외에도 부분적 혹은 일시적인 엘-카르니틴 부족 현상이 나타날 수도 있는데, 엘-카르니틴이 부족하면 이러한 에너지 생성 메커니즘에 문제가 생길 수 있습니다. 이것으로 인한 미토콘드리아 기능 부전이 편두통의 여러 병태생리 중 하나일 가능성이 있습니다. 뇌는 우리 몸에서 미토콘드리아가 가장 많이 분포하고 작용하는 기관이기 때문에, 미토콘드리아 기능 부전은 다양한 만성 뇌신경질환과 연관될 수밖에 없는 것입니다.

엘-카르니틴의 장기적인 복용이 편두통의 강도와 빈도를 약화시켰다는 보고가 있으며, 비타민 B, 코엔자임 Q10, 엘-카르니틴의 복합적인 복용이 더욱 효과적으로 편두통을 예방할 수 있다고 주장하는 전문가도 있습니다. 이 세 가지 뉴트라슈티컬 모두 부작용 없이 안전하게 복용 가능하기 때문에, 적정 용량을 꾸준히 복용한다면 편두통의 예방 효과를 기대할 수 있을 것으로 생각됩니다. 엘-카르니틴의 복용 용량은 500~3000밀리그램으로 연구에 따라 다양합니다. 이들 용량에 대해서는 담당 소아신경과 의사와 상의하며 복용한다면 더욱 좋을 것이라 생각합니다.

오메가-3: 오메가-3 지방산은 뇌 건강과 심혈관계에 도움이 되는 뉴트라슈티컬로 널리 알려져 있습니다. 오메가-3 지방산은 대표적으로 동물성 기름에서 발견되는 에이코사펜타엔산 Eicosapentaenoic acid(EPA)과 도코사헥사엔산 Docosahexaenoic acid(DHA)이 있고, 식물성 기름에서 발견되는 알파-리놀렌산 α-linolenic acid(ALA)이 있습니다. 이들 오메가-3 지방산은 프로스타글란딘이나 류코트리엔과 같은 염증성 물질을 감소시킴으로써 항염증 효과가 있으며, 혈액에서 LDL 이나 중성지방 수치를 낮추어 장기적으로 심혈관 보호 작용이 있다고 알려져 있습니다.

그러나 오메가-3 지방산과 편두통의 관계에 대해 확실한 결론을 내는 연구는 거의 없습니다. 한 연구에서는 1개월간 오메가-3를 3000밀리그램 섭취한 그룹이 그렇지 않은 그룹에 비해서 편두통의 감소 효과가 좀 더 있었지만, 통계적으로 유의미하지는 않았다고 보고한 바 있습니다. 그런데, 2021년 발표된, 미국 국립보건원 산하 국립노화연구소에서 진행된 한 연구에서는 고용량의 오메가-3 지방산(하루 1500밀리그램)과 저용량의 오메가-6 지방산(전체 칼로리의 1.8퍼센트 미만)을 함유한 식단이 편두통의 예방에 효과적이라고 밝혔습니다. 이 복합식단을 따른 편두통 환자들은 단순 고용량 오메가-3 지방산 식단을 따른 편두통 환자들보다 1개월간 편두통의 빈도가 2일이 더 줄었고, 일반 식단(오메가-3

지방산은 하루 150밀리그램 미만, 오메가-6 지방산은 전체 칼로리의 약 7퍼센트)을 따른 편두통 그룹과 비교했을 때는 복합식단을 한 그룹에서 1개월간 편두통의 빈도가 4일이 더 줄었다고 보고했습니다. 이 연구는 최근의 일반적인 식단이 오메가-6 지방산의 함유 정도가 높고, 오메가-3 함유 정도가 낮다는 사실에 착안해 그것을 보완하는 식단이 편두통에 효과가 있을 것이라는 생각에서 진행된 것이었습니다.

단순히 오메가-3 지방산을 고용량으로 충분히 섭취하는 것도 편두통에 효과가 있지만, 고함량 오메가-3 지방산을 뉴트라슈티컬로 복용 혹은 식단으로 섭취하는 것과 함께, 오메가-6 지방산을 낮게 설정한 식단을 복합하는 것이 편두통의 통증 완화에 이득을 가져다줄 수 있다는 연구로써 편두통을 위한 식단을 구성할 때 참고할 수 있습니다.

인지행동치료

인지행동치료Cognitive behavioral therapy(CBT)는 편두통뿐만 아니라 다양한 신경·정신질환의 지원 치료로써 최근 많은 발전을 하고 있는 대표적인 비약물 치료 방법입니다. 인지행동치료는 임상심리사들과 함께 진행하는데, 편두통 증상이 있을 경우 혹은 예방을 위해서 심리학적인 개입을 하는 것이라고 할 수 있습니다. 편두통이 만성화되면 이차적으로 부정적인 생각 패턴이 생길 수 있습니다. 이러한 부정적인 생각은 편두통을 악화시키기 때문에 약물치료의 효과를 떨어뜨릴 수 있습니다. 인지행동치료는 매우 체계적이며 목표지향적인 심리치료입니다.

인지행동치료는 편두통 치료에 도움이 되지 않는 부정적인 생각 패턴, 자신과 세상에 대한 잘못된 믿음이나 중심 생각들을 교정합니다. 이를 위해서 다양한 심리학적 개입을 하죠. 인지행동치료는 우울증, 불안장애, 강박장애, 외상후스트레스장애, 주의력결핍과잉행동장애, 다양한 공포증, 거식증, 폭식증, 불면증 등에서 효과적인 심리학적 개입 치료로 받아들여지고 있었습니다. 인지행동치료는 편두통 상황에서 학습된 부정적인 생각 패턴을 바꾸고, 긍정적인 생각 패턴과 행동을 실천할 수 있도록 도움을 줄 수 있습니다. 인지행동치료의 세부 방법은 다음과 같습니다.

소아청소년 편두통 환아들을 위한 인지행동치료

- 복식호흡
- 점진적인 근육 이완
- 생활 습관 관리
- 긍정적인 이미지를 떠올리는 유도 심상법
- 의도적으로 가치 있고 즐거운 활동에 참여하기
- 휴식이 포함된 균형 잡힌 하루 스케줄 짜기
- 통증과 관련 있는 부정적인 생각을 식별하기
- 통증이나 괴로움을 악화시키는 데 도움이 되지 않는 사고 패턴을 약화시키기

대표적인 편두통 예방치료 약제인 아미트립틸린과 인지행동치료를 병행하면 소아청소년 편두통 예방 효과가 뛰어나다는 높은 수준의 증거들이 있습니다. 예를 들어, 한 연구에서는 약 140명의 10세에서 17세 청소년 편두통 환자들을 두 그룹으로 나누어서, 두 그룹 모두 아미트립틸린을 복용하도록 한 후, 한 그룹은 인지행동치료를 병행하고(실험군), 나머지 한 그룹은 일반적인 두통 교육을 받도록(대조군) 했습니다. 그 결과, 아미트립틸린과 인지행동치료를 병행한 실험군에서의 편두통의 강도, 빈도, 그리고 PedMIDAS 점수가 대조군에서보다 약 50퍼센트 감소했습니다. 이와 비슷한 연구 결과들이 점점 늘어나고 있습니다.

인지행동치료는 의료진의 일반적인 두통 교육과는 달리 편두통 예방치료에 큰 효과가 있습니다. 미국이나 유럽과 같이 소아청소년 편두통에 관한 연구가 많이 이루어지는 나라에서는, 이 둘의 병합 요법을 적극적으로 활용하고 있습니다. 우리나라는 아직 소아청소년 편두통에 대한 인식이 크지 않기 때문에, 소아신경과 의료진과 임상심리사들이 소아청소년 편두통의 인지행동치료에 큰 관심이 없으며, 이와 관련된 명확한 프로그램이나 수가 설정도 없습니다.

소아청소년 편두통은 유병률이 매우 높기 때문에 조만간 잠재된 편두통 환아들이 올바른 치료를 받게 될 날이 곧 올 것입니다. 그렇게 되면, 인지행동치료도 소아청소년 편두통 환자들의 예방치료로써 주목을 받게 될 것입니다. 저는 현재 지역 소아청소년

심리센터와 연계해 인지행동치료를 진행하고 있지만, 인지행동치료의 일관성과 질 관리를 위해 대학병원에 인지행동치료 프로그램을 개설하고 임상심리사들과 함께 진행하려는 노력을 기울이고 있습니다. 이를 위해서는, 대학병원이 소아신경질환에 대한 이해도가 높고 헌신적인 임상심리사들을 모집하고, 이들과의 학문적인 토론과 교류를 통해 인지행동치료 프로그램을 구축하여야 하며, 이를 위해서는 관련 모든 의료진의 노력과 의지가 필요합니다.

인지행동치료는 통증과 관련되어 형성된 뇌의 네트워크를 약화시키는 것을 목적으로 하는 것으로써, 생활습관교정치료의 중요한 방법론이라고 할 수 있습니다. 특히, 만성편두통 환아들에게 인지행동치료는 질병으로 인한 일생생활의 심대한 장애를 줄이는 데 일조하며, 만성편두통으로 인한 이차적인 심리적 문제를 해결하는 데도 큰 도움을 줄 수 있습니다. 다만, 환아들이 인지행동치료를 잘 따르는가의 문제, 환아들에게 큰 영향을 미치게 되는 부모들에 대한 교육, 환아들의 행동 변화를 효과적으로 하기 위한 부모들의 일상생활 교정과 관련된 문제들이 이 인지행동치료의 효과에 미치는 중요한 요인일 수 있습니다.

몇몇 치료의 어려움이 있지만, 인지행동치료는 약물치료와 달리 부작용이 거의 없고, 약물치료의 한계점을 극복할 수 있기 때문에, 소아청소년 편두통 치료 방법을 다양화하는 측면에서도 큰 의미가 있습니다.

소아청소년 편두통 치료 전략의 정리

- 소아청소년 편두통은 사춘기를 기점으로 특히 여자아이들에게서 급격하게 증가하고, 성인의 높은 편두통 유병률로 이어진다.
- 소아청소년 편두통의 신단은 이차두통을 배제하면서, 명확한 진단 기준에 의해서 진단된다.
- 소아청소년 편두통 중 만성편두통의 유병률은 전체의 1~2퍼센트이며, 이는 각 나라의 전체 뇌전증 환자의 비율에 해당할 정도인데, 진단이 쉽지 않다.
- 소아청소년 만성편두통은, 일상생활에 심대한 지장을 미치고, 이 두통 때문에 아이들이 꿈을 포기하게 되는 경우도 있기 때문에 적극적인 치료가 필요하다.
- 소아청소년 편두통의 치료 전략은 다양하다. 장기적 치료 전략으로는 생활습관교정치료, 중기적 치료 전략으로는 예방적 약물치료, 단기적 치료 전략으로는 급성진통치료가 있다.
- 무엇보다도 생활습관교정치료가 소아청소년 편두통 치료의 중심이 되어야 한다.
- 최근에는 예방적 약물치료로써 '항 CGRP 표적치료제'가 개발되어, 만성편두통 환자들에게 큰 도움이 되고 있다.
- 다양한 뉴트라슈티컬과 인지행동치료는 소아청소년 편두통에 큰 도움이 될 수 있다.

"적을 알고 나를 알면, 전쟁에서 반드시 이긴다"라는 뜻을 가진 "지피지기 백전불태知彼知己 百戰不殆"라는 말이 있습니다. 이는 편두통과 같은 만성질환을 대하는 의료진, 환자, 보호자의 기본적인 태도입니다. 소아청소년 편두통 환자들과 부모님들은 환아의 상태에 맞춰 다양한 치료 전략을 적용하고, 생활습관교정치료가 효과적으로 이루어질 수 있도록 노력해야 합니다. 많은 어른들과 아이들이 소아청소년 편두통에 대해 올바른 지식과 인식을 갖게 되기를 간절히 바랍니다.

02

소아청소년 긴장형두통

소아청소년 긴장형두통의 빈도와 진단

긴장형두통은 소아청소년기 일차두통 중에서 가장 흔한 유형이며, 보통 약 25~30퍼센트 정도까지 그 유병률이 알려져 있습니다. 서양 국가들에서는 소아청소년 긴장형두통의 유병률을 50퍼센트 정도로 보고한 연구들도 있습니다. 긴장형두통은 본격적인 편두통의 발병 시기보다 약간 빨라서, 대략 7세경부터 아이들이 긴장형두통을 호소해 병원을 찾을 수 있습니다. 긴장형두통은 일반적으로 편두통에 비해 강도가 약합니다. 그래서 체계화된 예방치료가 필요 없는 경우가 많기 때문에 쉽게 꾀병으로 생각되곤 합니다. 그러나 긴장형두통에서도 만성 긴장형두통은 편두통과 마찬가지로 일상생활에 심각한 장애를 일으키기 때문에 진통치료와 함께 예방치료도 필요할 수 있습니다.

긴장형두통은 영어 'Tension-type headache'(TTH)를 번역한 것인데, 이 때문에 많은 사람이 긴장할 때 생기는 두통이라고 잘못 이해하기도 합니다. 물론 긴장할 때 긴장형두통이 생길 수도 있지만, 그것만으로는 긴장형두통을 모두 설명하지는 못합니다. 마치, 편두통에 대한 오해와 비슷합니다. 편두통은 한쪽 머리만 아픈 두통이라고 잘못 알려져 있지만, 양쪽 머리가 다 아파도 편두통일 수 있습니다.

긴장형두통은 머리를 조이는 듯하고 전체적으로 압박을 받는 것처럼 답답하다는 특징이 있습니다. 즉 머리를 조이는 유형의 두통이라는 뜻입니다. 긴장형두통은 흔히 편두통과 비슷한 면이 있어 두통 전문 의사가 아닌 경우에는 구분하기가 어렵습니다. 그러나 긴장형두통과 편두통은 명확하게 구분되는 두통입니다. 이 장에서는, 긴장형두통과 편두통에 어떠한 차이점이 있는지도 비교해서 설명하고자 합니다.

긴장형두통은 두통발작의 빈도와 지속 기간에 따라 '저빈도삽화 긴장형두통', '고빈도삽화 긴장형두통', '만성 긴장형두통'으로 크게 분류할 수 있습니다. 삽화Event라는 뜻은 어떤 증상이 일어난 이벤트라는 뜻이기는 한데, 만성적이지는 않고 이따금 일어난다는 뜻입니다. 위의 분류 중에서, '저빈도삽화 긴장형두통'과 '고빈도삽화 긴장형두통'의 진단 기준부터 먼저 알아봅시다.

긴장형두통의 ICHD-3 진단 기준

저빈도삽화 긴장형두통

A. 아래의 B, C, D를 만족하는 두통이 1개월 평균 1일 미만
(두통 빈도 1년에 12일 미만)
이 정도 빈도의 두통이 최소한 10회 이상 발생

B. 두통은 30분에서 7일간 지속 가능

C. 두통은 다음 4가지 양상 중 적어도 2가지 이상을 만족함
① 양측성
② 압박감/조이는 양상(박동성이 아님, 박동성 두통은 편두통을 시사)
③ 통증을 상중하로 나누었을 때 통증 강도 하 또는 중
④ 걷기나 계단 오르기 같은 일상 신체 활동에 의해 악화되지 않음

D. 다음의 2가지를 모두 만족함
① 구역이나 구토가 없음
② 빛공포증이나 소리공포증이 모두 없거나, 이중 1가지는 있을 수 있음

E. 다른 ICHD-3 진단으로 더 잘 설명되지 않음

고빈도삽화 긴장형두통

A. 아래의 B, C, D를 만족하는 두통이 3개월 이상 지속되는데,
1개월 평균 1~14일(두통 빈도 1년에 12일 이상~180일 미만)
이 정도 빈도의 두통이 최소한 10회 이상 발생

B. 두통은 30분에서 7일간 지속

C. 두통은 다음 4가지 양상 중 적어도 2가지 이상을 만족함
① 양측성
② 압박감/조이는 양상(박동성이 아님, 박동성 두통은 편두통을 시사)

③ 통증을 상중하로 나누었을 때 통증 강도 하 또는 중

④ 걷기나 계단 오르기 같은 일상 신체 활동에 의해 악화되지 않음

D. 다음의 2가지를 모두 만족함

① 구역이나 구토가 없음

② 빛공포증이나 소리공포증이 모두 없거나, 이중 1가지는 있을 수 있음

E. 다른 ICHD-3 진단으로 더 잘 설명되지 않음

진단표가 언뜻 복잡해 보이지만, 오히려 편두통의 진단 기준보다 훨씬 간단합니다. 긴장형두통의 발작 빈도가 1개월에 1회를 넘느냐 넘지 않느냐의 기준으로 저빈도삽화와 고빈도삽화를 나눕니다. 그리고 두통의 지속 시간은 30분 이상인데, 소아청소년의 경우에는 일반적으로 1~2시간을 잘 넘어가지 않고, 보통 1시간 이내에서 잦아드는 양상을 많이 보입니다. 소아청소년 편두통보다 상대적으로 짧은 지속 시간은, 절대적인 법칙은 아니지만, 편두통과 긴장형두통을 나누는 중요한 감별점 중 하나입니다.

긴장형두통은 통증 강도가 일반적으로 낮습니다. 수치화평가척도로 말하자면, NRS 3점에서 6점 정도입니다. 긴장형두통의 일상생활 장애 정도는 편두통보다 덜하다고 할 수 있습니다. 머리를 양쪽으로 눌러서 조이는 듯한 압박감이 긴장형두통의 특징이기 때문에, 주로 박동성인 편두통과는 질적으로 차이가 있습니다. 또한 구역, 구토, 빛공포증, 소리공포증이 흔하게 동반되는 편두통과는 달리, 긴장형두통은 이러한 동반 증상들이 거의 나타나지 않

구분	편두통	긴장형두통
두통 지속 시간	2시간 이상 보통 몇 시간 지속	30분 이상 보통 2시간 이내
두통의 양상	박동성	비박동성, 조이는 양상
두통의 강도	중, 상	하, 중
신체 활동으로 악화 여부	악화됨	악화되지 않음
구역, 구토 동반 여부	매우 높은 빈도로 동반됨	동반되지 않음
빛공포증, 소리공포증 동반 여부	매우 높은 빈도로 동반됨	거의 동반되지 않음
만성화 비율	전체 편두통 중 10% 이상	전체 긴장형두통 중 5% 이하
예방약제 필요성	필요한 경우가 많음	보통 필요치 않음
스트레스와 연관	편두통으로 인해 이차적으로 동반되는 경우가 많음	스트레스 자체가 긴장형두통의 원인인 경우가 많음

소아청소년 긴장형두통과 편두통의 차이점

습니다.

만성 긴장형두통은 유병률이 1.5퍼센트를 넘지 않는 것으로 알려져 있고, 소아청소년 긴장형두통 환자 중에서 약 5퍼센트 정도를 차지하고 있습니다. 이 수치는 앞서 알아본 소아청소년 만성편두통의 유병률보다 약간 낮은 수준입니다. 소아청소년기의 일차두통 중 긴장형두통은 편두통보다는 유병률이 더 많지만, '만성' 일차두통 중에서는 만성편두통이 1등이고, 2등이 만성 긴장형두통이라고 할 수 있습니다. 이 만성 긴장형두통은 일상생활에 심한 영향이 있기 때문에, 잘 진단해 예방치료를 진행해야 합니다. 만성 긴장형두통의 ICHD-3 진단 기준에 대해서 알아보겠습니다.

만성 긴장형두통의 ICHD-3 진단 기준

A. 아래의 B, C, D를 만족하는 두통이 3개월 이상 1개월 평균 15일 이상(두통 빈도 1년에 180일 이상)

B. 두통은 수 시간에서 수일간 지속하거나 계속됨

C. 두통은 다음 4가지 양상 중 적어도 2가지 이상을 만족함

① 양측성

② 압박감/조이는 양상(박동성이 아님, 박동성 두통은 편두통을 시사)

③ 통증을 상중하로 나누었을 때 통증 강도 하 또는 중

④ 걷기나 계단 오르기 같은 일상 신체 활동에 의해 악화되지 않음

D. 다음의 2가지를 모두 만족함

① 구역이나 구토가 있을 수 있기는 한데, 심하지는 않음

② 빛공포증이나 소리공포증이 모두 없거나, 이중 1가지는 있을 수 있음

E. 다른 ICHD-3 진단으로 더 잘 설명되지 않음

진단 기준은 앞서 이야기한 저빈도삽화 및 고빈도삽화 긴장형두통과 비슷한 구조를 찾고 있습니다만, 두통발작이 3개월 이

상 지속되면서 1개월 평균 반 이상(15일 이상) 긴장형두통이 있는 경우입니다. 만성 긴장형두통을 지닌 소아청소년 환아들은, 매일같이 두통을 호소하는 경우가 많습니다. 그런데, 편두통 양상의 두통이 동반되는 경우가 있고, 진단 기준도 만성편두통에도 합당한 경우가 있을 수 있습니다. 즉 만성편두통과 만성 긴장형두통의 진단 기준에 모두 맞는 경우가 있다는 것입니다. 그럴 때는 그 환아는 만성편두통으로만 진단을 내리고, 그에 맞추어서 치료를 진행하게 된다는 점을 참고하시면 좋습니다. 두통의 강도나 양상, 일상생활에서의 지장 등 모든 면에 있어서 만성편두통이 만성 긴장형두통보다 우위에 있기 때문입니다.

긴장형두통은 부정적인 경험이나 환경적인 스트레스로 인한 기분장애가 직접적인 원인이 되는 경우가 많습니다. 이런 이유로 과거에는 정신과 질환으로 인한 두통으로 분류되어, 긴장형두통이라는 질환 분류 자체가 의미 없던 시절도 있었습니다. 일반적으로 긴장형두통은 과거에 스트레스 두통, 신경성 두통, 정신성 두통으로 널리 불렸습니다. 이러한 특징 때문에, 일선 진료에서 긴장형두통과 정신과 질환으로 인한 이차두통을 감별하는 것이 상당히 어려울 수 있습니다. 이런 경우에는, 소아신경과 의사와 상의해 포괄적인 신경인지기능검사를 진행해, 아이의 두통과 심리적 상태를 질적으로 평가하는 것이 진단에 큰 도움이 될 수 있습니다.

긴장형두통은 목이나 어깨의 근육통, 그 부위의 뼈와 관련된

소아청소년의 주요 스트레스 원인

- 친구와의 불화, 학교 생활에서의 스트레스
- 부모나 형제자매와의 소통 문제 혹은 불화
- 과도한 사교육
- 시험에 대한 걱정과 성적과 관련한 학업 스트레스
- 부모의 이혼
- 이성 친구 문제
- 과도한 SNS 활동 및 온라인 동영상 시청
- 경제적인 어려움
- 육체적 혹은 성적인 학대
- 외모에 대한 불만

질환, 턱관절의 질환, 허리 통증과 관련된 질환들과 동반되는 경우가 많기 때문에, 이 부위의 질환도 같이 살피는 것이 중요할 수 있습니다. 이럴 경우 저는 정형외과, 이비인후과, 재활의학과 혹은 구강악 안면외과(입안, 턱얼굴과 관련된 치과의 한 분과)와 협진을 진행하기도 합니다.

긴장형두통은, 우울증, 불안장애, 공황장애, 수면장애와 매우 밀접하게 연관되어 있습니다. 이들이 원인일 수도 있고, 동반 증상일 수도 있습니다. 다만, 정신과 질환이 원인이라고 확신할 만한 강한 밀접성과 시간 연관성이 존재한다면, 긴장형두통이 아니라 정신과 질환으로 인한 이차두통이 더 정확한 진단이니, 근본 원인을 해결하기 위해서 소아정신과로 의뢰하는 것을 고려해볼 수 있겠습니다. 고빈도삽화 긴장형두통이나 만성 긴장형두통에서는 종종 수면장애도 동반되는데, 이로 인한 악순환이 가능하기 때문에 이와 같은 동반 증상들을 함께 살피는 것이 중요합니다.

일반적으로 긴장형두통도 남자아이들보다는 여자아이들에게서 더 자주 발생합니다. 두통학자들은 아무래도 호르몬의 영향이 편두통과 긴장형두통의 높은 여성 유병률을 설명하는 중요한 원인이라고 생각하고 있습니다. 공부나 과제를 진행할 때 쉬지 않고 계속 힘들게 진행하는 것, 운동 부족, 좋지 않은 자세로 장시간 의자에 앉아 있는 것도 긴장형두통의 위험 요인들이니 잘 살피는 것이 중요합니다.

오래전부터 우울증이 있었거나 비만일 경우에는 긴장형두통이 만성화될 수 있습니다. 우울증이 오래전부터 있었는데, 최근 긴장형두통이 생긴 경우에는 우울증이 긴장형두통과 밀접성이 강하거나 밀접한 시간 연관성이 있다고 보기가 어렵습니다. 그러나 이런 경우에는 긴장형두통이 만성화되는 경우가 많다는 것입니다.

최근 잘못된 식습관과 지나친 당 섭취로 소아청소년 비만과 당뇨 같은 만성질환들이 늘어나고 있는데, 이러한 만성질환이 있는 상태에서 긴장형두통이 동반될 때 증상이 쉽게 만성화되어 학업에 큰 지장을 줄 수 있습니다.

소아청소년 긴장형두통의 치료와 관리

소아청소년 긴장형두통은 일반적으로 편두통 치료 전략보다 간단하고, 편두통 치료 전략 안에 포함되어 있다고 볼 수 있습니다. 긴장형두통은 편두통에 비해서 강도가 덜하고, 일상생활에서 장애가 심하지 않기 때문에, 대부분 예방적 약물치료가 필요하지 않습니다. 일반적으로 긴장형두통은 강도가 덜하기 때문에 저빈도삽화 긴장형두통의 치료에 대해서는 연구가 잘 되어 있지 않습니다. 우리나라뿐만 아니라 전 세계적으로도 소아청소년 만성 긴장형두통에 대한 연구가 이루어지고 있지만, 연구의 양적 및 질적 측면에서 소아청소년 편두통에 대한 연구에 비할 바는 아닙니다.

생활습관교정치료와 비약물적 치료 방법

긴장형두통은 일상적인 스트레스 및 바람직하지 않은 생활습관과 매우 큰 관련이 있기 때문에, 생활습관교정치료가 우선시되어야 합니다. 스트레스 요인을 조절하거나 피할 수 있으면 피하고, 충분한 수분 섭취, 규칙적이며 적절한 식습관, 공부나 작업 시에 올바른 자세를 유지하는 것이 중요합니다. 입시를 앞두고 있는 청소년들은 책상에 앉아 있는 시간이 매우 많습니다. 그런데 목과 허리, 어깨에 부담이 되지 않는 올바른 자세를 유지하는 아이들은 거의 없다고 해도 과언이 아닙니다. 불편한 자세가 당장은 편하다고 느껴질 수 있지만, 그것이 습관이 되면 체형도 바뀌면서 머리,

목, 어깨, 허리, 골반으로 이어지는 몸의 중심 근육(코어 근육)에 장애가 일어나 긴장형두통뿐만 아니라 만성적인 근육 통증을 호소하게 됩니다.

바르게 앉는 자세를 취하는 방법은 간단합니다. 우선, 머리끝부터 허리까지 일직선을 이룬다는 생각으로 등을 바로 세운 후에 엉덩이를 자연스럽게 의자 뒤로 붙여서 엉덩이와 허리 아랫부분이 의자의 등받이에 닿게 합니다. 옆에서 보았을 때 엉덩이와 허리를 'S'자 형태와 비슷하게 만듭니다. 이렇게 하는 것이 척추의 자연스러운 모양이기 때문에, 몸의 하중을 척추가 효과적으로 지탱할 수 있습니다. 이 자세가 무너지면, 척추의 변형이 일어나는 것은 물론이고, 상체의 무게를 지탱하기 위해서 과도하게 일부 척추 근육이나 어깨 근육이 개입하게 됩니다. 그러면 근육에 무리가 오고 통증을 느끼게 됩니다.

둘째, 척추와 엉덩이의 모양을 'S'자 형태로 만들었다면, 이제는 척추 윗부분과 목, 머리를 일직선으로 만든 후에 턱을 아래로 가볍게 당깁니다. 이렇게 되면, 엉덩이-허리 축보다 머리-목-척추 윗부분의 선이 약 20도 정도 안쪽으로 들어오게 됩니다. 셋째, 위와 같은 자세를 유지하면서, 양팔은 책상에 자연스럽게 놓습니다. 여기서 주의할 것은 팔이나 팔꿈치가 상체의 무게를 지지하는 데 많은 역할을 해서는 안 된다는 것입니다. 양팔이나 팔꿈치가 상체의 무게를 불필요하게 많이 지탱하게 되면, 어깨 관절이 위쪽으로 올라가면서 양어깨에 과도한 힘이 들어가게 됩니다. 흔히 어깨가 많이 뭉쳤다고 하는 상황이 생깁니다. 이런 자세는 목 근육과 머리 근육에도 영향을 미치기 때문에, 긴장형두통도 생길 수 있습니다.

더 나아가서 턱을 괴는 버릇을 자주 하게 되면, 긴장형두통이 만성화될 가능성이 높습니다. 그렇게 되면, 어깨, 목, 머리의 근육과 턱관절에 무리가 가죠. 이러한 자세는 척추의 각도도 무너지게 하기 때문에, 시간이 지남에 따라 허리도 아프게 될 것입니다.

외래에서 긴장형두통으로 진단된 환아들을 보면, 진료실 의자에 앉는 것부터 다른 아이들과 상당히 다릅니다. 얼핏 보기에도 상당히 불편해 보이는 자세로 앉아 있습니다. 그 자세가 습관이 되었기 때문에 당장은 편합니다. 이런 아이들 중에서는 긴장형두통뿐 아니라 척추측만이 동반된 경우도 있습니다. 올바른 자세로 앉는 습관을 들이면 불필요한 진통제를 복용할 일도 없고 정형외과 진료를 받을 일도 없습니다.

다시 한번 강조하지만, 소아청소년 긴장형두통에서는 특히 앉는 자세에 신경을 써서 좋은 습관을 유지하는 것이 좋습니다. 습관으로 들이면, 좋은 자세가 제일 편한 자세라는 것을 알게 될 겁니다. 그리고 같은 자세를 너무 오래 유지하지 말고, 1시간에 1회 정도는 일어나서 가볍게 전신 스트레칭을 하는 것이 중요합니다. 아이의 체형에 맞는 의자와 책상을 갖추는 게 중요한데, 의자와 책상은 실제로 앉아보고 구매하는 것이 좋습니다. 저 역시 학창 시절에 자세가 썩 좋지 않아 고빈도삽화 긴장형두통과 만성적인 어깨 통증에 시달렸습니다. 당연히 늘 피곤하고 집중력이 많이 떨어져 공부에 곤란을 겪었습니다. 당시 저는 체력이 부족해서 그렇다고 오해했습니다. 문제는 체력이 아니라 앉는 자세였습니다. 이후 주변 어른들의 조언을 받고, 올바른 자세로 앉고 수시로 스트레칭을 해서 크게 좋아졌습니다. 이 책을 읽는 독자들도 자세를 잘 유지하시기 바랍니다. 분명히 효과가 있습니다.

긴장형두통은 머리 근육, 목 근육, 어깨 근육의 과도한 뭉침과 관련이 있습니다. 오랜 시간 컴퓨터나 공부를 함으로써 머리, 목, 어깨의 위치가 장시간 고정되면, 그 부분의 근육이 단축되어 머리 근육을 당기게 됩니다. 그렇게 되면, 긴장형두통이 생길 수 있습니다. 평소, 하루에도 몇 번씩, 큰 원을 그리는 목운동을 해서, 이 부분의 근육을 늘려주고 이완시키는 스트레칭은 증상 완화에 매우 효과적입니다. 단순하게 작은 원을 그리는 목운동이 아니라, 코를 꼭짓점으로 삼아서 아래, 위, 오른쪽, 왼쪽에서 코가 닿을 수 있는 최대점을 설정해서 그 4개의 점을 원으로 연결한다는 생각으로 천천히 원을 그려보기 바랍니다. 이때, 양어깨는 고정해야 합니다. 천천히, 시계 방향, 시계 반대 방향으로 목 근육을 늘리고 이완시키는 스트레칭은 긴장형두통에 도움이 됩니다.

긴장형두통의 생활습관교정치료 중에서 수분 섭취와 규칙적인 식사는 치료의 기본이 됩니다. 늦은 밤까지 공부하는 학생들은 고 카페인 음료를 상당히 많이 마시는 경향이 있습니다. 과도한 카페인 음료 섭취는 이미 다양한 매체에서 경고하고 있으니 식습관을 잘 살펴야 합니다. 그리고 비만 자체가 긴장형두통의 만성화에 크게 기여하는 위험 인자이기 때문에, 균형 잡힌 식사와 규칙적인 운동으로 비만이 되지 않도록 조절하는 노력이 필요합니다. 담배와 술을 금지하는 것은 당연합니다. 소아청소년 시기에 담배와 술을 하는 것은 정말 바보 같은 행동입니다. 자기 자신뿐만 아니라 주변 모든 친구들에게도 피해를 줍니다. 이를 금지하기 위해서는 학교 규율을 강화하고, 학교 선생님들에게 강력한 권한을 주어 철저하게 규제하는 것이 필요합니다. 비디오게임도 적당한 시간을 정해서 하는 것이 좋겠지요.

스트레스 관리는 긴장형두통의 관리에서 가장 중요한 부분 중 하나입니다. 소아청소년 시기에 학업, 교우관계, 가족관계에서 오는 스트레스는 긴장형두통의 원인이며 만성화에 기여합니다. 만성 긴장형두통은 이차적인 심리적 스트레스를 동반할 수 있습니다. 이러한 스트레스가 있다고 해서 무조건 정신과 진료를 받을 필요는 없습니다. 스트레스는 정신질환 때문에 생기는 것이 아닌 경우가 훨씬 더 많기 때문입니다.

스트레스를 스스로 관리하는 데는 긍정적인 생각하기, 적절한 신체 운동 등이 도움이 되는데, 이에 대해서는 뒤에서 포괄적으로 소개할 것입니다. 학문적으로는, 인지행동치료가 부정적인 스트레스 관리에 효과가 있다고 알려져 있습니다. 인지행동치료는 두통을 유발하는 생각이나 고착화된 심리 상태를 찾아내 이러한 상태를 약화시키고, 새로운 생각 혹은 행동 방식을 찾는 치료입니다. 인지행동치료를 위해서는 환아 자신의 치료 개입도 중요하지만, 가족들도 함께 치료를 받고, 생활과 생각 구조의 개선에 도움을 받는 것이 더 효과적입니다. 인지행동치료는 비약물치료 중에서 가장 학문적인 근거가 많으며, 앞으로 발전 가능성이 높은 치료입니다. 인지행동치료를 통해 생활습관교정치료의 성공률을 더 높일 수 있습니다.

이 외에, 이완기반치료Relaxation-based therapy가 있는데, 이는 호흡운동 교육, 명상치료, 최면치료 등을 통해 과도하게 긴장된 근육을 이완시킴으로써 만성 긴장형두통을 관리하는 방법입니다. 비슷한 목적으로, 심박수, 혈압, 근육 긴장도, 얼굴의 피부 온도 등을 정상 범위로 관리할 수 있도록 하는 도와주는 훈련인 바이오피드백Biofeedback 치료도 최근 연구되고 있습니다. 이완기반치료나 바이오피드백은 신경과, 정신과, 재활의학과에서 시행하고 있습니다. 아직까지는 학문적인 근거가 강하지는 않지만, 만성 긴장형두통의 조절에 효과가 있다고 알려져 있습니다.

예방적 약물치료

만성 긴장형두통을 지닌 아이들은 일상생활에 많은 영향을 받습니다. 이 아이들은 편두통 환자처럼 결석과 조퇴를 자주 합니다. 긴장형두통이 매일같이 있기 때문에, 생활습관교정치료로는 단기간에 효과를 보기가 힘들 수 있습니다. 이런 경우에는 예방적 약물치료를 몇 달간 병행하는 것이 더 효과적일 수 있습니다.

만성 긴장형두통 환아들을 위한 예방적 약물치료로는 지금까지는 아미트립틸린이 우선적으로 권고되며, 제일 효과적인 치료로 인정받고 있습니다. 이 외에 항뇌전증 약제 중에서 토피라메이트나 가바펜틴이 효과가 있다는 연구가 일부 있습니다만, 실제 진료실에서는 만성 긴장형두통 환자들에게 아미트립틸린을 압도적으로 많이 처방하고 있습니다. 만성 긴장형두통 환자들은 과도한 스트레스나 불안 등이 동반되거나 이로 인해 만성화로 이어지기 때문에 항우울 효과가 있는 아미트립틸린이 가장 효과가 있다고 볼 수 있는 것입니다. 저용량의 아미트립틸린을 처방해 환아 각자의 상황에 따라 부작용 없이 예방적 약물치료를 하기 위해서는 소아신경과 의사와 상의하는 것이 좋습니다.

급성진통치료

긴장형두통은 일반적으로 참을 수 있는 정도의 두통이 1~2시간 안에 끝나는 경우가 많지만, 간혹 몇 시간 지속되는 경우도 있습니다. 이럴 때는 진통제가 필요한데, 아세트아미노펜이나 이부프로펜을 써볼 수 있습니다. 일반적으로 이부프로펜이 아세트아미노펜보다 더 효과적이라고 알려져 있습니다. 긴장형두통이 목, 어깨 근육의 과도한 긴장과 많이 연관되어 있기 때문에, 근이완제가 효과가 있을 것이라고 예상되고 실제로도 일차 의원에서 지금도 처방되는 경향이 있지만, 급성진통치료로는 효과가 없는 것으로 연구되어 있습니다. 트립탄의 경우에는 긴장형두통에서 큰 효과가 없는 것으로 알려져 있습니다. 긴장형두통의 급성진통치료 전략도 앞서 편두통의 급성치료 방법에 비해 그 효과가 제한되는 경향이 있습니다.

참고로 말씀드리면, 저 스스로도 '고빈도삽화 긴장형두통'을 지니고 있는 두통 환자입니다. 해결하기 힘든 중환자들에 대한 고민, 제한된 상황에서 성과를 내야 하는 연구나 병원 업무들에 대한 고민, 저를 의지하는 많은 사람에 대한 기대를 충족시켜야 한다는 압박감, 스스로에 대한 불만 등으로 인해 스트레스가 많은 편인데, NRS 3~5점 정도의 긴장형두통이 1주일에 1~2회 정도 있습니다. 가끔 두통이 해결되지 않을 때는, 업무 능력이 현저하게 저하되고 부정적인 생각이 들어, 이부프로펜 400밀리그램을 복용하고 수면을 취하기도 합니다.

두통을 관리하기 위해서 저는 스트레스 관리에 많은 노력을 기울이는 편이고, 목과 어깨 근육의 긴장도가 상당해서 다양한 스트레칭을 자주 합니다. 목과 어깨 근육의 긴장도를 해결하기 위해 운동 전문가의 도움을 받은 적도 있으며, 배운 바를 평소 실천하고 있습니다. 그리고 아침에 일어나자마자 미지근한 물 한 잔을 의무적으로 마심으로써 하루의 충분한 수분 섭취를 시작합니다. 이외에 새벽마다 유산소운동, 호흡운동, 명상을 한 지 이제 2년 정도 되어갑니다. 이러한 생활습관 교정 자체가 두통의 호전에 상당한 효과가 있음을 스스로도 확인했습니다. 저 스스로 두통을 포함한 신체의 다양한 통증에 대해서 점점 강한 상태가 되어가는 것이 느껴집니다. 이처럼 저도 했으니, 이 책을 읽는 여러분도 다 할 수 있습니다.

주요 내용

1. 소아청소년 긴장형두통은 소아청소년기의 일차두통 중 가장 빈도가 많은 두통입니다.
2. 소아청소년 긴장형두통은 소아청소년 편두통과 명백한 차이가 있으므로, 정확한 치료를 위해 이들을 구분하는 것이 중요합니다.
3. 일반적으로 긴장형두통은 그 강도와 지속 시간이 편두통보다 덜하지만, 만성 긴장형두통은 일상생활에 큰 지장을 줄 수 있습니다.
4. 긴장형두통의 치료는 생활습관교정치료를 중심으로 하며, 만성화로 진행되는 것을 방지하는 것이 중요합니다.

03

군발두통과 기타 일차두통

소아청소년 군발두통의 진단과 치료

군발두통은 삼차자율신경두통Trigeminal autonomic cephalalgia (TAC)의 한 종류입니다. 삼차자율신경두통은 군발두통, 돌발반두통, 단기지속편측신경통형두통발작, 지속반두통을 포함합니다. 삼차자율신경두통은 매우 드물며, 소아청소년기에는 더더욱 드문 두통으로 알려져 있습니다. 그래서 삼차자율신경두통 중에서도 가장 흔하고 대표적인 두통이 군발두통이기에 이 책에서는 군발두통만 다루었습니다.

군발두통은 'Cluster headache'를 번역한 말입니다. 'Cluster'라는 단어는 어떤 증상이 몰아서 나타난다는 뜻입니다. 군발두통의 특징은 두통이 나타나는 시기가 두통이 거의 매일같이 나타나는 군발기와 두통이 없는 관해기로 나뉜다는 것입니다. 군발두통은 소아청소년기에는 매우 드물어 유병률이 0.1퍼센트 이하이며, 편두통이나 긴장형두통과는 달리 남자아이들에게서 더 많이 나타납니다.

군발두통은 그 통증의 강도가 모든 일차두통 중에서 가장 강한 것으로 알려져 있습니다. 대표적인 일차두통 중에서 긴장형두통은 통증 강도가 NRS 3점에서 6점 수준이고, 편두통은 보통 NRS 7점에서 9점 정도입니다. 군발두통은 통증 점수가 NRS 9점에서 10점이라고 거의 모든 환자가 이야기합니다. 이토록 극심하게 아픈 탓에 두통이 거의 매일 있는 군발기에는 차라리 죽음을 생각하고 자살 시도까지 할 정도라고 합니다. 어느 성인 신경과 의사의 여자 환자 이야기에 따르면, 인간이 상상할 수 있는 가장 큰 고통 중 하나가 자연분만으로 아이를 낳을 때 느끼는 고통이라면, 군발두통은 한쪽 눈을 비집고 아이가 나오는 것 같다고 합니다. 상상만 해도 아찔한 고통이 아닐 수 없습니다.

군발두통은 삼차자율신경두통에 포함되는 두통입니다. 삼차자율신경두통은 두통이 생길 때 삼차자율신경이 동시에 활성화되어 관련된 증상이 같이 나타난다는 뜻입니다. 삼차자율신경증상은 얼굴 한쪽에 나타나는 눈물, 콧물, 코막힘, 결막충혈, 얼굴과 이마의 땀 등의 증상을 말합니다. 즉 군발두통은 주로 한쪽 머리의 극심한 통증과 함께 눈물, 콧물, 코막힘, 결막충혈, 얼굴과 이마의 땀 등 삼차자율신경증상이 같이 나타나는 양상의 두통입니다.

군발두통의 지속 시간은 짧게는 2~3시간까지 갈 수도 있으며, 군발기에는 심할 경우 하루에도 몇 번씩 나타나 일상생활이 불가능합니다. 두통이 나타나기 전에는 극심한 두통으로 인한 두려움으로 안절부절못하고 불안해하며, 두통이 지속되는 시간에는 머리를 벽에 받거나 자신의 머리를 손으로 때리거나 쥐어뜯는 등의 자해 행위를 하게 됩니다. 군발 두통을 지닌 아이를 둔 부모님들은 아이가 이렇게 고통스러워하는 것을 매일같이 지켜봐야 하니, 부모님들의 마음도 새까맣게 타들어 가게 될 것입니다.

아이가 이러한 두통 양상을 보이면, 우선 이런 두통을 일으킬 수 있는 이차적인 원인을 찾기 위해 다양한 검사를 아끼지 말고 진행해야 합니다. 그럼에도 원인이 나오지 않고 최종적으로 군발두통으로 진단할 수 있다면, 치료와 관리를 고민해야 합니다. 군발두통의 치료를 위해서는 일단 급성진통치료와 예방적 약물치료가 시급할 것인데, 이에 대해서 설명하겠습니다.

급성진통치료

군발두통의 급성진통치료로는 고압산소치료가 특징적이며 효과가 매우 좋습니다. 고압산소치료는 의학적인 근거가 매우 강하며, 따라서 군발두통 환자들은 두통을 조절하기 위해 고압산소치료를 적극적으로 해야 합니다. 우리나라에서는 안타깝게도 군발두통 치료를 위한 고압산소치료가 급여화되지 않았기 때문에, 고압산소치료를 집에서 하기 위해 고압산소통과 산소마스크를 구매해야 합니다. 통증이 시작되면 100퍼센트 산소를 분당 6~12리터로 맞추고, 15분간 산소를 흡입합니다. 만약 효과가 제한적이라면 15분간 더 산소를 흡입해 30분을 하는 경우도 있습니다. 고압산소치료는 군발두통에서 50~80퍼센트 이상의 통증 감소 효과가 있기 때문에, 제일 먼저 시도하는 것이 좋습니다.

군발두통은 통증의 기전상 편두통의 병태생리와 비슷한 면이 있습니다. 그래서 편두통 표적 진통제인 트립탄 계열의 약이 효과가 있는 경우가 많습니다. 트립탄 종류 중에서 졸미트립탄이 가장 효과가 좋다고 연구되어 있습니다. 다른 일반적인 진통제인 아세트아미노펜이나 이부프로펜과 같은 약들은 거의 효과가 없습니다.

예방적 약물치료

소아청소년 군발두통의 예방적 약물치료로는 만성편두통 예방약제인 발프로산이나 토피라메이트와 같은 항뇌전증 약제, 그리고 베라파밀과 같은 항부정맥제를 사용하곤 했습니다. 그러나 효과가 충분히 있기까지는 최대 몇 개월이 걸리기도 하기 때문에, 극심한 두통을 예방하는 데는 시간적인 한계가 있었습니다. 그래서 이들 예방적 약물치료가 효과를 어느 정도 발휘할 때까지 시간을 버는 치료로써 스테로이드를 단시간 쓰기도 합니다. 그런데, 최근에는 '항 CGRP 단일클론항체' 중 대표적인 갈카네주맙Galcanezumab을 만성편두통 예방치료 용량의 2.5배에 해당하는 만큼 매달 주사하면 빠르게 예방 효과를 볼 수 있다는 연구가 성공적으로 진행되었습니다. 갈카네주맙은 군발두통의 군발시 예방적 약물치료의 표준 치료가 되었습니다. 이는 군발두통이 편두통의 병태생리 중 하나인 CGRP 관련 기전을 공유하고 있기 때문이라고 학자들 사이에서 이해하고 있습니다.

생활습관교정치료

군발두통에 관한 어떤 연구에 따르면, 군발두통 환자는 두통이 없는 대조군에 비해 흡연을 훨씬 많이 하고, 카페인을 과도하게 섭취하고, 에너지 음료를 생활화하며, 음주를 자주 한다고 조사되었습니다. 따라서 평소 생활에서 이들과 같은 부적절한 물질들에 대한 노출을 없애는 것이 군발두통의 생활습관교정치료에 중요한 부분이라고 할 수 있습니다.

기타 소아청소년 일차두통

지금까지 대표적인 소아청소년 일차두통에 대해서 알아보았습니다. 편두통, 긴장형두통, 군발두통은 전체 일차두통의 거의 대부분을 차지하기 때문에, 이들에 대한 이해는 곧 일차두통에 대한 이해와 거의 같다고 해도 무방합니다. 그러나 이 세 가지 두통으로 분류되지 않는 다른 두통들도 있는데, 참고로 간단히 소개하겠습니다.

신체 운동과 연관된 두통으로 일차기침두통, 일차운동두통, 일차벼락두통이 있습니다. **일차기침두통**은 머리 내에 다른 질환이 없으면서, 기침이나 힘주기와 연관되어서만 발생하고 유발되는 두통입니다. 일차기침투동은 보통 잠깐 발생하지만, 2시간까지 지속되기도 합니다. **일차운동두통**은 머리 내에 다른 질환이 없으면서 격렬한 신체 운동에 의해서 유발되고, 심하면 48시간 동안 지속되기도 합니다. **일차벼락두통**은 머리 내에 다른 질환이 없으면서 극심한 두통이 갑자기 발생하는 두통입니다.

이 세 가지 두통을 진단하려면 반드시 이차적인 원인을 감별해야 합니다. 일반적으로 기침, 운동으로 유발되거나, 갑작스러운 벼락두통이 있는 경우에는 뇌신경이나 두개 내에 이상 소견이 있는 경우가 많으니, 적극적인 검사를 통해 반드시 증상의 원인을 감별해야 합니다. 검사를 다 했는데도 특별한 소견이 없고, 그럼에도 불구하고 기침두통, 운동두통, 벼락두통이 있으면서 더 적절한 다른 두통 진단명으로 설명되지 않는 경우에만 각각 일차기침두통, 일차운동두통, 일차벼락두통으로 진단할 수 있습니다.

저온자극두통, 외부압력두통, 수면두통도 있습니다. **저온자극두통**은 낮은 온도에 노출되었을 때나, 아이스크림 혹은 찬 음료를 마셨을 때, 겨울에 따스한 집에 있다가 바깥으로 나가 공기의 온도가 갑자기 바뀌면서 찬 공기를 흡입했을 때 갑자기 발생하는 두통인데, 보통 30분 안으로 잦아듭니다. **외부압력두통**은 꽉 끼는 모자를 쓰거나 헬멧을 너무 오랫동안 착용했을 때, 혹은 수영

모를 오랫동안 착용했을 때와 같이 머리에 지속적인 압력이 발생해 생기는 두통입니다. 이 경우는, 압력을 제거하면 1시간 이내로 두통이 사라집니다. **수면두통**은 수면 중에만 반복적으로 발생하는 두통으로, 두통을 느끼면서 잠에서 깨는 두통입니다. 그러나 이와 동반되는 다른 특징적인 증상이 없습니다. 하지만 아이들을 잠에서 깨게 하는 두통은 다른 심각한 이차두통의 가능성이 있기 때문에, 이와 같은 경우에도 적극적인 검사를 통해 교정할 수 있는 원인이 있는지 확인해야 합니다.

신생매일지속두통이라는 진단이 있습니다. 영어로 New Daily Persistent Headache(NDPH)라고 하는데, 아직 좀 더 학문적인 정립이 필요한 진단이기는 하지만 임상적인 중요성이 증가하고 있는 소아청소년 만성 두통입니다. 두통 병력이 전혀 없는 아이들에게서, 시작점을 정확하게 말할 수 있는 두통이 하루 내내 지속되는 두통입니다. 이런 두통이 매일 이어져서 3개월 이상 지속되었을 때 진단할 수 있습니다. 두통의 양상은 편두통이나 긴장형두통 모두 가능한데, 편두통이나 긴장형두통이 악화되어 매일 나타나는 두통으로 발전한 경우는 이 진단명으로 진단하면 안 됩니다.

신생매일지속두통 역시 이차두통의 가능성을 모두 배제한 후에 진단할 수 있습니다. 신생매일지속두통은 일반적으로 약물치료에 잘 반응하지 않습니다. 세계적으로 유명한 소아청소년 두통센터에서는 신생매일지속두통에서 스테로이드와 같은 면역치료가 효과적일 수 있다고 보고한 바도 있으며, 신경차단술도 효과적으로 시행할 수 있다는 보고들이 있습니다. 신생매일지속두통은 몇 개월 뒤에 저절로 좋아지는 경우도 있는데, 그렇지 않은 경우도 많아서, 이 두통의 관리와 병태생리에 대해서 더 많은 연구가 진행되고 있습니다.

주요 내용

1. 소아청소년 군발두통은 드물지만, 매우 극심한 두통을 호소하는 만성 일차두통입니다.
2. 소아청소년 군발두통을 관리하기 위해서는 고압산소치료와 같은 급성 통증치료와 '항 CGRP 단일클론항체' 주사를 통한 예방적 약물치료를 병용하는 방법이 있습니다.
3. 편두통, 긴장형두통, 군발두통 외에도 다양한 두통 진단명이 있습니다. 이들 두통을 진단하기 위해서는, 가능한 이차두통을 적절한 검사로 배제하는 것이 우선입니다. 신생매일지속두통은 새로운 양상의 만성 두통으로서, 더욱 많은 연구가 필요합니다.

04

일차두통으로 인한 심리적 문제의 관리

지금까지, 대표적인 일차두통에 대해서 알아보았습니다. 만성 신경질환을 극복하려면 그 질환에 대해서 정확하게 잘 아는 것이 중요합니다. 아이들을 괴롭히는 두통 증상이, 특히 일차두통이라는 눈에 보이지 않는 것이 도대체 무엇인지 최대한 정확하게 아는 것이 불필요한 불안감과 외로움을 없애는 첫 번째 길입니다. 또한 추구하고 달성할 수 있는 치료 목표를 명확하게 의료진과 공유하는 것이 불확실해 보이는 일련의 치료의 과정을 확실함으로 바꾸어나갈 수 있는 길입니다.

일차두통의 진단은 환자 자신의 통증 묘사에 결정적으로 의존합니다. 즉 통증을 객관화할 수 있는 지표가 사실상 없습니다. 그래서 부모나 친구들이 그 고통을 이해해주지 못한다면, 심한 우울감, 불안감, 외로움, 고립감, 두려움, 자신감 저하, 의욕 상실 등의 부정적인 정신 상태가 동반되는 경우가 아주 많습니다. 오히려, 이차두통은 확실한 병의 원인이 있고 잘 알려진 치료 방법들이 있기 때문에, 막연한 심리적 장애를 겪는 경우가 덜합니다. 일차두통은 두통의 특성과 진단의 특성상 아이들이 상당한 고립감을 느끼게 되는 경우가 많다는 것을 꼭 이해해야 합니다.

심리적 문제를 호소하는 아이들

일차두통을 지닌 아이들은 이차적인 심리적 문제를 호소하는 경우가 많습니다. 그런데 이러한 심리적 문제가 과연 두통 때문에 이차적으로 온 것인지, 아니면 일차적인 정신과적 문제가 일차두통의 양상처럼 보이는 것인지 판단하는 것이 중요합니다. 이를 위해서는, 임상심리사들이 진행하는 객관화된 신경인지기능검사를 받는 것이 진단에 많은 도움을 줍니다. 일반적으로 일차두통으로 인해서 이차적인 심리적 문제를 호소하는 아이들은, 인지적으로 정상 혹은 그 이상인 경우가 많으며, 자신의 두통을 매우 구체적이고 일관적으로 표현할 수 있습니다. 그리고 자신을 괴롭히는 두통만 없다면 삶에 대한 의욕과 잠재력도 높은 상태로 평가될 수 있으며, 나이에 걸맞는 인지기능 발달을 보이는 경우가 대부분입니다.

반면에 정신과적인 문제가 원인일 경우에는, 두통의 양상이 일관적이지 않은 경우가 많고, 비정상적으로 왜곡되거나 파괴된 사고, 심리, 그와 연관된 일련의 경험이 발견되는 경우가 많습니다. 이러한 정신과적인 문제로 인한 두통은 일종의 이차두통이라고 할 수 있으며, 뒤에서 언급할 것입니다. 일차두통으로 인한 이차적인 심리적 문제를 지닌 아이들을 정신과적인 문제가 원인인 두통 환자로 오인하지 말아야 한다는 점이 매우 중요합니다.

일차두통으로 인한 이차적인 심리적 문제는 두통이 해결될 수 없고 도움을 받을 수 없는 성질의 것이라는 막연한 불안감과 외로움에 기인하는 점이 큽니다. 따라서 정확한 진단, 일차두통의 특징, 치료 목표, 치료 방법 등을 환자와 의료진이 명확하게 공유하고, 맞춤형 치료 방법을 찾아나감으로써 상당 부분 해소될 수 있습니다. 심리적 문제가 과도하게 있다면 인지행동치료와 같은 개입을 병행하는 것이 많은 도움이 될 수 있습니다. 무엇보다 환아의 두통을 충분히 이해하고 지지해주는 의료진과 부모님이 있다는 사실을 알게 해주는 것이 커다란 심리적 지지가 될 수 있습니다. 의료진과 부모님은 환아가 일차두통이라는 만성질환을 극복하기 위해 적극적이고 긍정적인 삶의 태도를 지닐 수 있도록 도와주는 데 초점을 맞추어야 합니다.

이 시기에는 특히 가족, 특히 부모님의 이해와 사랑이 중요합니다. 부모님과 선생님 같은 환아 주변의 어른들은 해결되지 않는 만성 두통으로 인해 심리적 어려움을 겪고 있을 아이에게 충분한 관심과 이해를 바탕으로 한 대화를 이어가기만 해도 아이의 이차적인 심리적인 문제의 발생을 크게 줄일 수 있습니다. 만약 심리적인 어려움을 겪고 있을 아이를 방치하거나 심지어 근거 없이 비난한다면, 이 시기의 아이들은 더욱 쉽게 외로움과 애정결핍을 느끼게 됩니다. 만성화된 애정결핍은 아이의 심리 상태를 더욱 크게 왜곡시킬 가능성이 있습니다. 소아청소년 시기 애정결핍으로 인해 심리 상태가 크게 왜곡된 아이들은 인간관계에서 감정적 의존성과 강한 소유욕을 보이는 방향으로 자라날 가능성이 있으며, 자신의 감정적 결핍이 해결되지 않으면 상대방을 과도하게 비난하기도 합니다.

뇌가 한창 발달하고 뇌의 연결성이 빠르게 이루어지는 어린 시절의 정서적 결핍은 결코 쉽게 해결되지 않습니다. 또한, 의식적으로든 무의식적으로든 자신을 학대하고 가까운 사람들에게 상처를 줄 수 있습니다. 이렇게, 애정결핍이 만성화되어 심리가 왜곡된 아이들은 성인이 되어서도 친밀한 인간관계를 맺는 방식에 미숙한 모습을 보이게 됩니다. 특히 이성 관계를 맺고 발전시켜가는 과정에서 문제적 행동을 반복하는 경향을 보일 수 있습니다. 즉 지속적이며 진정한 사랑을 주고받는 것을 알지 못하고, 사랑을 받으려고만 하면서 자기연민에 잘 빠지고, 상대방을 소유하길 원합니다. 그게 잘 되지 않으면 과도한 상실감을 느끼면서 상대방을 맹렬히 비난해 상대방으로 하여금 무력감, 죄책감, 슬픔에 빠지게 하는 가여운 인격체로 자라나게 될 수 있습니다.

왜곡된 애정결핍은 성인기에 이르러 연극성 성격장애와 연결

자기 몸에 대한 주체적인 태도

일차두통으로 인한 부정적인 심리 상태를 관리하기 위해서는 무엇보다 환아 자신의 노력이 가장 중요합니다. 자신의 문제를 스스로 해결하려는, 자기 몸에 대한 주인의식과 주체적인 태도가 우선입니다.

되는 경우도 있습니다. 소아청소년 시기에 심리적 어려움을 겪는 아이들에게는 부모님의 사랑이 큰 도움이 됩니다. 늘 곁에 있어주고 아이들의 심리적 어려움을 들어주는 것이 부모님이 할 수 있는 충분한 사랑입니다. 고통을 받는 아이들과 허심탄회한 대화를 자주 하고, 사랑과 격려를 듬뿍 주시길 바랍니다.

마음에서 생각으로

우리는 '사람은 마음먹는 대로 되는 거다' '마음이 시키는 대로 한다' '그렇게 할 마음이 안 생긴다' 등 '마음'이라는 말을 많이 하고 듣습니다. 저는 신경의학자로서 '마음'이라는 말을 그다지 즐겨 쓰거나 좋아하지는 않습니다. 마음이라는 것은 애매모호하고 비과학적인 단어로, '사람의 마음'이라는 것이 어떤 주제에 대한 논의의 중심을 이루게 되면, 대화나 논의가 감정적으로 전개되어 주제의 본질이 흐려질 수 있기 때문입니다. 그러한 상황은 흔히 대화 주제의 긍정적인 발전에 저해가 됩니다.

대화를 할 때 자신의 마음을 지나치게 강조하는 사람이 있다면, 그 사람과는 논리적인 대화를 하기가 힘들며, 문제해결을 위한 계획을 같이 세우기가 힘들다는 느낌을 강하게 받게 되는 경우가 많습니다. 마음이라는 표현을 쓰는 게 적절한 상황에서도 저는 가급적이면 '마음'이라는 표현을 '생각'이라는 단어로 바꾸어서 표현하려고 노력합니다. 우리는 '마음'이라고 표현되는 것에 대해서, 그 존재의 원인을 구체화해 그것이 근본적으로 어떻게 생성되는지 고찰해볼 필요가 있습니다.

'마음'이라는 것은 실존하지 않습니다. '마음'은 문학적인 표현일 뿐이며, 다만 '생각'이 존재할 뿐입니다. 인간의 모든 생각은 뇌의 작용으로 인한 결과입니다. 뇌의 네트워크가 발달되어 생성된 현재 뇌의 상태가, 한 사람이 생각하는 방식과 심리 상태를 결정하는 것이며, 그것이 흔히 '마음'이라고 뭉뚱그려 표현되는 것입니다. 우리의 모든 정신적인 활동은 모두 뇌에서 비롯된다는 점, 뇌의 발달과 함께 수많은 뇌세포가 연합해 이루는 뇌신경 네트워크와 신경전달물질에 따라서 인간의 정신적인 활동과 방향성이 결정된다는 점을 먼저 인식할 필요가 있습니다.

우리의 뇌신경 네트워크는 삶의 경험과 뇌로 들어가는 생물학적인 연료인 음식의 질에 따라 얼마든지 새롭게 바뀔 수 있습니다. 따라서 적극적이고 긍정적인 삶의 태도라는 것은 바로 현재의 뇌신경 네트워크를 긍정적인 방식으로 바꾸는 능동적인 자가 치료 활동인 것입니다. 단순히 '마음을 먹는 것'이 아니라 '뇌신경 네트워크의 구조를 바꾼다'는 생각을 갖는 것이 좋습니다. 이를 위해 긍정적인 경험과 건강한 생활 방식을 유지하고, 좋은 식습관과 충분한 수분 섭취를 하는 등 능동적인 삶의 방식을 꾸준히 반복해야 합니다. 이것이 이차적인 심리적인 문제를 해결하는 방법의 기본이 됩니다.

결국 생활습관교정치료의 중요성이 다시 강조됩니다. 생활습관교정치료는 장기적으로 뇌신경의 네트워크 연결 방식을 바꾸어 긍정적이고 안정적이며 통증에 민감하지 않은 뇌를 만드는 핵심적인 치료 방법입니다. 일차두통의 이차적인 심리적인 문제를 약으로 해결하려 하기보다는 좋은 생활 습관과 생각 방식을 견지하고 이를 반복하는 방법으로, 발달 중인 아이들의 뇌신경 네트워크를 변화시키는 것이 근본적이고 효과적입니다.

뇌신경의 네트워크를 효과적으로 변화시키고, 통증에서 기인한 부정적인 심리를 약화시키기 위해, 저는 네 가지 생각 및 행동 습관을 추천합니다. '유머러스한 태도', '생각 비우기', '몰입적 사고' 그리고 '몸을 움직이기'입니다. 두통을 지닌 환아들은 꼭 이 처방들을 따르고, 부모님들은 아이가 이 처방을 습관화할 수 있도록 도와주시면 좋겠습니다.

유머러스한 태도

유머는 특히 동양 문화권에서 그 힘이 과소평가되는 면이 있습니다. 유머는 고통을 약화하는 매우 강력한 생각 습관입니다. 유머는 목적 없이 까불거나 비웃을 만한 행동을 하는 것과는 다릅니다. 유머는 심각해 보이는 문제를 부드럽게 만들 수 있고, 어떠한 상황에서도 긍정적이고 희망적인 태도를 지닐 수 있게 합니다. 유머는 어떤 상황과 심리적 상태에서도 어떻게든 밝은 모습을 찾아내려고 하는 적극적이며 명랑한 생각 활동이라고 할 수 있습니다. 유머러스한 사람은 실제로 건강한 심리 상태를 지니고 있을 가능성이 높습니다.

모든 일에는 긍정적인 면과 부정적인 면이 있습니다. 유머는 사물의 긍정적인 측면에 집중하게 하고, 두렵고 무서운 존재나 상황을 희화화하면서 웃어넘길 수 있게 합니다. 웃을 때 움직이는 얼굴 근육의 변화가 반복되면, 그런 얼굴 근육의 변화가 쉽게 나오게 하도록 뇌신경의 네트워크가 바뀝니다. 즉 많이 웃고 유머러스한 태도를 가지려고 노력하면, 뇌신경의 네트워크가 유머를 잘 느끼는 방식으로 변한다는 뜻입니다. 생각이 행동을 규정하기도 하지만, 의도적인 행동이 생각을 변화시킬 수도 있습니다. 생각과 행동은 상호작용하는 것이지, 어느 하나가 다른 것에 종속되는 관계가 아닙니다. 유머는 짧은 시간이지만, 몸의 고통을 잊게 해주고, 고통스러운 생각의 고리를 잠시나마 끊어줄 수 있습니다. 그런 짧은 시간들을 매일 자주 가지려고 노력하는 것이 통증에 강한 성질을 지닌 뇌신경 네트워크를 구축하는 적극적이며 명랑한 행동일 것입니다.

만성 두통과 같은 육체적인 고통 속에서 쉽사리 유머러스한 태도를 취할 수 없을 때는 다른 사람들의 다양한 유머를 보고 듣고 즐기는 것부터 시작하면 좋을 것입니다. 그렇게 하다 보면 실제로 엄청나게 많은 사람이 나름의 아픔과 고통을 다들 지니고 있는데, 유머로 승화시키는 노력을 본능적으로 하고 있다는 것도 깨달을 수 있을 것입니다.

생각 비우기

생각 비우기는 자동 반사적으로 떠오르는 부정적인 심리를 강화하지 않는 방법으로, 기존의 뇌신경 네트워크를 약화시키는 생각 습관입니다. 우리의 뇌는 관성이 있습니다. 긍정적인 생각이든 부정적인 생각이든 관계없이, 한번 떠올리기 시작한 생각은 꼬리에 꼬리를 물고 이어질 수 있습니다. 부정적인 생각이 시작되면, 우리는 보통 그 부정적인 생각을 끊을 수 있는 해결책을 찾으려고 합니다. 그러나 그 해결책은 잘 찾아지지 않을 것입니다. 해결책이 쉽게 찾아지는 부정적인 생각은 금방 해결되기 때문에 문제가 되지 않겠지요. 우리를 꾸준히 괴롭히는 부정적인 생각은 해결책이 없거나, 실존하지 않거나, 실존할 수 없는 허상일 경우가 많습니다. 그러한 생각들의 해결책을 억지로 찾으려다 보니 부정적인 생각들이 더 강화되고, 규모가 커지는 것입니다. 이렇게 부정적인 생각의 규모가 계속 커지게 되면, 스스로 자신의 부정적인 생각에 먹혀버리고 말 것입니다. 이런 경우에는 생각 비우기를 통해 부정적인 생각의 꼬리를 끊어내는 것이 현명합니다.

한 가지 상상을 해봅시다. 컵에 깨끗한 물이 담겨 있습니다. 그런데 그 컵에 손가락으로 집어 올릴 만한 크기의 검은 흙뭉치가 여러 개 들어 있습니다. 여러분은 컵에 손을 넣어서 그 검은 흙뭉치를 하나씩 건져내려고 합니다. 여러분이 검은 흙뭉치들을 잘 집어서 꺼낼 수 있을 정도로 흙뭉치가 적당히 단단하다면, 이 행동을 반복하면 어느새 컵에는 깨끗한 물만 남아 있을 것입니다. 이 적당히 단단한 검은 흙뭉치는 '비교적 해결책이 쉽게 잡히는 부정적인 생각들'을 비유하는 것입니다. 이렇게 비교적 쉽게 부정적인 생각을 비워낼 수 있다면 정말 좋겠지요. 여러분은 성공적으로 다시 물을 깨끗하게 할 수 있습니다.

만약 그 검은 흙뭉치가 단단하지 않고 쉽게 부서지는 것이라면 어떨까요? 흙뭉치를 집으려고 하면 그 흙뭉치는 쉽사리 부서집니다. 검은 흙뭉치는 부서지면서 컵의 물을 검게 만듭니다. 흙뭉치를 집어서 버리려고 할수록, 흙뭉치는 부서지게 되고 결국 컵의 물은 더 검게 될 뿐입니다. 쉽게 부서지는 흙뭉치는 '쉽게 해결책이 잡히지 않는 부정적인 생각들'을 비유한 것입니다. 이처럼 쉽게 해결책이 잡히지 않는 부정적인 생각들을 해결하려고 애쓰거나 의식하는 것은 결국 여러분의 생각을 더욱 어지럽히고 부정적인 방향으로 발전시키는 결과를 낳게 되는 것입니다.

이런 경우에는 어떻게 하면 좋을까요? 좋은 방법이 있습니다. 더욱 검게 변해버린 물이 담긴 컵에 깨끗한 물을 계속 붓게 되면, 더러운 물이 넘쳐흐르게 됩니다. 결국 컵의 물을 깨끗하게 만들 수 있게 되는 것입니다. 이처럼, 해결되지 않는 부정적인 생각을 없애려면 그와 관련 생각을 멈추고, 생각을 비우고, 새로운 자극들을 계속 담아내는 것이 훨씬 효과적입니다. 즉 해결되지 않는 부정적인 생각은 그것들을 해결하려 노력하는 것이 아니라, 더 많은 새롭고 좋은 경험을 통해 희석시켜 자연스레 없어지게 하는 것입니다.

생각 비우기는 산책을 하면서 하면 효과적입니다. 떠오르는 생각을 거부하지도 않고, 그 생각을 발전시키지도 않는 것부터 시작하는 것이 좋습니다. 부정적인 생각을 하지 않으려고 의식적으로 노력하는 것은, 역설적으로 그 부정적인 생각을 적극적으로 하는 것과 같습니다. 만성 두통과 연관된 부정적인 생각에 더 이상 의미를 부여하지 않아야 합니다. 그저 눈에 들어오는 장면들을 머릿속에 계속 담아서, 기존의 생각들이 흘러넘쳐 나가버리게 한다는 관점으로 시작하면 좋습니다. 머릿속에 깨끗한 물을 계속 부어 깨끗해지는 상상을 해보는 것도 좋은 방법입니다.

저는 고통스러운 생각이 있거나 머리가 복잡하면 강도가 높은 긴장형두통이 생겨 도저히 일에 집중하지 못하곤 합니다. 그럴 때는 생각을 비우기 위해서 연구실에서 나와 잠시 산책을 하곤 합니다. 눈에 들어오는 자연스러운 모든 장면을 담아서 뇌로 들여보냅니다. 흐르는 물, 눈, 나무, 잎, 물에 비치는 빛, 운동하는 사람들, 새소리 등. 계속 그렇게 머릿속을 가득 채우고 있는 부정적인 생각과 번뇌들을 흘려보냅니다. 흐르는 물을 보면서는 고통스러운 생각을 검은 돌멩이로 치환하고 그 돌 10개가 머릿속에 있다고 상상합니다. 그리고 머릿속 검은 돌멩이를 하나씩 꺼내 흐르는 물에 던져 머릿속이 깨끗해지는 상상을 합니다. 좀 더 시각적인 효과를 위해서 실제로 돌을 10개 들어서 하나씩 물속에 던지기도 합니다. 그 이후에는 깨끗해진 저의 머릿속을 계속 상상합니다. 그러면 실제로 고통스러운 생각이 다 나가버리는 느낌이 들고, 머리의 긴장과 통증이 풀어집니다. 통증 자체에 큰 의미를 부여하지 않도록 노력하는 것입니다.

통증에 집중하고 어떠한 의미를 부여하게 되면, 부정적인 심리 상태가 쉽고 빠르게 활성화됩니다. 생각을 비우는 방법은 다양하며, 자신에 맞게 개발할 수도 있습니다. 이러한 생각 비우기 방법으로, 부정적인 생각 및 통증과 관련된 기존 뇌신경 네트워크의 활성과 연결을 약화시킬 수 있습니다.

몰입적 사고

몰입적 사고는 뇌의 새로운 뇌신경 네트워크를 형성하고, 기존의 낡은 네트워크를 철거하는 데 매우 효과적인 생각 습관입니다. 몰입이란 어떤 목적이나 대상을 향해 잠재의식까지 동원해 최대한 집중하는 것을 뜻합니다. 몰입적 사고가 가능하게 되면 몰입의 대상이 아닌 것들에 집중할 수 있는 여력이 없어져 통증이나 부정적 심리가 있어도 그와 관련된 네트워크가 약화됩니다. 반대로 통증과 부정적 심리에 집중하고 몰입하게 되면 이것이 매우 강화되게 되겠지요. 상당히 가치 있는 무언가에 처음부터 몰입하면 정말 좋겠지만, 그러기란 쉽지 않습니다. 좋아하는 대상에 천천히 몰입을 시작하면서 부정적인 생각을 몰아내는 것을 먼저 확인하길 바랍니다. 그러고 나서 서서히 몰입의 수준을 높여가면 좋을 것입니다.

몰입적 사고에 대해서는 많은 뇌과학자와 심리학자가 주목하고 있는데, 미하이 칙센트미하이 교수의 『몰입』, 『몰입의 즐거움』이라는 책을 추천합니다. 몰입적 사고는 누구나 연습으로 충분히 얻을 수 있는 사고 습관이며, 뇌의 네트워크를 새로이 형성하고, 통증과 부정적인 심리를 극복할 수 있게 하는 훌륭한 방법입니다.

몸을 움직이기

몸을 움직이는 것은 바로 운동입니다. 인간의 뇌가 다른 동물들에 비해서 크게 진화한 이유는, 사실 몸을 잘 움직이기 위해서입니다. 몸을 움직이지 않으면 그 움직이지 않는 부위를 담당하는 뇌의 네트워크가 약화됩니다. 그렇게 되면 머리와 목 부분의 통증뿐만 아니라 몸 전체 근골격계의 통증이 심화될 수 있습니다. 처음부터 엄청나게 땀이 나는 운동을 할 필요는 없습니다. 머리와 목, 어깨 부위의 스트레칭부터 시작해서 자신의 근육과 관절이 움직일 수 있다는 것을 매일 느껴보는 것이 좋습니다. 너무나 당연해서 중요하게 여겨지지 않을 수도 있을 겁니다. 하지만 두통으로 고통받는 소아청소년 환자들이 무엇보다 진지하게 자신의 사소한 움직임 하나하나에 집중해보는 것부터 시작하기를 권합니다. 그렇게 해서 점진적으로 땀이 나는 운동까지 스스로 할 수 있으면, 뇌에서 엔도르핀이라는 물질이 분비되어 강력한 진통 효과와 내적 충만감을 느낄 수 있게 됩니다.

우리는 운동을 통해서 스스로 정직하게 통증을 없앨 수 있습니다. 운동은 소아청소년의 만성신경통증과 이로 인한 부정적인 심리 상태를 극복할 수 있게 하며, 두통을 쉽게 유발하는 기존의 뇌 네트워크를 철거하고, 긍정적인 뇌 네트워크를 새롭게 구축하는 데 커다란 도움을 줍니다.

지금까지 이야기한 생활 습관 관리 방식은 모두 학문적인 근거가 있는 것들입니다. 기계적이고 반복적으로 실행하기만 해도 효과가 있는 통증 극복 생활 습관입니다. 저 역시 생활하면서 부정적인 심리 상태에 휩싸일 때 위의 네 가지를 꾸준히 실천합니다. 상상 속 검은 돌 던지기뿐만 아니라, 부정적인 뇌신경 연결이 끊어지게 하는 상상 방법도 있습니다. 우선 저에게 부정적인 사고를 일으키는 저의 머릿속 뇌신경들을 그립니다. 그리고 그 뇌신경들이 점점 얇아지다가 결국 끊어지는 상상입니다. 이와 같은 짧은 상상들을 10여 회 집중해서 반복합니다. 이 방법들이 상당한 효과가 있다는 것을 많은 사람들이 확인했고, 저도 그랬습니다. 저에게 효과가 있었다면, 틀림없이 여러분에게도 효과가 있을 것입니다. 다만, 꾸준히 매일 하십시오. 꾸준하고도 반복적인 자극만이 뇌신경을 새로이 변화시킬 수 있는 동력을 제공할 수 있습니다.

만성질환을 스스로 관리하는 것은 치료의 기본이자 정점입니다. 일차두통과 같은 만성신경질환을 스스로 관리하기 위해서는, 기존의 뇌신경 네트워크를 스스로 바꾼다는 개념과 이에 대한 학문적인 사실을 깊이 받아들이는 게 좋습니다. 만성신경질환의 성공적인 관리는 위와 같은 좋은 생활 습관을 생활화하는 것에서 시작하며, 그 시작이 바탕이 되어야 모든 약물치료가 의미가 있다는 것을 다시 한번 강조합니다.

우리 뇌에는 망상활성계Reticular activating system(RAS)라는 신경계가 있다는 개념이 점차 널리 알려지고 연구되고 있습니다. 망상

망상활성계

망상활성계는 상행성 망상활성계Ascending reticular activating system(ARAS)와 하행성 망상활성계Descending reticular activating system(DRAS)로 나뉩니다. 여기서 상행성 망상활성계가 시상, 시상하부와 같은 깊은 뇌 구조와 전두엽으로 신경전달 신호를 보내 대뇌피질을 광범위하게 활성화시킴으로써 우리가 각성, 주의력, 집중력을 발휘할 수 있게 합니다. 지금 이 책을 집중해서 읽고 있다면, 그것은 여러분의 상행성 망상활성계가 잘 작동하고 있다는 증거입니다.

활성계는 인간의 의식, 각성 등에 주로 관여하는 체계입니다. 망상활성계는 뇌간Brain stem(뇌줄기)에 집중되어 있는데, 뇌간은 생명 유지에 필요한 기본적인 기능을 하는 부위입니다. 망상활성계가 손상되면 인간은 의식을 유지할 수 없어, 심하면 식물인간 상태가 됩니다.

망상활성계의 기능은 아직도 연구 중이지만 상행성 망상활성계가 각성과 주의집중에 크게 관여하기 때문에, 상행성 망상활성계 때문에 개인을 둘러싼 수많은 정보 중 중요하다고 생각되는 것을 선택적으로 취사할 수 있음이 실험심리학적으로 알려져 있습니다. 그래서 부정적인 생각을 하면, 추가적인 부정적인 생각이 따라오며, 자신을 둘러싼 수많은 자극 중에서 부정적인 자극들이 선택될 수 있습니다. 반대로 긍정적인 생각을 하면, 추가적인 긍정적인 생각이 따라오며, 자신을 둘러싼 수많은 자극 중에서 긍정적인 자극들이 선택되는 것입니다. 심지어, 몰입적인 사고방식도 상행성 망상활성계와 큰 관련이 있다는 뇌신경학자들의 연구들이 주목을 받고 있습니다. 몰입적인 사고는 인간이 할 수 있는 주의집중의 최고봉이라고 할 수 있습니다. 두통과 관련된 이차적인 부정적 심리를 관리하는 데 상행성 망상활성계의 역할을 생각하면 이를 이용할 수도 있을 것입니다.

저는 인간의 모든 정신적·심리적 문제는 결국 신경학적으로 설명할 수 있으며, 그래야 한다는 강한 학문적인 확신을 지니고 있습니다. 의학은 지난 200년간 크게 발전했지만, 신경의학, 특히 뇌과학은 이제 막 시작되었으며, 비약적인 발전을 앞두고 있습니다. 현재 각자 독립된 학문으로 나뉘어 있는 신경과학, 정신과학, 심리학은 결국 뇌를 이해하는 하나의 학문으로 통합될 것입니다. 인간의 정신, 심리라는 것은 결국 그것들을 만들어내는 뇌신경의 네트워크, 신경전달물질 및 호르몬, 그리고 그를 뒷받침하는 유전학적 혹은 후성유전학적인 결과물입니다.

우리는 스스로 자신의 뇌신경 네트워크를 변화시킬 수 있으며, 유전자의 발현 여부를 조절하는 능력이 있기 때문에, 우리의 정신심리 상태도 스스로 조절할 수 있다고 생각합니다. 소아청소년기의 뇌신경의 네트워크는 성인에 비해 훨씬 더 용이하게 바꿀 수 있는 큰 장점이 있으므로, 이 점을 충분히 활용해야 합니다. 제가 일부러 많은 지면을 할애해 설명한 이 개념, 즉 뇌신경의 네트워크를 스스로 변화시킬 수 있는 인간의 능력을 학문적인 용어로 신경가소성Neuroplasticity이라고 합니다.

두통일기 작성의 중요성

일차두통을 전반적으로 잘 관리하기 위해서는 아이들 스스로 두통의 빈도와 양상에 대한 기록을 꾸준히 남기는 것이 중요합니다. 일차두통의 진단과 치료의 근거가 되는 것은 증상의 변화 양상이기 때문에, 두통을 체계적으로 객관화할 수 있는 방법은 바로 명확한 기록이라고 할 수 있습니다. 환아 역시 스스로 두통일기를 작성함으로써 두통발작의 빈도와 강도를 명확하게 파악할 수 있습니다. 두통 기록들이 쌓이게 되면 자신의 두통 패턴을 정확하게 파악할 수 있기 때문에 매우 유용합니다.

두통일기에는 진통제를 복용한 날을 반드시 표시하는 것이

주요 내용

1. 일차두통은 환아가 자신의 통증을 객관화하기 어렵다는 한계가 있기 때문에, 주변에서 아이들의 두통을 무시한다면, 심각한 이차적인 심리 문제가 동반될 위험성이 있습니다.
2. 이차적인 심리 문제가 동반된 일차두통 환아들의 치료를 위해서는, 부모님, 의료진이 충분히 관심을 갖고 지지하는 자세가 필수적입니다.
3. 일차두통으로 인한 부정적인 심리 상태를 관리하기 위해서는 환아 자신의 노력이 제일 중요하며, 그 노력은 부정적인 뇌신경 네트워크를 제거하고 긍정적이며 새로운 뇌신경 네트워크를 구축하는 과정이라고 볼 수 있습니다.
4. 유머러스한 태도, 생각 비우기, 몰입적인 사고방식, 적절한 운동은 만성적인 일차두통으로 인한 부정적인 사고방식, 즉 과거의 뇌신경 네트워크를 약화시키고, 긍정적인 뇌의 네트워크를 새롭게 구축하는 데 커다란 효과가 있습니다.
5. 뇌신경 네트워크를 스스로 변화시킬 수 있는 인간의 능력을 신경가소성이라고 하며, 신경가소성은 성인기에 비해 소아청소년기에 더 잘 발휘될 수 있습니다.

좋은데, 이렇게 하면 자신이 진통제를 얼마나 복용하고 있는지 확실하게 파악할 수 있으므로, 추가적인 약물과용두통을 막을 수 있습니다. 담당 의사와 외래 진료 시마다 두통일기를 공유하면서 진료를 본다면, 더욱 짜임새 있는 약물 전략을 세울 수 있을 것입니다. 만성 두통을 지닌 환아들이 두통일기를 작성하는 것은 그 자체로 적극적인 치료 행위입니다. 정확한 맞춤 약물치료 전략과 생활습관교정치료를 세우기 위한 토대가 되는 중요한 행동입니다.

손으로 직접 기록을 남기는 것은 간단하되 아주 적극적인 행동입니다. 우리는 강한 자극을 느꼈던 의미 있는 이벤트를 절대로 잊지 않고 다 기억할 수 있을 것이라고 생각합니다. 실제로 살아가면서 중요한 이벤트들은 기억 속에 남아 있지만, 돌이켜보면 우리는 중요한 일들을 상당히 많이 잊고 살아갈 수밖에 없다는 것을 알게 될 것입니다. 저는 어렸을 때부터 고등학교 때까지 일기를 써왔습니다. 대학교 들어가고 나서는 이따금 일기를 썼다가, 지금은 중요한 일들이 생겼을 때는 꼭 기록하려고 노력하고 있습니다.

저는 가끔 과거 일기를 들춰보곤 합니다. 제가 쓴 기록들을 보면서 정말 놀라웠던 것은, 제가 지금 혹은 최근에, 분명히 새롭게 생각하거나 결심했다고 확신했던 것들이 이미 수년 전, 십수년 전에 이미 생각했던 것들이었다는 것입니다. 심지어, 지금 분명히 새로운 시행착오를 겪고 있다고 확신하고 있던 일들이, 과거에도 거의 비슷하게 제게 일어났다는 것을 일기로 확인하고는 놀라움을 금치 못하곤 합니다. 아마도 저만이 아니라 그 누구도 마찬가지일 것입니다.

우리는 살면서 성공과 시행착오를 하는데, 그것들은 개인의 삶에서 상당 부분 비슷하게 반복됩니다. 그 누구에게도 이 말은 적용될 것입니다. 그러나 기록하지 않으면, 우리 스스로 그것을 인지하지 못한 채 살아가게 됩니다. 기록하고, 계속 그 기록을 되새겨야 과거의 시행착오를 반복하지 않게 되고, 과거에 품었던 꿈과 목표를 잊지 않게 됩니다. 이처럼 저의 경험에서도 기록이라는 것은 참으로 놀라운 힘이 있었습니다.

두통일기도 일종의 일기이며 만성 두통 환자들의 삶의 기록입니다. 우리는 두통일기에 정말 많은 것을 기록할 수 있습니다. 앞서 이야기한 다양한 두통을 표현하는 기술적인 수치들뿐만 아니라, 다음과 같은 나만의 정보들을 기록할 수 있습니다.

- 오늘은 어떤 식사들을 했는가?
- 특정 식사와 두통이 연관이 있는가?
- 오늘 어떤 운동을 얼마나 했는가?
- 어떤 운동이 두통 호전에 도움이 되는가?
- 내가 앞으로 어떤 운동을 꾸준히 할 수 있겠는가?
- 운동 전후 두통의 양상은 어떻게 호전되는가?
- 운동을 하면서 긍정적인 감정들을 느끼는가?
- 특정 상황에서 두통을 느끼는 경향이 있는가?
- 두통을 느낀 당시 어떤 감정이나 생각이 들었는가?

- 두통을 느끼면서 어떠한 부정적인 생각들이 동반되었는가?
- 그 부정적인 생각들이 구체적으로 무엇이었는가?
- 그 부정적인 생각들을 어떻게 다루는 것이 효과적이었는가?
- 그 부정적인 생각들이 지금 과연 현실화되었는가?
- 나의 소망은 무엇이었는가?
- 그 소망이 지금은 얼마나 이루어졌는가?

이처럼, 우리는 많은 것을 두통일기에 기록할 수 있습니다. 그런 기록을 돌아보면서, 자신의 만성 두통을 효과적으로 관리할 수 있는 아주 값진 데이터를 얻을 수 있고, 스스로 두통과 관련해 느낀 부정적인 생각들이 얼마나 허구적인 것들이었는지 알 수 있습니다. 그리고 과거와 비교해 현재의 두통이 어떻게 진행되었는지도 알 수 있습니다. 또한 두통을 관리하면서 전반적인 삶의 질이 어떻게 변했는지도 확실히 알 수 있습니다. 아직도 두통과 싸우고 있지만 스스로가 정말 잘해 나가고 있다는 자신감도 얻을 수 있게 됩니다. 두통일기에 이와 같은 내용을 꾸준히 기록하다 보면, 두통이라는 필터를 벗어나 자신의 인생 자체를 긴 안목과 여유를 갖고 바라볼 수 있습니다. 그리고 무엇보다 중요한 것은 두통으로 인해 잃어버릴 수도 있던 꿈과 소망을 계속 뇌리에 각인시킬 수 있다는 것입니다.

두통일기는 다양한 방식으로 쓸 수 있습니다. 필기구를 사용해 손으로 써도 되고, 다양한 프로그램들을 활용해도 좋습니다. 저는 많은 것을 자유롭게 기록할 수 있도록 다이어리에 손으로 직접 글씨를 써서 기록하는 것을 추천합니다. 하지만 각자 자신에게 맞는 방식을 선택해도 무방합니다. 두통일기를 쓸 때 형식에 구애받을 필요는 없습니다. 요새는 두통일기에 관한 스마트폰 애플리케이션도 다양하게 개발되어 있습니다. 대한두통학회에서도 두통일기 앱을 만들어서 출시해 우리나라의 두통 환자들이 자유롭게 사용할 수 있게 했습니다. 이 앱을 통해서 주치의와 효과적으로 두통 상태를 공유할 수 있습니다. 대한두통학회 두통일기 앱은 다양한 기록 기능이 있어 매우 유용하니 참고하시길 바랍니다. 저도 두통 환아들에게 이 앱을 소개해 진료에 큰 도움을 받고 있습니다.

주요 내용

1. 두통일기는 일차두통을 전반적으로 잘 관리하는 데 매우 유용합니다. 매일의 두통 양상과 강도, 진통제 복용 횟수 등을 기록해 맞춤형 약물치료 전략을 세우는 데 도움이 됩니다.
2. 두통일기에는 단순히 두통을 표현하는 기술적인 수치들뿐 아니라, 식사일지, 운동일지, 두통과 관련한 다양한 생각을 같이 기록하는 것이 좋습니다. 그렇게 함으로써, 만성 두통을 조절하는 자신의 삶을 장기적인 관점에서 조망할 수 있습니다.
3. 두통일기는 다이어리에 손으로 직접 쓸 수도 있고, 스마트폰 앱을 이용할 수도 있습니다.

05

소아청소년 일차두통의 원인과 사례

소아청소년 일차두통의 원인

많은 의학 도서는 특정한 질병에 대한 간단한 소개를 하고, 그 원인을 먼저 서술한 후에 진단 및 치료에 관한 내용을 서술합니다. 그런데, 저는 이 책에서 의도적으로 일차두통의 원인을 맨 뒤에 설명하려고 했습니다. 그 이유는 세 가지가 있습니다. 첫째, 일차두통의 정의 자체가 현존하는 여러 검사를 통해도 원인을 특정할 수 없는 두통이라는 뜻이기 때문에, 그 원인을 설명한다는 것이 큰 의미가 없을 수도 있기 때문입니다. 둘째는 최근 일차두통의 여러 병태생리가 규명되고 있지만, 확실하게 정립된 것이 드물고 의학적으로 복잡해 내용이 상당히 지루할 수 있기 때문입니다. 셋째, 일차두통의 원인이나 병태생리를 안다고 해서 꼭 그것을 교정하는 방식만으로 소아청소년 일차두통의 치료와 관리가 이루어지지는 않기 때문입니다.

진료실에서 다양한 소아청소년 만성신경질환을 진료하다 보면 그 원인에 관한 질문을 상당히 많이 받습니다. 환아와 보호자들은 원인이 있으면 그것을 교정하면 되지 않느냐는 당연하고도 논리적인 생각에서 혹은 답답한 심경에서 그런 질문들을 하곤 합니다. 그러나 수많은 만성질환, 특히 만성신경질환은 원인을 안다고 해도 그 원인을 치료할 수 없는 경우가 많고, 반대로 질환에 대한 특정한 원인이 밝혀지지 않았더라도 치료하고 관리할 수 있는 경우도 많습니다. 즉 원인을 알면 좋겠지만 잘 몰라도 최선을 다해 질환을 치료, 관리해나갈 수 있는 것입니다. 이것이 임상에서 활약하는 여러 의료진이 해나가는 것이며, 어떻게 보면 이것이 임상의학의 본질이라고 볼 수 있습니다. 그렇게 최선을 다해 질환들을 치료, 관리해나가면서 원인을 찾을 수 있는 실마리가 생기는 것이고, 그 실마리를 탐구하다가 질병의 원인을 찾게 되면, 원인을 교정할 수 있는 치료 방법을 개발해나가게 되는 것이고, 이 과정을 끝없이 반복하는 것이 임상의학에 몸담은 의료진들의 역할입니다.

모든 만성질환이 그렇듯이 일차두통의 원인으로는 바람직하지 못한 생활 습관과 관련된 것이 많으며, 그런 생활 습관으로 인해 유발되는 경향이 강합니다. 그래서 생활습관교정치료가 주된 바탕이 되어야 하는 것입니다. 그런데 비슷한 생활 습관을 가지고 있어도 왜 누구는 두통을 겪고 누구는 두통을 겪지 않느냐는 문제에 관해서는 여전히 의문점이 많습니다.

편두통은 일차두통 중에서 가장 연구가 많이 되고 있습니다. 최근에는 통증 기전 중에서 CGRP와 관련된 경로가 발견되어 이에 대한 치료 방법이 나오고 있기 때문에, 편두통에 대한 연구는 최근 상당히 성공적이며 고무적인 상황이라고 볼 수 있습니다. 그러나 CGRP 경로는 편두통의 통증 기전 중 일부일 뿐이며, 이것으로 결코 모든 편두통을 설명할 수는 없습니다. 따라서 앞서 이야기한 PACAP38, VIP 등과 같은 물질들이 또 다른 원인 물질들로써 새로이 발견되어 연구되고 있습니다. 또한 유전 분석 기술의 발전에 힘입어 편두통의 유전적인 원인이 앞으로 더 많이 발견될 전망인데, 어떤 유전적 원인에 의해서 위와 같은 물질들의 출현이 달라질 수 있는지 밝혀질지도 모르겠습니다.

편두통은 가족력과 유전성이 매우 뚜렷한 것으로 밝혀져 있기 때문에, 유전적 원인은 편두통의 원인에 대한 연구에서 가장 중요한 부분으로 더욱 구체적으로 드러나게 될 것입니다. 가족반신마비편두통은 이미 관련 유전자가 발견되어 잘 정립된 유전성 편두통이며, 이 외에도 편두통의 원인으로 강력하게 추정되는 20여 가지의 유전자들이 제시되고 있습니다. 군발두통도 매우 유력하게 유전적 원인들이 밝혀질 가능성이 높다고 학자들 사이에서는 예견되고 있으며, 이와 관련된 연구가 진행되고 있지만, 아직은 명확한 유전자들이 제시되지는 않고 있습니다. 또한, 유전적인 원인뿐만 아니라, 뇌에 에너지를 생성하는 미토콘드리아의 기능 부전으로 인해 편두통의 일부 원인들을 설명할 수 있다는 아주 최근의 연구 결과들이 보고되고 있어 귀추가 주목됩니다.

긴장형두통은 유전적인 원인보다는 심리적·육체적 스트레스 및 사회적·경제적 상황과 더 밀접한 관계가 있습니다. 긴장형두통과 관련해 유전적 원인에 대한 주목할 만한 연구는 거의 없습니다. 만성 긴장형두통과 유전적 원인과의 관련된 연구가 일부 있지만, 어떠한 단정적인 결론을 내기에는 근거가 많이 부족합니다.

일차두통의 근본적인 원인을 찾는 것도 중요하겠지만, 두통 자체가 발생되어 발전하는 경로와 그에 관련된 물질들에 대한 발견과 이해도 중요할 것입니다. 편두통의 발생 과정과 관련해서는, 뇌에서 삼차신경혈관복합체Trigeminal neurovascular complex가 활성화됨으로써 신경성 염증반응, 뇌혈관 확장 등으로 이어지고, 시상Thalamus을 통해 대뇌의 통증 경로가 활성화된다고 알려져 있습니다. 또한, 이 외에도 세로토닌, 도파민, 노르에피네프린 등의 역할도 편두통 유발에 관여한다고 알려져 있습니다. 일차두통의 근본적인 원인을 잘 모르더라도, 위와 같이 뇌신경 속에서 두통이 발전되는 다양한 경로를 차단하는 식으로도 두통을 치료, 관리할 수 있는 방법들이 더 많이 개발될 전망입니다.

일차두통으로 진단되었다면 두통이 만성화되지 않도록 해야 합니다. 소아청소년 편두통과 긴장형두통의 만성화에 기여하는 위험 인자로는 매우 잦은 편두통 발작의 빈도, 비만, 우울증, 급성

주요 내용

1. 소아청소년 일차두통의 원인은 아직 명확하게 밝혀지지 않았습니다.
2. 편두통은 유전적 원인이 강하며, 긴장형두통은 환경적 원인이 강한 경향이 있을 것으로 생각됩니다.
3. 두통이 뇌신경 안에서 발전하는 경로와 그와 연관된 물질에 대한 이해도 필요합니다.
4. 소아청소년 일차두통이 만성화되는 원인들을 제거하는 노력도 필요합니다.

진통제의 빈번한 복용, 낮은 사회·경제적 상태, 바람직하지 못한 생활 습관 등이 알려져 있으니, 교정할 수 있는 만성화의 주요 원인들을 최대한 제거하는 노력이 필요하다는 점도 강조하고자 합니다.

소아청소년 일차두통의 실제 예시

여기서는 제가 실제로 진료한 경험들을 소개하겠습니다. 환자의 정보를 보호하기 위해서 환자를 특정할 수 있는 정보들을 각색하고 가공했지만, 실제 일차두통 치료 과정의 생생한 현장을 느낄 수 있을 것입니다. 실제 두통의 진료 과정은 여기서 소개하는 진료 이야기보다 더 시행착오도 많고, 증상의 변덕이 심하며, 치료 효과를 기다리고 버티는 시간들도 더 많습니다. 만성신경질환을 다루는 임상의사의 진정한 역할과 존재 의미는 그런 인고의 시간을 환아 및 그 부모와 함께 이겨내는 과정 안에 있다고 할 수 있습니다.

저는 병원의 공식적인 환자 기록 외에, 개인적으로 환자 치료 관련 일기를 남기는 습관이 있습니다. 치료와 진단이 어려워 매일 생각이 나는 아이들, 어떤 질환의 성공적인 치료에 큰 영감을 준 아이들, 안타깝게 하늘의 별이 된 아이들의 진료 과정을 주된 내용으로 하면서, 그 경험을 저의 개인적인 소회와 함께 자유로운 형식으로 기록해나가고 있습니다.

이 기록들은 저의 논문, 강의록을 비롯한 여러 저작을 통틀어서 저의 가장 큰 재산이라고 할 수 있는데, 기록을 남기면서 울고 웃기도 하며, 그런 과정을 통해서 의학적으로 성장해나가는 저 자신을 발견하기도 합니다. 저의 환자 기록집 이름은 '퍼플 뷰티스 Purple beauties'인데, 보라색이 뇌질환을 상징하는 색으로 많이 쓰이기 때문에, 뇌신경질환으로 고통받는 아이들을 뜻하도록 지은 이름입니다. 이번 예시들은 저의 '퍼플 뷰티스'에서 참고했는데, 만성일차두통으로 대학병원까지 온 아이들이 어떠한 증상들을 실제로 호소하는지, 어떤 특징들이 있는지, 치료는 어떻게 이루어지는지 알 수 있는 간접적인 경험이 될 수 있을 것입니다. 소아청소년 편두통 중 빈도가 제일 많은 무조짐편두통을 중심으로, 조짐편두통,

만성 긴장형두통, 군발두통으로 에피소드로 나누어서 실제 치료 과정의 일부를 에세이 형식으로 구성해보았습니다.

무조짐편두통 환아 진료 이야기 1

보통 편두통은 호르몬의 영향을 많이 받는 것으로 알려져 있습니다. 사춘기를 기점으로 해서, 여자아이들의 편두통 유병률은 급격히 상승해서 남자아이의 편두통 유병률을 몇 배나 초과합니다. 그러나 그전에는 남자아이들의 편두통 유병률이 여자아이들보다 소폭 높습니다. 이 시기의 남자아이들은 마구 뛰어놀고 이리저리 굴러다니고 날아다니는 등 활동적이기 마련인데, 그렇게 잘 뛰어놀던 아이가 갑자기 머리가 아프다고 호소하면, 부모님으로서는 상당히 당황스러울 때가 많습니다. 그런데, 소아청소년과 의사들도 이런 경우 당황스럽기는 마찬가지입니다. 다만, 환아와 보호자 앞에서 표현하지 않을 뿐입니다.

형진이(9세, 남)가 간헐적인 두통으로 제 외래를 찾아왔습니다. 통통하고 뽀얀 얼굴에 안경을 끼고 아주 귀엽게 생긴 아이였습니다. 아무런 특이 병력 없이 잘 지내던 활동적인 아이가 몇 개월 전부터 2~3일에 한 번 정도 머리가 너무 아프다며 학교도 가지 못하는 일들이 생겼다고 했습니다. 이부프로펜이나 아세트아미노펜과 같은 진통제를 먹어보았는데, 처음에는 효과가 있다가 이제는 거의 효과가 없다고 했습니다. 소아청소년과와 내과를 전전하던 중 해결이 되지 않아 저를 찾아온 것입니다.

형진이의 두통 양상은 속이 메슥거리는 증상이 있으면서 머리 속에서 뭔가가 두드리는 것 같다고 했습니다. 저는 이런 형진이의 표현을 편두통의 박동성 양상을 표현하는 방식으로 받아들였습니다. 형진이의 두통은 기본적으로 반나절 내내 지속된다고 했고, 학교에 가지 못할 정도이며, 두통이 생기면 계속 잔다고 했습니다. 저는 우선 형진이의 두통에 이차적 원인이 있는지 감별하기 위해 각종 혈액검사와 심전도검사, 그리고 뇌 MRI와 뇌혈관 MRI를 시행했습니다. 다행히 검사상 특이 소견은 발견되지 않았습니다. 형진이는 두통이 갑작스레 찾아온다고 했으니, 형진이의 두통은 무조짐편두통에 합당한 소견이라고 볼 수 있었죠. 편두통 초기 검사로 시행한 신경인지기능검사에서는 모든 검사 수치에서 나이에 맞는 정상적인 신경인지기능 상태를 보이고 있었습니다.

형진이는 천식 병력은 없었으니 저는 예방치료로 프로프라놀롤을 먼저 시작했습니다. 3개월 정도 약물 조절을 한 결과, 두통의 빈도는 서서히 낮아졌으나 아직 50퍼센트 이상의 두통 예방 효과를 얻지 못했습니다. 약물의 용량이 올라가면서 형진이는 많이 졸려 하고 행동이 느려지는 모습을 보였습니다. 프로프라놀롤이 형진이의 두통 예방치료로는 한계가 있다고 생각한 저는, 프로프라놀롤을 서서히 끊어가기 시작했고, 다른 예방약제를 고려했습니다.

둘째로, 저는 형진이에게 아미트립틸린을 시작했는데, 형진이는 처음에는 많이 졸려 했으나 천천히 약물을 올리고 적응한 결과, 아미트립틸린을 시작하고 2개월 후에는 두통이 완전히 사라졌다고 했습니다. 진통제도 한 번도 먹지 않았습니다. 잠드는 것도 좀 더 쉬워졌죠. 형진이는 학교도 매일 빠지지 않고 잘 가고, 더 밝아진 모습이었습니다. 어머니, 아버지, 형진이의 형도 동생이 아프지 않아서 너무 좋다고 하니, 다행이라는 생각이 들었습니다.

그렇게 형진이는 2개월 정도 약을 더 유지하다가 서서히 약을 끊었습니다. 이제 치료를 종료할까 생각했는데, 형진이가 3개월 뒤 다시 두통이 악화되어 내원했습니다. 저는 이차두통의 가능성에 대해서 다시 생각해보면서, 혹시 놓친 것이 있는지 다시 한번 검사 결과들을 점검했습니다. 아직 편두통 예방약을 더 복용하는 게 좋겠다고 판단되어 아미트립틸린을 서서히 원래 용량으로 유지했고, 효과는 다시 일관적으로 나타나서 이후 두통이 없어졌습니다. 지금까지 6개월 넘게 두통 없이 잘 지내고 있어, 이제는 다시 예방약제의 감량을 고려하고 있습니다.

형진이와 같은 경우는, 남자아이에서의 편두통이 예방치료 약제의 적절한 사용으로 무난히 치료된 사례라고 할 수 있습니다. 어린아이들에게서도 편두통이 일어날 수 있다는 사실을 잊지 않고 진단한다면, 이렇게 비교적 간단하게 해결할 수 있습니다. 이렇게 아이들의 두통을 쉽게 고칠 수만 있다면 얼마나 좋을까요? 하지만, 만성편두통의 경우에는 상황이 완전히 다르다는 것이 두통을 진료하는 전 세계 모든 의사의 고민일 것입니다.

무조짐편두통 환아 진료 이야기 2

월요일 오전은 항상 빠듯합니다. 일요일에 당직을 서고 피곤한 상태에서 월요일 오전을 시작합니다. 영상 컨퍼런스에 참석하고, 병동 및 중환자실 회진을 돌고, 실습 나온 의대생들에게 약간의 교육을 해야 하는데, 이러다 보면 오전 외래에 늦게 들어가는 경우가 많습니다. 월요일 오전은 두통 초진 환자를 주로 보는 날입니다. 두통 초진 아이들을 진료하는 것은 시간이 오래 걸리는 일이기 때문에 조급한 생각이 들기도 합니다.

수민이(15세, 여)가 두통을 호소하며 병원을 찾았습니다. 증상은 거의 종일 지속되는 강도 8점(10점 만점) 이상의 두통이었습니다. 두통의 양상은 머리가 전체적으로 욱신거리는 박동성 두통이며, 두통이 생길 때마다 얼굴에 열감이 동반되었습니다. 이 두통 때문에 몇 개월째 잠도 거의 못 자고, 학교를 빠지는 날도 점점 많아진다고 했습니다. 수민이는 이미 동네 신경과에서 이러저러한 약물치료를 받은 상태였습니다. 수민이와 대화를 해보니 제가 묻는 말에 정확하고 조리 있게 대답하면서, 자신의 두통에 대해서 매우 일관적으로 대답을 잘했습니다. 학교 성적은 최상위권이라서 의대를 목표를 한다고 같이 온 어머니가 이야기해주었습니다. 수민이도 자기 꿈이 소아청소년과 의사라고 했습니다. 보통 의대가 목표라고 이야기하는 아이들은 많았지만, 이 나이에 자신의 꿈을 이렇게 소아청소년과 의사라고 특정하는 아이들은 드문 일이기 때문에 인상적이었습니다.

수민이는 두통도 두통이지만 두통 때문에 잠을 못 자는 것이 너무 힘든 모양이었습니다. 밤에 깨서 두통으로 힘들어하면 어머니도 같이 잠을 못 이루는 모양이었는지 어머니도 만성적으로 피로하신 것 같았습니다. 수민이는 약간 고개를 숙인 채 제 눈을 똑바로 바라보지를 못했는데, 왜 그러냐고 물어보니 진료실 형광등의 빛 때문에 그런다고 대답했습니다. 빛이 통증을 악화시켜서 평소에도 모자를 쓰고 다닌다고 했고, 학교 수업 시간에도 모자를 쓰고 싶은데 규정상 그럴 수 없어 힘들다고도 했습니다. 그리고 큰소리에도 두통이 악화되어서 조용한 곳을 찾아다닌다고 했습니다. 두통은 어떤 전조증상 없이 갑자기 찾아오고, 기본적으로 반나절은 간다고 했습니다. 최근 몇 개월간 급격한 체중의 변화와 같은 신체 변화는 없었고, 실신이나 경련과 같은 심각한 신경학적인 질환은 없었습니다.

저는 수민이의 두통에 대한 진단으로 전형적인 무조짐편두통으로 인한 만성편두통을 의심했습니다. 그러나 이런 증상을 일으킬 수 있는 이차적인 원인을 놓치면 안 되기 때문에 뇌영상, 혈액검사, 뇌파검사, 신경인지기능검사를 입원해서 진행하기로 했습니다. 위 검사들을 진행한 결과, 특이한 상황은 발견되지 않았습니다. 그제야 저는 수민이의 두통을 무조짐편두통으로 인한 만성편두통으로 진단할 수 있었고, 약물치료를 시작했습니다.

이후 저는 1년 정도 수민이에게 급성진통치료를 위해서 이부프로펜, 나프록센, 여러 종류의 트립탄을 시도했고, 아미트립틸린,

플루나리진, 토피라메이트, 레베티라세탐, 발프로산과 같은 다양한 예방적 약물치료를 충분히 시행했습니다. 그리고 수면 패턴을 정상화하기 위해 약물치료를 병행하면서 관리해나갔습니다. 그러나 모든 급성진통치료는 거의 듣지 않았고, 예방약제 중에서 플루나리진, 레베티라세탐, 토피라메이트는 부분적인 효과가 있었으나 다른 약들은 전혀 효과가 없었으며, 오히려 여러 부작용이 생겼습니다. 통증이 조절되지 않으니 수면 패턴이 쉽게 깨지곤 했고, 해결되지 않는 두통 때문에 결석과 조퇴를 하는 날이 점점 많아지고 있었습니다.

수민이도 이제 쓸 수 있는 약들이 점점 제한되어 간다는 것을 알게 되었고, 그럼에도 불구하고 두통에 큰 진전이 없으니 점점 우울해지고 두려워했습니다. 수민이의 어머님도 점점 지쳐가는 모습이었습니다. 수민이는 진통제가 효과가 거의 없는데도 두통이 있으면 뭐라든 먹어야 했고, 거의 매일 진통제를 달고 지냈습니다. 저는 수민이가 약물과용두통과 위장장애가 합병증으로 오지 않을까도 걱정되었습니다. 수민이는 두통이 한계치에 달할 때, 응급실에 오곤 했으며, 응급실에서 수민이에게 수액치료를 하면서 레베티라세탐 혹은 발프로산 주사를 주기도 했고, 필요하면 입원을 해 어느 정도 안정 상태를 만든 뒤 퇴원시키기도 했습니다.

언젠가 수민이를 진료하다가 학교 생활은 어떤지 물어보았습니다. 저는 왜 소아청소년과 의사가 되고 싶냐고 물어보았습니다. 그러자 수민이가 대답했습니다.

"교수님, 이제 저 의사 꿈 포기했어요. 학교를 이렇게 못 나가는데…."

"벌써 꿈을 접으면 안 되지. 그럼 어떤 거 하고 싶은데?"

안타까운 심정으로 물어보았습니다.

"연구원이요."

"왜 갑자기 연구원이야?"

다시 물어보니 수민이가 대답했습니다.

"연구원들은 어둡고 조용한 곳에서 일하잖아요. 어둡고 조용한 곳에서는 머리 아픈 게 좀 나아져요."

수민이는 고립된 조용한 실험실에서 혼자 일하는 연구원들을 생각하면서, 그런 생활 방식을 통해 조금이나마 두통에서 해방될 수 있겠다고 생각하는 듯했습니다. 사실, 모든 연구원이 고립되고 조용하고 어두운 실험실에서 일하는 것은 아니지만, 각종 영상 매체에서 연구원들을 그렇게 표현하곤 하니 그럴 만하다고 생각했습니다.

이렇게 만성편두통으로 꿈을 접는 아이들의 절망감은 어떨까 생각하니 안쓰럽기 그지없었습니다. 그리고 오랜 기간 수민이의 통증을 효과적으로 해결해주지 못하는 저 자신을 보며 의대 교수로서 상당한 무력감이 찾아왔습니다. 저는 수민이에게 "연구원들이 모두 조용한 곳에서 일하는 것은 아니야. 그리고 조용하게 일하는 것을 원한다면, 의사 중에서는 조용한 곳에서 일하는 영상의학과 의사도 있기 때문에 의사를 포기할 필요는 없지 않아?"라고 이야기하려다가, 이 말이 수민이에게 아무런 위로가 되지 못할 것 같아 입 밖으로 내지는 않았습니다.

최근에는 성인의 만성편두통에 '항 CGRP 단일클론항체'를 적용하면서 많은 효과가 보고되고 있습니다. 그러나 아직 18세 이상에서만 까다로운 기준에 따라 급여가 되어 있어서, 성인 편두통 진료에서도 급여 기준을 맞추기가 쉽지 않습니다. 더욱이 전 세계적으로도 소아청소년 환자들에게 이 약을 쓰는 것은 더욱 자유롭지는 않습니다. 하지만 최근 미국이나 유럽의 여러 연구와 전문가의 의견에 따르면, 기존의 예방적 치료 약물을 2개 이상 써도 편두통 조절이 안 될 경우 특별한 기저질환이 없는 청소년에게 '항 CGRP 단일클론항체'는 매우 안전하고, 성인과 비슷하게 효과가 있다는 근거들이 쌓이고 있습니다. 저는 이와 관련해 지금까지 편찬된 거의 모든 논문을 다 읽은 뒤 '항 CGRP 단일클론항체'는 일단 매우 안전해 만성편두통 청소년들에게도 시도해볼 만하다고 판단했습니다. 그래서 '항 CGRP 단일클론항체'를 수민이에게 투여해보기로 결정하고, 수민이와 어머니에게 충분한 설명을 한 후에 치료를 진행했습니다.

'항 CGRP 단일클론항체'의 효과는 놀라웠습니다. '항 CGRP 단일클론항체'는 1개월에 1회 투여하는데, 투여를 시작하고 시간이 지날수록 수민이의 편두통이 점차 줄어들더니, 3개월 뒤에는 진통제가 필요하지 않을 정도까지 두통이 줄어들었습니다. 그렇다고 편두통이 완전히 사라진 것은 아니고, 수민이 말로는 강도

3~4점으로, 일상생활에 큰 지장이 없을 정도라고 했습니다. 약 투여와 관련되어 어떠한 부작용도 나타나지 않았습니다. 오히려 크고 작은 부작용들이 있던 기존 편두통 예방약제보다 훨씬 더 좋아 보였습니다. 기존의 약들을 상당 부분 정리할 수 있었지만 그렇다고 다 끊지는 못했고, 수민이에게 특별히 효과가 있던 소수의 예방약제들은 같이 사용하는 것이 두통 관리에 더 용이했기에 '항 CGRP 단일클론항체'와 병용했습니다. '항 CGRP 단일클론항체'의 효과가 많이 떨어지는 1개월 뒤에는, 심한 두통이 다시 찾아오기도 했지만, 1개월 간격으로 규칙적으로 투여하니, 치료 전과 비교해 두통발작이 비교적 잘 조절되었습니다.

수민이는 두통이 줄어드니 생활습관 관리도 더 잘할 수 있게 되어 수면 패턴도 차츰 자리를 찾게 되었습니다. 그리고 최근 유럽을 중심으로 편두통 환자들에게 많이 연구되고 있는 저당식사요법을 병원 영양사와 함께 어머니께 교육했습니다. 어머니께서 매 식단을 열심히 차려주시고, 수민이도 기특하게도 식단을 잘 지켰습니다. 저는 수민이에게 저당식사요법은 당장이 아니라 몇 년 뒤 통증에 강한 뇌를 만들기 위한 매우 중요한 투자라고 계속 강조했습니다. 이제 여기에 더해서, 수민이가 운동을 꾸준히 할 수 있다면 더할 나위 없을 것입니다. 무엇보다도 기쁜 것은 통증이 줄어드니 공부를 열심히 하면서 의사가 되려는 꿈을 되찾은 것이었습니다. 수민이는 워낙 열심히 하는 아이이고, 어렸을 때부터 강한 통증과 싸우며 더 강해지는 아이이기 때문에, 꼭 꿈을 이룰 것이라고 확신합니다.

지금까지도 수민이는 만성편두통과 엎치락뒤치락하면서 싸우고 있습니다. 몇 달 좋았다 싶으면 다시 악화되기도 합니다. 수민이의 병례를 보면서 만성편두통에는 만병통치약이 없다는 것을 다시 한번 느꼈습니다. 그래도 '항 CGRP 단일클론항체'를 투여하기 전과 비교했을 때는 상황이 더 좋아진 것이 확실했습니다.

편두통의 치료는 참 어렵고 인내와 끈기가 필요합니다. 만성편두통 환아의 치료를 위해 의사가 해야 할 일은 생활습관교정치료라는 만성편두통 치료의 중장기 전략을 계속 유지하면서 '항 CGRP 단일클론항체'에 대한 임상 데이터를 축적하고, 다양한 편두통 표적치료제를 자유롭게 소아청소년 편두통 환아들을 위해 쓸 수 있도록 기여하는 일일 것입니다.

무조짐편두통 환아 진료 이야기 3

코로나-19는 아이들의 삶을 크게 변화시켰습니다. 많은 아이가 코로나-19에 걸리기도 했고, 코로나-19 예방접종을 받았습니다. 코로나-19 감염의 후유증 혹은 코로나-19 백신을 맞고 난 부작용이 원인으로 생각되는 편두통이 생긴 경우들도 종종 있었습니다. 코로나-19 감염의 후유증 혹은 백신 부작용으로 인한 편두통에 대한 연구는 지금도 진행 중입니다.

주영이(16세, 여)가 코로나-19 백신을 투여받고 난 뒤에 새롭게 생긴 편두통을 호소하며 병원을 찾았습니다. 코로나-19 백신과 편두통의 연관성은 확실하지는 않지만, 코로나-19 백신을 투여받은 이후로 편두통이 생기고 1년 동안 여러 대학병원과 동네 신경과를 전전하다가 결국 저를 찾게 되었습니다. 특이 병력은 없고 건강한 아이였다고 합니다.

주영의 두통은 전형적인 박동성 두통이었으며, 빛공포증과 소리공포증을 동반하며, 조짐은 없으나 반나절 정도 이어지는 통증 점수 7점 이상의 통증이 특징이었습니다. 여러 병원을 전전하고 다양한 약을 썼으나 약에 너무 민감해서 부작용 때문에 약마다 표준 용량을 제대로 써보지도 못한 채 다른 약으로 바꾸는 것을 반복했습니다. 통증 점수 7점 이상의 강한 두통은 1개월에 20일 정도 있었으며, 통증 점수 3~4점 정도의 잔잔한 두통은 거의 종일 있었습니다. 이 역시 여간 신경이 쓰이는 게 아니라고 했습니다.

투병 기간이 길다 보니 학교 등교와 같은 일상생활이 크게 무너져 있었습니다. 저는 주영이에게 신경인지기능평가를 시행했습니다. 전체적인 신경발달 및 인지기능은 우수한 수준이었지만 우울과 불안 척도가 높은 상태였고, 동네 정신과에서 약물치료를 이미 동시에 진행하고 있었습니다. 주영이와 대화하면서 문진을 했는데, 치료에 냉소적이면서 자포자기한 듯했습니다.

저는 문진을 진행하면서 주영이에게 편두통을 어떻게 해주었으면 좋겠냐고 물었습니다. 이 질문은 특히 편두통 환아들의 치료를 시작할 때, 내가 환자들에게 반드시 하는 질문이기도 합니다.

"두통이 생기기 이전으로 돌아갔으면 좋겠어요. 두통이 완전히 없어지면 살 거 같아요."

이 말을 듣고 제가 대답했습니다.

"그건 지나친 욕심이야. 어떤 이유로든 네가 만성편두통을 갖게 되었다면, 편두통을 완전히 치료하기는 아직은 어려워. 앞으로 수십 년 동안은 이 편두통을 잘 관리해나가면서 강한 두통이 일어나는 것을 줄여서, 일상생활과 꿈을 이루는 데 어려움이 없게 하는 데 초점을 맞추어야 해. 치료하기 전에 치료 목표를 명확하게 설정해야 하는 것이지. 일단 단기적·중기적·장기적 치료의 세 가지 방법을 동시에 진행하면서 관리해나갈 텐데, 선생님의 치료 목표는 지금 명확하게 너에게 이야기해줄 수 있어. 선생님의 목표는 주영이의 두통 중에서 통증 점수 7점 이상 되는 두통의 빈도를 반 아래로 줄여서 네가 일상생활에 복귀할 수 있도록 하는 거야. 장기적 치료 방법인 생활습관교정치료를 꾸준히 진행하면서 너의 뇌를 통증에 강한 뇌로 변화시키면 강도 5~6점 이하의 저강도 두통도 서서히 줄어들 거야."

편두통 환아들을 치료하기 전에 치료 목표를 명확하게 설정하는 것은 매우 중요합니다. 편두통의 질환 강도를 평가하기에 아직은 객관적인 검사 수치가 존재하지 않기 때문에, 치료에 대한 반응과 성과를 어떻게든 객관화하려고 노력하는 것이 중요합니다. 아이가 일상생활로 복귀하는 정도, 급성진통제를 복용하는 횟수의 감소 등으로 판단하면 매우 효과적인 경우가 많습니다. 두통 환아에게 통증 점수의 기준을 알려주면, 편두통 환아들은 자신들의 통증 점수를 객관화하기가 쉽고, 보통 아주 정확하게 통증 점수를 의사와 공유할 수 있습니다.

저는 주영이에게 명확하게 치료 목표를 말했고, 이에 대해서 서로 수긍했습니다. 그리고 한 가지 더 명확하게 이야기했는데, 통증 점수 3~4점의 경도 두통은 충분히 일상생활이 가능하기 때문에 이 정도 두통을 이유로 학교에 가지 못하는 경우가 있어서는 안 된다고 강조했습니다. 통증에 대해 너무 신경을 쓰면 통증을 느끼는 뇌의 네트워크가 발달해 통증을 더 잘 느끼게 되기 때문에, 일상생활을 하면서 새로운 자극들을 받아들이고 집중하게 되면 경도의 두통 관리에 도움이 될 것이라고 했습니다.

주영이는 여러 편두통 예방약제로 효과를 보는 데 실패했기 때문에, '항 CGRP 단일클론항체'를 시작했습니다. 그리고 기존의 편두통 예방약제의 효과를 다시 평가해서, 가장 부작용이 적고 어느 정도 효과가 있던 약을 2개 추려서 같이 시작했습니다. 급성 진통제로는 아세트아미노펜과 이부프로펜이 효과가 없지는 않았는데, 거의 매일 복용하는 상태라 약물과용두통에 대해서 설명하고 1개월에 15일 이상 복용하지 않도록 했습니다. 다행히 운동을 좋아하는 아이라 저강도의 운동을 지속하도록 했고, 저당식사치료를 병행했습니다.

'항 CGRP 단일클론항체'를 시작하면서 어떠한 부작용도 없이 1개월에 1회의 유지치료를 이어나갔으며, 통증 점수 7점 이상의 두통이 크게 줄어들었습니다. 주영이도 편두통을 완전히 없앨 수는 없고 관리해나가야 한다는 점을 받아들였습니다. 저는 진료 때마다 긍정 강화를 해주고 있으며, 영양팀의 밀접한 지원을 통해서 식단 관리도 계속 진행했습니다. 주영이와 주영이 어머님은 바뀐 식단에 상당히 긍정적이며, 온 가족이 모두 저당식단으로 바꾸었다고 했습니다. 저는 질 좋은 지방의 섭취에 대해서 강조하면서 저당식사치료가 장기적으로 뇌를 두통에 강하게 만들 것이라고 지지했습니다.

조짐편두통 환아 진료 이야기

난치성 뇌전증 환아들을 주로 진료하는 오후 외래시간에 민서(11세, 여)가 편두통을 호소하며 병원을 찾았습니다. 민서는 다른 대학병원에서 편두통으로 진단을 이미 받고 왔습니다. 편두통으로 진단을 받고 다른 대학병원의 소아청소년 두통클리닉에서 치료를 잠시 받던 중에 담당 교수님께서 정년퇴임을 하시게 되어 저를 찾게 된 것입니다.

두통은 2일에 1회 정도 찾아오는데, 한번 아프면 기본 2~3시간은 넘어간다고 했습니다. 통증 점수는 7~8점이라고 했습니다. 민서는 두통에 앞서 자주 나타나는 특징적인 전조증상이 있는데, 오른쪽 위쪽에서 파란색의 번쩍거리는 빛이 10~20분 정도 보이고, 이상한 냄새도 느껴지면서 박동성 두통으로 이어진다고 했습니다.

민서는 이런 두통이 생긴 지 5개월 정도 되었다고 했고, 이미 몇 가지 약을 시도해본 경험이 있었습니다. 두통이 잘 조절되지 않아서 점차 우울해지고 침대에 누워 있는 날이 많아졌으며, 급기야는 동네 소아청소년 정신과에서 약을 세 종류나 처방받고 복용하는 중이었습니다. 민서는 두통 때문에 학교를 꽤 많이 결석하고 있었습니다. 친구들과 뛰어놀아야 할 초등학교 학생이 머리가 아파서 매일 침대에만 누워 있다고 하니 안쓰러웠습니다.

저는 우선 민서의 두통을 일으킬 만한 이차적인 원인이 있는지를 다양한 검사를 통해 확인했지만, 원인이 될 만한 소견은 발견하지 못했습니다. 심장초음파를 통해 특별한 치료가 필요하지 않은 심장 내 구멍인 난원공Patent foramen ovale(PFO)을 발견했는데, 조짐편두통 환자에게서는 난원공이 동반되는 경우가 많이 있다고 알려져 있기 때문에, 추적 관찰을 하기로 했습니다. 신경인지기능 검사에서는 경도의 우울 증상이 확인되었는데, 이는 원인이라기보다는 조절되지 않는 두통으로 인한 이차적인 증상인 것으로 판단되었습니다.

저는 민서를 조짐편두통으로 진단하고, 기존 편두통 예방약제를 최대 효과와 부작용을 확인해가면서 하나하나 시도했습니다. 그중에서 아미트립틸린과 신나리진은 부분적인 효과가 있었습니다. 민서는 천식이 있었기 때문에 프로프라놀롤을 쓰게 되면 천식이 급성으로 악화될 위험성이 있어서 프로프라놀롤은 예방치료약제로 고려하지 않았습니다. 급성통증치료를 위해서 이부프로펜을 사용했으나 큰 효과가 없어서 트립탄 계열인 알모그란을 시도했는데, 민서가 한 알을 다 먹으면 머리가 조이는 느낌이 더 심해진다고 해서 반 알을 처방했으며 통증 경감에 꽤 효과가 있었습니다.

2개월 정도 지난 후에 민서의 두통은 다소 경감되었으나 일상생활이 완전히 가능할 정도로 호전되기에는 부족했습니다. 민서에게 '항 CGRP 단일클론항체'의 필요성을 느꼈습니다. 이 약에 대해서는 당시 몇 명의 편두통 환자에게 효과적이면서 안전하게 적용한 경험이 있었습니다. 저는 민서에게 '항 CGRP 단일클론항체'를 처방했고, 혹시나 있을 부작용을 대비해 입원해서 치료를 진행하였습니다. 민서는 처음 '항 CGRP 단일클론항체'를 투여한 날 약간의 어지러움을 호소했으나, 이튿날부터는 특별한 부작용을 호소하지 않았습니다. 이에 더해 저는 민서 어머니에게 저당식사요법을 교육해 시작했습니다. 다행히도 민서의 어머니도 저당식사요법을 진행하는 데 매우 열심이셨고, 민서도 거부감 없이 식사를 잘했습니다. 저당식사요법은 칼로리 조절에 자유롭고, 영양적으로도 균형이 잡혀 있는 식단이기 때문에 뇌 성장에 장기적인 효과가 기대되는 치료 방법입니다.

1개월 뒤에 두 번째 '항 CGRP 단일클론항체'를 맞으려 외래에 왔을 때, 민서의 두통은 좀 더 호전되어, 거의 매일 먹었던 진통제를 1주일에 1번 먹을까 말까 할 정도가 되었습니다. 이에 더해 추가적인 큰 변화는, 두통이 있어도 파란색의 번쩍거리는 전조증상이 더 이상 나타나지 않는다는 것이었습니다. 이제 민서에게 정신과 약은 더 이상 필요 없을 것이라고 확신해 하나씩 끊기 시작해 결국 완전히 끊을 수 있게 되었습니다. 민서의 결석 일수는 점차 줄어들어서, 이제는 학교 생활을 해나가는 데 큰 문제가 없을 만큼 두통이 호전되었습니다.

11세면 사춘기 초기이나 요즈음 아이들은 이 시기에 성인 몸무게를 상회하는 경우가 많습니다. 이에 약물에 대한 반응이나 부작용에 대한 내약성도 성인과 큰 차이를 보이지 않는 경우가 많습니다. 호르몬이 급변하는 시기에 편두통의 발생도 급격하게 증가하는데, 초기에 편두통을 잘 잡지 못하게 되면, 사춘기부터 아이들이 상당한 수준의 두통으로 고통받게 됩니다. 민서의 경우에는 사춘기 초기에 비교적 빠르게 편두통 조절 전략을 수립할 수 있게 되어 다행이었습니다.

만성 긴장형두통 환아 진료 이야기

외래에서 두통 초진 환아를 만날 때는 두 가지 다짐을 하고 진료를 시작합니다. 첫째, 아이들 두통의 이차적인 원인을 놓치지 않겠다. 둘째, 정신과 질환에 기인한 이차적인 두통과 긴장형두통 사이에서 헤매지 않겠다. 매번 이렇게 다짐하고 진료실에 들어가면, 좀 더 차분하게 두통 환자를 볼 수 있게 됩니다.

아이들 두통의 이차적인 원인을 놓치지 않는 것은 어느 정도 경험이 많이 쌓이면서 여러 검사를 빠짐없이 시행하면 큰 어려움이 없습니다. 그런데 스트레스로 인한 긴장형두통(일차두통)과 정신과 질환에서 기인한 두통(이차두통)은 집중해서 진료하지 않으면 이 둘 사이에서 헤매는 경우가 아직도 있습니다.

우현이(12세, 남)가 최근 4개월간 지속되는 두통으로 병원을 찾았습니다. 평균 키에 평균 몸무게의 우현이는 누가 머리를 전체적으로 꽉 조이는 듯한 두통이 하루에도 몇 번씩 있어서 일상생활에 큰 지장을 받고 있었습니다. 두통은 1시간 정도 지속되었는데, 최근 종종 1시간을 넘어가기도 한다고 했습니다. 두통이 있으면서 경련, 실신, 팔다리 저림, 시야 장애와 같은 다른 신경학적인 증상은 없었습니다. 우현이는 두통이 생기면서 조퇴를 종종 했고, 이제는 한 달에 몇 번씩 결석과 조퇴를 반복한다고 했습니다.

우현이의 가족은 최근 부산에서 서울로 이사를 했습니다. 오랫동안 정든 부산에서 살다가 학업을 이유로 서울로 이사를 했다고 했습니다. 우현이는 학교 생활에 적응하기가 다소 힘들다고 했습니다. 다행히, 특별히 학교에서 교우 관계에 문제가 있거나 다툼이 있는 것은 아니라고 했습니다. 그런데 종종 학교에 갈 때 심한 불안감이 찾아오는 경우가 있다고 했습니다. 이사 이후에 학교생활과 일상생활이 잘 안 되고 있어, 동네 정신과 진료도 잠깐 받아봤다고 했습니다.

만성 긴장형두통이 가장 적절한 진단이라고 생각되었지만, 두통의 이차적인 원인이 있는지 면밀히 살피기 위해 몇몇 검사를 했습니다. 신경학적으로 특별한 소견은 발견되지 않았지만, 신경인지기능검사를 했을 때 상당 수준의 불안도와 경도의 우울증이 동반되었습니다. 환아의 전반적인 지적 수준과 사회성은 매우 양호한 수준으로 평가되었습니다. 종합적으로 보았을 때 우현이는 만성 긴장형두통으로 진단되었습니다.

우현이의 두통은 아세트아미노펜이나 이부프로펜으로 꽤 경감되는 편이었습니다. 그런데, 두통이 만성적이고 거의 매일 있다 보니, 진통제를 매일 복용하는 문제가 생겼습니다. 저는 우현이가 약물과용두통과 위장장애가 생기지 않을까 걱정되었고, 예방적 약물치료를 시작하기로 결정했습니다. 우현이에게 치료의 목표는 두통의 강도와 빈도를 50퍼센트 미만으로 줄여 두통 때문에 학교를 빠지는 일이 없도록 하는 것이라고 명확하게 이야기했습니다.

예방적 약물치료로는 아미트립틸린을 시작했습니다. 아미트립틸린은 처음부터 용량을 맞춰 쓰면 매우 졸리기 때문에, 저용량부터 시작해서 1주일 간격으로 서서히 증량했습니다. 그리고 불안증과 우울 증상이 있기 때문에 효과적인 스트레스 관리를 위해 인지행동치료를 병행했습니다. 인지행동치료는 만성편두통에 효과적이라고 인정된 비약물 치료인데, 아직 대학병원에서 널리 시행되지 않아 우현이의 집 근처 사설 인지발달센터로 의뢰해 진행했습니다. 저는 치료의 질 관리와 일관성을 위해서, 만성신경질환을 위한 인지행동치료를 빠른 시일 안에 병원에 마련하겠다고 다짐했습니다. 또한, 우현이는 두통이 생기고 얼마 뒤부터 불면증으로 고생하고 있었습니다. 저는 우현이에게 올바른 수면 패턴과 멜라토닌 호르몬에 대한 전반적인 교육을 했고, 3주 동안 자기 전 멜라토닌을 처방했습니다.

우현이는 외래에 앉아 있을 때, 허리가 굽은 상태로 다리를 꼬고 목이 거북이처럼 앞으로 나와 있는 자세를 취했습니다. 어머니는 우현이의 평소 자세가 이렇다고 했습니다. 저는 우현이에게 그러한 자세는 목과 어깨의 근육을 뭉치게 해 두통을 악화시키기 때문에, 자세부터 고쳐야 한다고 강조했습니다. 또한, 저는 우현이에게 계속 그런 자세를 하면 허리가 굽어서 키가 작아질 것이라고 했습니다. 요새 아이들은 키에 매우 민감한 편입니다. 살다 보면 그렇게 키에 민감할 필요가 없다는 걸 스스로 깨닫게 되겠지만 말이죠. 그렇지만, 이 시기의 아이들에게 키로 겁주는 방법은 꽤 효과가 있습니다.

초기 약물치료 전략을 세운 뒤 생활습관교정치료를 시작하고 안정화된 것을 확인하고, 1개월에 1회 정도 외래에서 추적 관찰을 했습니다. 다행히 우현이는 수면 패턴과 올바른 자세를 유지하기 위해 많이 노력했고, 수면 패턴은 치료를 시작한 지 1개월 안에 완전히 정상으로 돌아왔습니다. 아미트립틸린과 멜라토닌을 자기 전에 병용하니 잠이 금방 오게 된 것도 올바른 수면 패턴 확립에 기여한 것 같았습니다. 두통의 강도와 빈도도 점차 줄어들어서, 치료 시작 4개월 후에는 두통의 강도와 빈도가 치료 전의 10분의 1 정도로 좋아졌습니다.

사설 인지발달센터는 1주일에 1~2회 다니고 있는데 거기서 배운 인지행동치료는 꽤 재미도 있고, 스트레스 관리에 효과적이었다고 했습니다. 몇 개월 후에는, 학교도 꼬박꼬박 다닐 정도로 호전되어, 이제 약물 감량 시점과 치료 종료를 고려해야 할 시기가 다가왔습니다.

긴장형두통은 소아청소년 시기에 유병률이 매우 높습니다. 대학병원으로 오는 긴장형두통 환자들은 대부분 만성 긴장형두통 환자들입니다. 만성 긴장형두통을 적절하게 잘 진단하고, 생활습관교정치료, 약물치료, 인지행동치료 등을 적절히 병행하면, 편두통 환자에 비해 더 빠른 치료 효과를 달성할 수 있으며, 아이들이 일상생활에 복귀하는 데 많은 도움을 줄 수 있습니다.

군발두통 환아 진료 이야기

저는 종종 차라리 죽었으면 좋겠다는 통증은 얼마나 심각한 통증인지 생각해봅니다. 그런 통증을 느끼는 환자들이 출연하는 의학 다큐멘터리를 보면서, 그들이 자신의 통증을 묘사하는 것을 머릿속으로 되뇌기도 합니다. 두통에 있어서 그런 강한 통증을 느끼는 질환들이 아주 일부 있는데, 일차두통에서는 군발두통이 있습니다.

호진이(16세, 남)가 약 2개월 전부터 시작한 극심한 두통으로 병원을 찾았습니다. 호진이는 평소 특별한 병력 없이 정상적으로 잘 지내온 아이였습니다. 신경학적인 가족력도 없었습니다. 극심한 두통이 거의 매일 있자 응급실에 가서 뇌 CT도 찍어보았는데 별다른 이상은 없었습니다.

호진이는 학교에 가지 못하는 것은 물론이고 잠도 제대로 이루지 못해 매우 지쳐 있는 상태였습니다. 호진이의 두통은 주로 한쪽 머리에 박동성의 통증이 있으면서 2~3시간 정도 지속되었는데, 그러기를 하루에 3~4번 반복한다고 했습니다. 빛공포증과 소리공포증도 동반되어 있었습니다. 생활 습관으로 특기할 만한 것은 호진이가 담배를 피운다는 것이었습니다. 2~3일에 한 갑 정도의 담배를 피운다고 했습니다. 또한 수면이 불규칙했으며, 고카페인 에너지 음료를 자주 마시는 나쁜 생활 습관을 지니고 있었습니다.

저는 호진이가 만성편두통으로 진행되는 상태라고 생각했습니다. 확실하게 진단하기 위해서 뇌 MRI 등 필요한 검사를 진행했으나 특이 소견은 없었습니다. 두통으로 인한 걱정이 매우 심해서 신경인지기능검사에서는 불안도가 크게 증가되어 있었으나, 전반적인 인지 능력과 사회성은 매우 양호했고 다른 정신질환이 의심되지는 않았습니다. 저는 호진이를 만성편두통으로 진단하고, 생활습관교정치료를 교육하면서 충분한 시간 동안 예방적 약물치료를 몇 가지 시도했습니다. 특히 반드시 담배를 끊으라고 했고, 필요하면 금연 상담 및 치료를 받으라고 조언했습니다. 또한 고카페인 에너지 음료는 수면에 큰 방해가 되니 가급적 마시지 않도록 했습니다. 그러나 기존의 예방적 약물치료에는 거의 호전이 없었으며, 아세트아미노펜, 이부프로펜, 트립탄 등 급성진통치료에도 거의 반응하지 않았습니다. 그래도 약물치료를 지속하면서 시간을 두고 보았는데, 약물치료와 생활습관교정치료가 효과가 드디어 나타난 건지 두통이 서서히 호전되었습니다.

이후 4개월 정도는 큰 문제 없이 지내서 별걱정 없이 약물치료를 줄여야 하나 생각하고 있었습니다. 그러던 어느 날, 호진이가 다시 극심한 두통을 호소하면서 응급실을 통해 입원하게 되었습니다. 그래서 지금까지의 기존 예방적 약물치료에 효과가 없다고 결론을 내리고, 만성편두통으로 진단한 뒤 호진이에게 '항 CGRP 단일클론항체'를 투여했습니다. 투여 후 10일 정도는 두통 발작의 빈도가 점차 감소했습니다. 저는 치료에 실마리를 잡았다며 다행이라고 생각했습니다.

그런데 '항 CGRP 단일클론항체'를 투여하고 2주도 지나지 않아 다시 극심한 통증을 호소하며 응급실을 통해 입원하게 되었습니다. 급한 대로 발프로산과 레베티라세탐 부하 투여를 하고, 약으로 호진이를 재우다시피 해서 입원을 해 관찰했습니다. 저는 만성편두통이라는 진단이 틀린 것이 아닌가 의심하고, 두통의 이차적인 원인이 있는지 다시 확인하고 검사했습니다. 검사상 특별한 소견이 나오지는 않았습니다. 호진이는 병원에서도 강한 통증을 호소하면서 진통제를 계속 원하고 있었고, 곁에 있는 어머니도 어쩔 줄 몰라 울고 있었습니다. 이런 순간에는 저도 상당한 외로움을 느끼는데, 그 외로움을 누구에게도 드러낼 수는 없으며, 그래서도 안 된다는 것을 스스로 잘 알고 있습니다.

다시 처음으로 돌아가서 호진이에게 두통에 대한 자세한 문진을 했습니다. 문진을 통해 몇 가지 단서를 얻었습니다. 호진이는 두통이 올 때 왼쪽 눈알이 빠질 것 같은 압박감을 느끼면서 눈이 충혈되고, 땀과 눈물이 나는 경우가 많다고 했습니다. 그리고 어머니의 말에 따르면, 호진이는 두통발작이 오기 전에 굉장히 불안해하면서 차라리 죽었으면 좋겠다며 머리를 벽에 받는 등의 자해 행동을 한다고 했습니다. 이러한 단서는 제가 처음 호진이를 진단할 때 대수롭지 않게 생각한 것들이었습니다. 이러한 단서는 군발두통을 시사하는 소견이었으며, 지금까지 검사 결과와 두통 문진을 종합했을 때, 군발두통의 진단 기준에 합당했습니다. 지난 몇 개월 두통이 없었던 것은, 아마도 군발기가 끝나고 관해기 상태에 접어든 것이 아니었나 생각하게 되었습니다. 지금 다시 군발기에 접어든 것이죠.

군발두통은 흔한 질환이 아니고, 남자에게서 더 많다고 알려져 있습니다. 그리고 담배는 군발두통의 주요 악화 요인으로 알려져 있습니다. 제가 소아청소년 아이들에게서 군발두통을 실제로 본 것이 이번이 처음이었고, 소아신경과 동료 의사들에게도 군발두통은 너무나 생소했습니다. 군발두통은 급성진통치료로써 고압산소치료가 매우 효과적으로 알려져 있습니다. 그래서 고압산소치료 지침에 따라서, 병동에서 호진이에게 진행했습니다. 15분 정도 진행하는 사이 호진이는 급격한 통증의 감소를 경험하게 되었습니다. 저는 호진이의 진단을 군발두통으로 확정하고, 치료 전략을 수정했습니다.

일단, 군발두통은 통증이 엄청나기 때문에 급성진통치료가 안 되면 모든 치료 전략이 깨집니다. 다행히 호진이는 산소치료에 반응을 하기 때문에, 산소치료에 적응을 시키면서 가정에서 고압산소치료를 할 수 있게 구비를 시켰습니다. 호진이는 평소 담배를 많이 피웠기 때문에 산소치료는 여러모로 호진이에게 도움이 되었을 것이라고 생각했습니다. 이에 더해 졸미트립탄이 군발두통에 효과가 제일 좋다고 연구되어 있기 때문에, 산소치료와 병용할 수 있도록 했습니다.

예방치료 요법으로는 '항 CGRP 단일클론항체'를 만성편두통 용량의 2.5배로 증량 투여하면 군발두통에 효과가 있다는 연구가 최근에 입증된 바가 있어서, 4주 간격으로 이를 따르기로 했습니다. 그리고 생활습관교정치료와 저당식사치료를 적극적으로 교육했습니다.

1개월 뒤에 호진이의 두통은 약 50퍼센트 수준으로 줄어들었으며, 학교를 빠지게 되는 날도 크게 줄었습니다. 무엇보다 칭찬할 만한 것은 호진이가 생활습관교정치료를 열심히 해 유산소 운동도 적극적으로 하고, 식사치료도 잘 지키고 있으며, 수면 패턴도 좋으며, 물도 많이 마신다는 것이었습니다. 산소치료와 고용량 '항 CGRP 단일클론항체'라는 급성치료와 예방치료 전략이 잘 들어맞아서 치료에 선순환 구조가 가동되고 있었습니다.

이후 몇 개월이 지나면서 호진이의 두통발작은 더 줄어들었으며, 고압산소치료의 빈도도 크게 줄었습니다. 심각한 군발기가 찾아오지 않고 꽤 잘 유지되고 있습니다. 이런 상태가 유지가 되면 생활습관교정치료가 뇌의 통증 조절 및 안정화에 크게 기여할 것으로 생각됩니다.

저는 호진이의 군발두통의 처음 증상이 편두통과 유사해 편두통으로 착각했으나, 두통의 진행 과정이나 질적인 측면에서 차이를 발견하고, 군발두통으로 다시 진단해 치료 과정을 수정했던 값진 임상적 경험을 하게 되었습니다. 진단을 수정하고 치료하는 과정에서 크게 느낀 점이 하나 있었습니다. 아이가 주는 단서를 절대로 가볍게 생각해서는 안 된다는 것이었습니다. 과연, 환자는 의사의 스승이라는 것을 다시 한번 느끼게 되었습니다.

3부

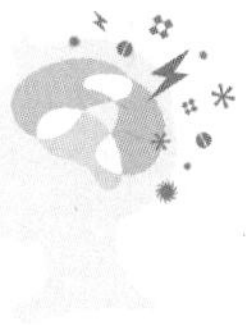

원인이 명확한 이차두통

01

이차두통이란 무엇인가

두통의 원인이 의학적·객관적으로 입증되었으며, 입증된 원인과 새로 생긴 두통이 강한 밀접성과 시간 연관성이 있을 경우, 그 두통을 이차두통이라고 합니다. 이차두통의 경우 원인으로 생각되는 질환이 악화되면 두통이 함께 악화될 것이고, 반대로 원인으로 생각되는 질환이 호전되면 두통도 함께 호전될 것입니다. 두통의 원인이 될 만한 의학적인 상태는 매우 다양합니다. 먼저 ICHD-3에서 제시하는 이차두통의 분류를 보겠습니다.

ICHD-3 에서 제시하는 이차두통의 분류

1. 머리와 목의 외상 및 손상으로 인한 두통
2. 두개 그리고/또는 경부의 혈관질환으로 인한 두통
3. 비혈관성 두개 내 질환으로 인한 두통

4. 물질 또는 물질 금단으로 인한 두통
5. 감염으로 인한 두통
6. 항상성 질환으로 인한 두통
7. 두개골, 목, 눈, 귀, 코, 부비동, 치아, 입 또는 기타 얼굴 및 경부 구조물의 질환으로 인한 두통 또는 얼굴 통증
8. 정신과 질환으로 인한 두통

이차두통이 일차두통보다 중증도가 꼭 높은 것은 아닙니다만, 이차두통의 원인들 중에는 급한 수술적 치료가 필요한 경우도 있습니다. 급한 수술적 치료가 필요한 경우는 소아청소년이나 성인 모두에서 드물지만, 놓치게 되면 상당히 부정적인 상황이 전개될 수 있습니다. 특히, 나이가 어린 아이들은 자신의 두통을 효과적으로 표현하지 못하는 경우가 많기 때문에, 의료진의 문진만으로는 두통을 정확히 분류할 수 없는 경우가 매우 많습니다. 따라서 소아청소년 두통 환자는 성인보다 더 적극적인 검사들을 통해 현 시점에서 진단할 수 있는 이차두통을 확실하게 배제해야 합니다. 이차두통을 의심해야 하는 중요한 위험 증상들은 다음과 같습니다.

- 5세 이하에서 생긴 두통
- 갑작스럽거나, 급격하게 변한 두통
- 점점 심해지는 두통
- 성조숙증이 동반된 두통

- 운동이나 기침으로 유발되는 두통
- 열과 오심, 구토가 동반되는 두통
- 두통으로 잠에서 깨는 정도의 두통
- 다양한 신경학적인 증상과 동반되는 두통
- 갑작스러운 심한 두통
- 머리둘레가 최근 갑자기 커지면서 생긴 두통
- 아침에 일어나자마자 생기는 두통
- 후두부 두통
- 반복적으로 편측 한곳에만 있는 두통

이차두통의 원인들은 소아청소년기와 성인기, 노년기에서 다소 차이가 있습니다. 아무래도 뇌의 상태가 다르기 때문에 이차두통의 원인도 다를 수밖에 없겠죠. 3부에서는 진료하면서 흔히 발견되는 소아청소년 이차두통에는 어떤 것이 있으며, 드물지만 소아청소년기에 특징적일 수 있는 원인 몇 가지를 간단한 증례와 함께 소개하겠습니다. 수많은 이차두통의 원인 중에서 10가지 원인을 간단한 실제 증례와 함께 알아볼 텐데, 이 외에도 아이들의 이차두통의 원인은 더 많다는 것을 항상 염두에 두었으면 좋겠습니다.

02

철분결핍성빈혈로 인한 두통

소아청소년기는 급속 성장을 하는 시기입니다. 좋은 음식을 통해 다양한 영양소를 충분히 섭취하는 것이 정말 중요합니다. 이 시기에는 상대적으로 철분 결핍이 오는 경우가 많습니다. 몸에서 철분 요구도가 증가하기도 하고, 여자아이들 같은 경우에는 월경을 하면서 실혈을 하기 때문에 철분 결핍이 동반되는 경우가 많습니다.

적혈구는 우리 몸의 중요한 장기, 즉 뇌, 심장, 폐, 신장 등에 산소와 영양분을 공급하고, 장기를 구성하는 조직으로부터 이산화탄소를 받아내는 역할을 합니다. 적혈구의 역할은 적혈구 내에 있는 헤모글로빈이 담당하는데, 이 헤모글로빈은 철분으로 만들어집니다. 거꾸로 말하면 철분이 부족하면 헤모글로빈의 생성이 부족해지고, 적혈구의 생성이 줄어들거나 기능이 떨어지게 되는 것입니다. 그렇게 될 경우 우리 몸의 장기 중에서 가장 많은 산소와 에너지를 소비하는 기관인 뇌의 기체 교환이 원활히 되지 않기 때문에, 다양한 증상과 함께 두통이 나타날 수 있습니다. 이와 같이, 철분 결핍으로 인한 두통은 매우 흔합니다.

안타깝게도 철분 결핍으로 인한 두통은 생각보다 잘 진단되지 않는 경우가 많습니다. 진료실에 오는 여러 두통 환아 중 상당수가 철분 결핍으로 인한 이차두통인 경우가 많은데, 이것을 교정하지 못한 채 여러 진통제를 복용하거나, 심지어 정신과 질환으로 오인해 여러 병원을 전전하다가 대학병원까지 오는 경우가 상당히 많습니다. 철분 결핍으로 인한 두통의 양상은 다양합니다. 보통 짧은 시간 동안 머리의 여러 부위가 살짝살짝 기분 나쁘게 찌르듯이 아파지는 경우가 하루에 여러 차례 있거나 긴장형두통의 양상을 띠기도 합니다.

철분결핍성빈혈이라는 이차적 원인이 확실한 경우에는, 환아가 긴장형두통의 양상을 갖고 있다고 할지라도 긴장형두통과 같은 일차두통의 진단을 주된 진단으로 내려서는 안 됩니다. 철분 결핍이 만성화되면 수면장애가 동반될 수 있으며, 면역력이 떨어져 감기나 비염과 같은 질환에 잘 걸리고, 우울한 기분도 느낄 수 있으며, 성격도 날카로워질 수 있습니다. 또한 식욕이 떨어지고, 집중력이 저하되며, 어지러움도 동반할 수 있습니다. 심한 경우에는, 하루에도 몇 번씩 기립성저혈압 증상이 나타날 수 있고, 심지어는 실신해 응급실로 실려오는 경우도 있습니다.

철분 결핍으로 인한 빈혈, 즉 철분결핍성빈혈Iron deficiency anemia(IDA)은 진단하기가 매우 쉽습니다. 간단한 혈액검사면 됩니다. 주의해야 할 것은 철분결핍성빈혈을 진단하는 데 단순히 헤모글로빈 수치만으로 모두 판단할 수는 없다는 것입니다. 철분 결핍을 판단하려면 혈액 내 헤모글로빈 수치뿐만 아니라 혈청 철, 적혈구 용적률, 철결합능, 페리틴 등 다양한 요소의 수치를 확인해야 합니다. 임상의사가 이들의 검사 결과를 보고 종합적으로 판단할 수 있습니다. 검사와 진단이 어렵지 않기 때문에, 철분 결핍으로 아이들에게 두통이 올 수 있다는 사실을 항상 염두에 둔다면, 생각보다 많은 환아에게서 두통의 원인을 쉽게 찾을 수 있게 되고, 불필요한 다른 진료들과 진통제를 복용할 필요가 없어질 것입니다.

그렇다면 철분 결핍으로 인한 두통은 어떻게 치료할까요? 검사상 심각한 철분 결핍 증세가 나타나거나, 철분 결핍을 일으킬 수 있는 다른 심각한 혈액 질환을 암시하는 결과(급성 골수성 백혈병 등)가 나왔다면, 그 질환을 확진하는 다른 검사를 진행하고, 그에 맞는 치료를 시작하는 것이 맞겠죠. 또한, 코 속 깊숙이 있는 혈관의 잦은 염증으로 코피가 만성적으로 자주 나는 경우 혹은 위장관 출혈과 같이 만성적인 실혈로 인한 철분 결핍이 있는 경우에는 그 실혈을 막아주면 됩니다. 일반적인 철분 결핍은 단순하게 철분을 몇 개월 정도 꾸준히 섭취해서 철분 수치를 서서히 증가시키는 것만으로도 해결할 수 있습니다. 그렇게 되면 철분 결핍으로 인한 두통은 꽤 극적으로 호전됩니다.

철분제는 처방을 받아서 복용할 수도 있고, 처방전 없이 개인적으로 구매할 수도 있습니다만, 일반적으로 시판용 종합영양제의 철분 함량은 다소 적습니다. 철분 결핍으로 인한 빈혈, 그리고 그것으로 인한 이차두통의 증상이 있는 경우에는, 전문의의 진료를 받아 철분제를 복용하는 것이 더욱 효과적입니다. 철분이 우리 몸에서 흡수될 때 비타민 B의 몇몇 종류가 철분의 흡수 및 적혈구의 생성에 관여하기 때문에, (비타민 B_6, 비타민 B_9, 비타민 B_{12}) 철분제와 비타민 B 복합제를 함께 복용하는 것이 철분 흡수율을 높이는 방법이라고 볼 수 있습니다.

비타민 C를 철분제와 함께 복용하는 것 또한 철분의 흡수율을 올릴 수 있기 때문에 병합치료를 고려할 수 있습니다. 비유하자면, 철분이 많이 함유된 고기를 먹을 때, 고기만 먹는 것보다 비타민이 풍부한 야채와 함께 먹는 것이 좋은 것과 같습니다. 진료실에서 아이들의 식습관을 조사해보면, 고기는 좋아하지만 야채는 잘 먹지 않는 경우가 너무나 많습니다. 이런 경우에는 아무리 고기를 좋아하고 많이 먹어도, 정작 철분의 흡수가 제대로 이루어지지 않아 빈혈이 오는 경우도 생길 수 있습니다. 따라서 고기를 먹을 때는 꼭 야채와 함께, 혹은 철분제를 먹을 때는 비타민 B, C와 함께 복용하는 것을 강력하게 추천합니다.

철분제를 복용하면 비교적 높은 빈도로 변비가 생길 수 있습니다. 또한, 변비뿐만 아니라 배가 아프거나 위가 불편한 증상들이 나타나기도 합니다. 이는 철분제의 대표적인 부작용이라고 할 수 있습니다. 이럴 때는 철분제의 종류를 바꾸어서 농도가 옅은 철분제형으로 바꾸는 방법이 있을 수 있고, 프로바이오틱스를 병용하는 것도 큰 도움이 됩니다. 또한 격일로 철분제를 복용하는 방법도 고려해볼 수 있습니다. 철분은 꾸준하게 복용하는 것이 중요하기 때문에, 위장관 부작용이 생겼다고 바로 복용을 중단하지 말고, 아이들에게 맞는 복용 방법들을 잘 찾아서, 꾸준히 몇 개월 정도 복용하는 것이 중요합니다. 이러한 철분보충치료를 하면, 보통 1~2주 안으로 증상의 호전을 환아 자신도 느낄 정도로 경험하게 되는 경우가 많습니다.

수많은 이차두통 중에서 철분 결핍 혹은 철분결핍성빈혈로 인한 두통을 가장 먼저 언급한 이유는 철분 결핍은 그만큼 흔하면서도 의심하지 않아서 놓치기 쉬운 원인이기 때문입니다. 자라나는 소아청소년 아이들은 철분 요구도가 많고, 청소년기 여자아이의 경우 월경으로 인한 철분의 소실이 일어나는 시기이기 때문에 철분의 적절한 보충은 뇌 건강에 정말 중요하다고 재차 강조합니다. 철분 결핍은 치료도 매우 간단하고, 안전하기 때문에 적극적으로 철분보충치료를 고려한다면, 다른 불필요한 약제나 치료를 받지 않을 수 있습니다.

철분결핍성빈혈로 인한 두통 환아 증례

지연이(12세, 여)가 몇 개월 동안 해결되지 않는 두통으로 외래에 왔습니다. 진료실로 들어오는 모습부터 전체적으로 힘이 없어 보였습니다. 몸은 표준보다 말라 있었고, 눈가 아래에는 연한 다크서클이 있었으며, 다소 창백해 보였습니다. 입술도 색이 연한 데다 마르고 부르터 있었습니다. 지연이는 작년만 해도 무척 활동적이었는데, 몇 개월 전부터 어지러움과 함께 두통을 자주 호소했고, 진통제에도 호전되지 않는 경우가 많아졌다고 했습니다. 잠도 자주 깨고 집중력도 떨어지며, 사춘기에 접어들었는지 성격도 좀 날카로워진 것 같다고 했습니다.

지연이는 올해부터 생리를 시작했다고 하는데, 생리 주기는 비교적 규칙적이었습니다. 지연이에게 두통의 양상을 물어보니 1~2분 안쪽으로 머리 여러 군데가 찌르는 것 같으며, 오래가지는 않지만 하루에도 여러 번 아프다고 했습니다. 최근 살이 급격하게 빠지거나 하지는 않았지만, 식욕이 별로 없어서 6개월 전보다 2~3킬로그램 정도 줄었다고 했습니다. 저는 몇 가지 질문을 더 했습니다. 지연이는 최근 경련을 하거나 실신을 한 적은 없지만, 오래 앉았다가 일어설 때 눈앞이 깜깜해져서 잠시 휘청거리는 증상이 자주 있다고 했습니다. 이러한 증상은 기립성저혈압일 때 나타나는 증상입니다. 이 외에 다른 신경학적인 증상은 문진상에서 관찰되지 않았습니다. 두통 설문지에서는 우울지수나 불안지수가 기준치를 약간 넘었습니다.

저는 지연이에게 전반적인 피검사를 진행했습니다. 그 피검사에는 철분과 관련된 다양한 검사를 포함해 전해질 검사, 간 기능

검사, 그리고 갑상선 내분비 호르몬 검사도 포함되었습니다. 검사에서 전형적인 철분결핍성빈혈에 해당하는 소견이 발견되었으며, 다른 특이 소견은 관찰되지 않았습니다. 혈구의 모양을 확인하기 위해 말초혈액도말검사도 진행했는데, 위험한 질병이 의심되지는 않았고 철분결핍성빈혈에 합당한 적혈구의 형태학적인 이상이 보고되었습니다. 이차두통의 위험한 원인을 찾기 위해 시행한 뇌 CT에서는 정상 소견을 보였습니다. 저는 철분결핍성빈혈로 인한 두통으로 잠정적인 진단을 내리고, 철분제와 비타민 B 복합제, 비타민 C, 프로바이오틱스를 처방했고, 철분제의 부작용에 대해서 설명하고, 대처 방안을 알려주었습니다.

지연이는 2주 뒤에 외래에서 다시 진료했습니다. 2주라는 기간은 철분결핍성빈혈이라면 철분제에 반응이 있기에 충분한 기간이기 때문이었습니다. 예상대로 지연이의 전반적인 컨디션은 많이 좋아졌으며, 식욕도 올라가고, 수면의 질도 많이 좋아졌다고 했습니다. 무엇보다 어지러움과 두통이 크게 좋아졌습니다. 다만 약간의 변비가 생겨서 불편했지만, 수분을 충분히 섭취하고 정장제를 복용하니 괜찮아졌다고 했습니다.

1개월 뒤에 다시 혈액검사와 함께 진료했는데, 진료실로 들어오는 지연이의 얼굴이 처음보다 한결 밝아져서 알아보지 못할 뻔했습니다. 전반적인 철분 수치가 상승 추세에 있었지만, 아직 몇몇 수치들은 기준치를 넘지 못했습니다. 하지만 이제는 기립성저혈압 증상도 없고, 어지러움이나 두통도 거의 없다고 했습니다.

2개월 뒤에 다시 지연이를 진료했는데, 혈액검사상 모든 철분 수치가 정상 범위에 들어왔으며, 저장철storage iron을 나타내는 수치인 페리틴 수치도 처음 진단했을 때보다 5배 이상 상승해 안정권에 접어들었습니다. 지연이의 두통과 어지러움 증상은 모두 호전되었습니다.

주요 내용

1. 철분결핍성빈혈 혹은 철분 결핍으로 인한 두통은 소아청소년기에 매우 흔하지만, 의심을 하지 않는 경향 때문에 놓치는 경우가 많습니다.
2. 철분 결핍의 증상은 두통, 어지러움뿐만 아니라, 수면장애, 면역력 저하, 기분장애, 식욕 저하, 집중력 감소, 기립성저혈압, 실신 등 매우 다양합니다.
3. 철분보충치료는 매우 안전하고 쉬운 편이며, 철분의 흡수율을 올리기 위해서 철분제와 비타민 B, C를 병용하는 것을 추천하며, 철분제의 부작용인 변비 증상이 있을 경우 프로바이오틱스를 같이 병용하면 효과가 있습니다.

03

뇌수막염으로 인한 두통

뇌는 우리 몸의 모든 부위에 명령을 내리는 핵심 본부입니다. 만약 어떤 이유로 이러한 뇌에 염증이 생기면 우리 몸 전체의 기능이 심각하게 저하되고 심지어는 생명을 잃을 수도 있습니다. 이 때문에 뇌는 웬만하면 세균이나 바이러스가 들어오지 못하도록 철저하게 보호되는 시스템을 갖추고 있습니다. 이 보호 시스템 중에서 뇌를 둘러싸는 막이 있는데, 그것을 뇌수막 혹은 뇌척수막이라고 합니다.

면역이 상대적으로 약한 아이들이나 어린 소아들은 뇌수막에 감염이 생기는 일이 종종 있습니다. 이 뇌수막을 감염시키는 원인은 대부분 바이러스이며, 세균이나 곰팡이도 뇌수막을 감염시킬 수 있습니다. 또한, 이 외에 다른 원인으로 뇌수막에 염증이 생길 수 있습니다. 이렇게 뇌수막에 염증이 생김으로 해서 나타나는 질

뇌수막의 구조

뇌수막은 경질막, 거미막, 연질막으로 나뉘고, 연질막 바로 아래는 뇌실질입니다. 거미막과 연질막 사이에는 공간이 있는데, 이 공간은 거미막 아래에 있는 공간이라고 해서 거미막하공간이라고 합니다. 거미막하공간은 뇌척수액이 흐르고 순환하는 공간입니다. 거미막하공간을 흐르는 뇌척수액은 각종 감염이나 화학물질로부터 뇌를 보호합니다.

환을 뇌수막염Meningitis이라고 합니다.

뇌수막염의 증상은 대표적으로 급격한 두통, 두통과 동반되는 구토, 발열, 극심한 피로감, 안절부절못하고 불안해함, 잠을 계속 자려고 함 등이 있습니다. 심한 경우에는 뇌수막의 감염이 뇌실질로 퍼질 수도 있는데, 이를 뇌염Encephalitis이라 합니다. 뇌수막염과 동반되는 뇌염은 수막뇌염Meningoencephalitis이라고 합니다. 이럴 경우에는 경련을 하거나 정신이 혼미해지는 등 더욱 급격한 증상을 보이게 되며, 적절하고도 빠른 검사와 치료를 받지 못한다면 뇌가 비가역적인 심각한 손상을 받게 됩니다. 이 경우 손상된 부위가 기능을 제대로 수행할 수 없게 되거나 상당한 수준의 기능 저하가 생깁니다. 이런 타격을 받은 아이들은 평생 다양한 신경학적 장애를 갖고 살아갈 수도 있습니다.

뇌수막염이 있는 아이들은 보통 열이 나면서 상당한 정도의 두통을 호소합니다. 두통을 잘 호소하지 못하는 어린아이들은 보통 고열과 함께 심하게 보채고, 밥을 잘 먹지 않고, 점점 늘어지는 모습을 보일 수 있습니다. 이런 증상을 보일 때는 뇌수막염을 강력하게 의심하고 이 진단이 맞는지 검사하는 것을 적극적으로 고려해야 합니다. 어린아이들은 면역력이 약하기 때문에, 상대적으로 뇌수막염의 빈도가 높습니다. 학령기 이상의 아이들은 심한 두통을 호소하면서 뇌막 자극의 대표적 증상 중 하나인 구토를 하기도 합니다. 뇌수막염은 일반적으로 염증 반응이 상당하므로 발열을 동반합니다. 고열이 지속되면서 일반적인 해열제로도 조절이 되지 않는 두통이라면 반드시 이 뇌수막염을 의심해야 합니다.

뇌수막염은 일반적으로 뇌척수액검사로 확진할 수 있습니다. 거미막과 연질막 사이에 있는 거미막하공간에는 뇌척수액이 흐르고 순환합니다. 보통 뇌수막염은 연질막 혹은 연질막과 거미막 사이에 염증이 생기면서 뇌막 자극 증상이 나타나는데, 그렇게 되면 뇌척수액에 염증 관련 세포와 바이러스, 세균들이 씻겨 떠다니게 됩니다. 이 뇌척수액은 뇌척수막을 따라 뇌의 여러 부위와 척수강을 흐르는데, 척수천자라는 기술로 뇌척수액을 추출해 검사를 진행하는 것을 뇌척수액검사라고 합니다. 즉 머리에 큰 바늘을 사용해 직접 거미막하공간에 흐르는 뇌척수액을 검사하기에는 위험부담이 따르고, 어차피 뇌척수액은 척수강에도 흐르기 때문에 안전하게 뇌척수액 검사를 척수천자로 진행한다고 이해하면 될 것 같습니다.

척수천자로 얻은 척수액을 분석하면 원인 바이러스나 세균

등이 동정될 수 있는데, 그렇게 되면 그에 맞춰 치료를 진행하면 됩니다. 그러나 바이러스나 세균이 동정되는 데는 2~3일이 걸리기 때문에, 그 결과를 확인한 뒤 치료를 시작하면 절대 안 되고, 보통 20~30분 안으로 검사가 완료되는 뇌척수액의 세포 분석 결과를 참고해 원인을 유추하고 그에 맞춰 치료를 진행합니다. 만약 임상적으로 뇌수막염이 강력하게 의심되는데, 여러 한계로 인해 뇌척수액검사를 적시에 시행하기가 어려울 때는 뇌척수액검사를 건너뛰고 바로 뇌수막염 치료를 진행해야 합니다.

다시 한번 이야기하지만, 만약 뇌수막염이 강력하게 의심되는데 뇌척수액 치료가 어렵거나 불가능한 상황이라면, 뇌척수액 검사에 연연하지 말고 바로 뇌수막염 치료로 돌입해야 합니다. 뇌수막염 혹은 뇌염은 급격한 임상 경과를 일으킬 수 있기 때문입니다. 치료부터 먼저 진행하는 것이 임상 경과의 악화를 막는 길입니다.

뇌수막염을 진단한 소아신경과 의사는 척수천자뿐만 아니라, 뇌 CT, 뇌 MRI, 일반 혈액검사 등을 시행할 수 있으며, 고용량 항생제, 고용량 항바이러스제, 고용량 스테로이드, 뇌압강하제, 고용량 면역글로불린 등의 치료를 진행할 수 있습니다. 치료 과정에서 상황에 따라 반복적으로 뇌척수액검사를 진행할 수도 있습니다. 뇌염으로 진행된다면, 항경련 치료뿐만 아니라 중환자실 치료가 필요할 수도 있습니다.

뇌척수액검사를 하면 등에 일시적으로 통증이 생길 수도 있으나 곧 회복됩니다. 뇌척수액을 채취한 후 중요한 것은 환아가 최소 반나절은 똑바로 잘 누워 있어야 한다는 것입니다. 뇌수막의 다양한 감염을 진단하기 위해서 시행하는 뇌척수액검사는 상당히 많은 양의 뇌척수액을 채취합니다. 따라서 뇌척수액 채취 후에는 머리 안의 압력이 일시적으로 감소하여 두통과 어지러움이 새롭게 생길 수가 있습니다. 수분 혹은 수액 치료를 하면서 새로운 뇌척수액이 생성되는 동안 충분히 누워 있는 것이 뇌척수액 검사 후의 두통을 방지하는 방법입니다.

치료 기간은 상황에 따라 다르지만, 보통 1주에서 3주 사이에서 뇌수막염의 세부 진단과 환아의 상태에 따라서 변화가 있을 수 있습니다. 무엇보다 강조하고 싶은 것은 뇌수막염이 의심된다

주요 내용

1. 뇌를 둘러싸고 있는 뇌막이 감염되어 염증이 생기는 질환을 뇌수막염이라고 하며, 심한 경우 뇌염으로도 진행할 수 있으므로, 빠르고 적절한 진단과 치료를 받아야 합니다.
2. 뇌수막염의 증상은 고열과 동반하는 심각한 두통입니다. 표현을 잘 못 하는 어린아이들인 경우에는 심하게 보채거나, 밥을 잘 먹지 않고 늘어지는 증상으로 뇌수막염의 증상이 나타날 수 있습니다.
3. 뇌수막염의 진단은 뇌척수액검사로 이루어지며, 이 외에 다양한 검사와 빠른 뇌수막염 치료가 중요합니다.

면 검사와 치료를 미루어서는 안 된다는 것입니다. 충분한 기간 동안 적극적인 치료를 받아야만 합니다.

뇌수막염으로 인한 두통 환아 증례 1

진수(11세, 남)가 갑자기 생긴 고열과 두통, 구토로 응급실을 찾았습니다. 전날 워터파크에서 신나게 놀다가 왔다고 했습니다. 다른 신경학적인 이상이나 외상의 증거는 발견되지 않았으며, 특별한 질환의 병력이 없었고, 표준예방접종 스케줄도 모두 마친, 정상적으로 발달 중인 아이였습니다. 진수의 두통 양상은 머리가 조이면서 깨져버릴 듯한 심각한 두통이었고, 해열제에도 열이 떨어지지 않았으며, 구역감과 구토가 상당했습니다. 진수의 증상은 전형적인 뇌수막염이 강력하게 의심되었습니다. 저와 의료진은 뇌 CT를 진행하고 척수천자의 금기사항이 없는지 빠르게 확인한 후에 척수천자를 진행했습니다. 뇌척수액검사에서 바이러스성 뇌수막염이 강력하게 의심되는 분석 결과가 나왔으며, 수액치료와 항염증 주사, 항바이러스 주사, 경험적 광범위 항생제 치료를 시작했습니다.

진수의 열은 점차 떨어지기 시작했으며, 치료 며칠 뒤에 나온 뇌척수액배양검사에서 특별한 균이나 바이러스는 발견되지 않았습니다. 진수의 증상은 점점 좋아졌으며, 1주일 뒤에 다시 시행한 뇌척수액검사에서 염증 세포들의 수치가 크게 감소한 것으로 나타났습니다. 뇌 MRI에서도 특별한 이상은 발견되지 않았습니다.

치료 기간은 총 2주였으며, 그 사이에 진수는 다른 신경학적 증상 없이 퇴원했습니다. 두 차례 시행한 뇌척수액배양검사에서도 특별한 균이나 바이러스는 발견되지 않았으며, 증상도 재발하지 않았습니다.

진수의 최종 진단은 바이러스로 인한 무균성 뇌수막염으로 생각됩니다. 무균성 뇌수막염은 수액 치료와 안정만으로도 큰 문제 없이 치료된다고 알려져 있으나, 초기에는 헤르페스 뇌수막염이나 세균성 뇌수막염과 잘 구별되지 않는 경우가 있습니다. 따라서 먼저 포괄적인 치료를 최대한 빨리 진행하고, 이후 검사 결과에 따라서 진단을 특정하는 것이 아이에게 안전하기 때문에, 저는 이와 같은 치료 방법을 선택해 진행했습니다.

뇌수막염으로 인한 두통 환아 증례 2

연주(14세, 여)가 열과 함께 심각한 두통을 호소하며 병원을 찾았습니다. 최근 수두로 진단받고 연고를 바르면서 쉬고 있다고 했습니다. 전날부터 머리가 아프더니 머리가 깨질 듯한 두통이 생겼고, 얼굴과 두피가 칼로 찌르듯이 아프다고 했습니다. 연주는 수두로 진단받기 전에는 특별한 병력이 없었으며, 표준예방접종 스케줄도 모두 마친 상태였습니다. 연주를 진찰하니, 몸에 군데군데 수두발진 병변이 있었으며, 두피에도 수두 병변이 다수 관찰되었습니다. 수두대상포진 바이러스로 인한 뇌수막염이 강력하게 의심되었습니다.

수두대상포진 뇌수막염은 뇌혈관염이 동반될 수 있습니다. 뇌 CT를 진행하고 뇌척수액 검사의 금기사항이 없음을 확인한 뒤 뇌척수액검사를 진행했습니다. 뇌척수액검사에서는 바이러스성 뇌수막염에 합당한 소견이 나왔습니다. 연주는 현재 기저질환으로 수두가 있으므로 수두바이러스로 인한 뇌수막염이 강력하게 의심되었고, 이에 고용량 스테로이드, 고용량 항수두바이러스제를 시작했습니다. 그리고 얼굴과 두피에 통증이 매우 심해 신경통약인 가바펜틴을 투여했습니다. 치료 중 나온 뇌척수액 바이러스 배양검사 및 항체검사에서 수두대상포진 바이러스를 시사하는 소견이 나왔습니다. 뇌 MRI와 MRA를 시행했는데, 뇌실질을 침범하거나 혈관염이 의심되는 소견은 발견되지 않았습니다.

치료가 진행됨에 따라 얼굴과 두피에 생겼던 수두 병변은 크게 호전되었으며, 두통도 치료 시작 1주일 뒤부터는 발생하지 않았습니다. 치료는 총 2주 정도 진행했습니다. 수두는 면역력이 정상인 아이들에게서도 발생할 수 있으나, 연주는 수두 예방접종을 완료했는데도 수두대상포진 바이러스로 인한 뇌수막염까지 진행된 상황이기 때문에, 저는 면역 관련 기저질환에 대한 더 깊은 검사를 진행하기 위해 소아감염분과와 협진을 진행하기로 했습니다.

04

갑상선질환으로 인한 두통

갑상선은 목 앞쪽에 나비가 날개를 편 모양 혹은 영어 대문자 'H 자' 모양으로 자리하고 있는 내분비기관입니다. 갑상선은 갑상선 호르몬을 만들고 저장하고 분비하는 역할을 하는데, 갑상선 호르몬은 우리 몸의 에너지를 공급하고 다양한 대사에 관여합니다. 이 갑상선 호르몬이 적절히 분비되어야 일상 활동에 지장이 없는데, 갑상선 호르몬이 지나치게 많은 질환을 갑상선기능항진증Hyperthyroidism이라 하고, 지나치게 적은 질환을 갑상선기능저하증Hypothyroidism이라고 합니다. 갑상선기능항진증과 갑상선기능저하증 모두 두통을 유발할 수 있습니다.

우선 갑상선기능항진증을 알아보겠습니다. 갑상선 호르몬이 지나치게 많이 분비되면, 우리 몸의 대사 속도가 필요 이상으로 빨라지게 됩니다. 그러면 몸에 열이 많아지고, 땀을 많이 흘리며,

혈압이 상승하고, 가슴이 두근두근거리고, 많이 먹는데도 살이 빠지고, 신경이 예민해지고, 안절부절못하고, 집중력이 떨어지고, 안구가 돌출되는 등의 증상과 함께 두통이 동반될 수 있습니다.

반대로 갑상선기능저하증에서는 몸에 힘이 없고, 약간의 신체 활동에도 피로감을 느끼고, 적게 먹는데도 소화가 안 되고, 체중이 증가하고. 몸이 저리면서, 붓고, 변비가 생기고. 피부와 머릿결이 건조해지는 등의 증상과 함께 역시 두통이 동반될 수 있습니다.

갑상선 기능이 항진되든 저하되든, 두통이 동반될 수 있다는 점이 주목할 만한 점입니다. 갑상선 기능의 이상은 여러 이유에서 생길 수 있으므로, 정확한 원인을 파악하기 위해서는 포괄적인 갑상선기능검사 및 항체검사를 할 필요가 있습니다. 두통으로 입원한 환아가 갑상선 기능 이상을 시사하는 증상을 보인다면 갑상선 기능을 쉽게 알아볼 수 있는 내분비혈액검사로 충분히 확인할

구분	갑상선기능항진증	갑상선기능저하증
비슷한 증상	두통, 성격 및 기분 변화, 집중력 감소, 여자아이에서 압도적으로 많음	
다른 증상	체중 감소, 신경이 예민, 안절부절못함, 고혈압, 체온 상승, 땀이 많아짐 설사, 안구돌출 증상, 식욕은 정상이거나 증가	체중 증가, 의욕 저하 자려고 함, 저혈압, 체온 저하 변비, 몸이 붓는다, 식욕 저하

갑상선기능항진증과 갑상선기능저하증의 증상 차이

갑상선 호르몬

갑상선 호르몬은 우리 몸의 대사를 조절하는 중요한 호르몬으로, 이 호르몬의 과다 혹은 저하는 두통을 동반한 여러 증상을 일으킬 수 있습니다. 따라서 두통으로 온 아이들의 이차두통을 감별하기 위해서 갑상선 호르몬 검사를 고려할 수 있습니다.

수 있습니다. 따라서 두통의 이차적 원인의 감별·진단 대상으로 고려해야 할 것입니다. 제 경험으로 봐도, 두통클리닉을 찾는 아이들 중 1년에 2~3명 정도는 갑상선기능항진증이나 저하증으로 진단되는 것 같습니다. 갑상선질환은 남자아이보다 여자아이에서 6배 이상 많이 발견되는 것으로 보고되어 있습니다.

갑상선질환으로 인한 두통 환아 증례 1

유민이(10세, 여)가 몇 개월간 서서히 심해지는 두통을 호소하며 병원을 찾았습니다. 평소 특이 병력이 없는 건강한 아이였습니다. 몇 개월 전부터 박동성의 두통이 생기더니, 두통의 빈도가 점점 늘어났다고 했습니다. 두통이 늘어남에 따라 짜증도 늘어났고, 공부에도 집중하지 못했습니다. 예전과 달리 몸에 땀이 많이 나고 밤에 수면도 잘 이루지 못한다고 했습니다. 식욕이 줄어들거나 딱히 운동을 많이 한 것도 아닌데 체중이 감소해 몇 개월 만에 5킬로그램이 줄었다고 합니다.

체중이 감소하면서 새롭게 생긴 두통이 있으며, 땀과 같은 자율신경증상과 급격한 성격의 변화가 있는 경우에는 우선 뇌의 신생물, 즉 뇌종양이 있는지를 꼭 확인해야 합니다. 그리하여 저는 유민에게 두통과 관련된 일반적인 혈액검사뿐만 아니라, 뇌 MRI를 바로 진행했습니다. 뇌 MRI에서는 다행히 이상 소견이 발견되지 않았습니다. 그런데 두통과 관련된 일반 혈액검사에 포함된 갑상선 관련 내분비검사에서, 갑상선기능항진증에 합당한 전형적인 소견이 발견되었습니다. 이에 저는 소아내분비 전문의와 협진을 진행했고, 유민이는 갑상선기능항진증으로 진단을 확정받았습니다. 이후 유민이는 갑상선기능항진증과 관련된 추가 검사와 치료를 받고 크게 호전되었습니다. 3개월 뒤에 추적관찰을 했는데, 유민이의 갑상선 수치는 정상 범위에서 잘 조절되고 있었고, 두통을 비롯한 다른 증상들도 거의 나타나지 않게 되었습니다.

갑상선질환으로 인한 두통 환아 증례 2

민아(15세, 여)가 최근 몇 개월 동안 전반적인 무기력증과 동반되는 두통을 호소하며 병원을 찾았습니다. 원래 활발하고 건강상 별다른 이상이 없는 아이였다고 합니다. 몇 개월 전에 코로나-19에 감염되고 회복된 적이 있었는데, 그 이후로 매사에 의욕이 없고 잠이 늘었으며, 시도 때도 없이 머리가 무겁고 아픈 증상이 있다고 했습니다. 식욕은 떨어졌는데 체중은 서서히 늘어났고,

몸 마디마디가 아파 동네 소아청소년과에서 엑스레이도 찍고 피검사도 했지만 특이 소견은 없었다고 했습니다. 약간의 빈혈 증세가 있어서 철분제를 복용하고 있는데, 변비가 심해져서 끊었다고 했습니다.

민아는 긴장형두통의 양상을 보였습니다. 머리가 무겁게 짓누르는 듯한 두통이 매일 있으며, 잠을 자고 일어나면 좀 나아진다고 했습니다. 최근 민아는 집중력도 떨어지고 의욕도 잃어서 학교 성적도 점차 떨어졌으며, 특히 체육 시간에 힘들어서 수업에 참여하지 못하는 날들이 많아졌다고 했습니다. 민아는 동네 소아정신과에 방문해 검사를 받았는데, 우울장애로 진단을 받고 심리치료와 약물치료를 받고 있었습니다. 그러나 큰 호전은 없었습니다. 제가 문진을 할 때도 민아는 행동이 느리고 의자에 앉아 있는 것도 힘들어 보였습니다.

두통의 원인을 알아보기 위해서 갑상선 내분비검사가 포함된 두통 전반 혈액검사와 뇌 MRI를 시행했습니다. 뇌 MRI에서는 특별한 소견이 관찰되지 않았습니다. 그러나 내분비 혈액검사에서 갑상선기능저하증을 시사하는 결과가 나왔으며, 이에 소아내분비 전문의에게 협진을 의뢰한 결과, 민아는 갑상선기능저하증으로 확진되어 갑상선 호르몬 보충 치료를 시작하게 되었습니다. 이후 민아는 서서히 예전의 활발한 모습으로 돌아오게 되었으며, 두통 증상도 사라졌습니다.

05

고혈압·심혈관 문제로 인한 두통

고혈압이나 심혈관질환은 주로 성인기에서 나타나는 질환으로 알려져 있습니다. 원인은 다양하지만 주로 흡연, 음주, 과식 등 바람직하지 못한 생활습관을 유지할 경우 다양한 심혈관질환이 생길 수 있음은 우리 모두 알고 있습니다. 최근에는 소아청소년기 비만이 급증했고, 특히 코로나-19 시기에 아이들의 신체적 활동이 급감함에 따라 소아청소년의 비만율이 5~6퍼센트 증가했다는 보고가 있습니다. 진료실에서 보면 급격한 체중 변화로 혈압이 상승하고, 이와 관련해 두통이 생기는 경우를 종종 보게 됩니다. 고혈압으로 인한 두통은 앞서 말한 비만뿐만 아니라 라면과 같은 짠 음식을 자주 섭취할 경우에도 생깁니다. 따라서 좋지 않은 생활습관으로 생긴 고혈압을 조절하기 위해서는 생활습관교정치료가 필수적입니다.

고혈압의 원인이 실제 다른 질환의 증상일 수도 있습니다. 예를 들어, 신장(콩팥)에 질환이 있는 경우를 들 수 있습니다. 혈압을 조절하는 중추는 심장만이 아닙니다. 신장은 우리 몸의 혈압을 조절하는 중추로서, 소아청소년기 고혈압의 가장 흔한 원인이 신장의 문제에 있습니다. 따라서 고혈압이 있는 아이들은 신장 질환에 대한 검사를 꼭 진행해야 합니다. 또한 앞서 이야기한 갑상선기능항진증도 흔히 고혈압을 동반한 두통을 증상으로 합니다. 그리고 스트레스 등 어떤 요인으로 인해서 교감신경이 항진되어 있는 경우에도 고혈압이 올 수 있으며, 두통을 자주 호소하게 됩니다.

고혈압 이외에 다른 심혈관 문제로 인해 두통이 생길 수도 있습니다. 소아청소년기에 심장에 문제가 있는 경우는, 심장벽에 구멍이 있는 경우, 부정맥이 있는 경우, 심장판막에 문제가 있는 경우, 심장 근육의 비정상적인 기능으로 전체적인 심장의 기능이 떨

난원공 개존증

심장의 좌우 심방을 나누는 격벽에 작은 구멍이 있는 것을 난원공Foramen ovale이라고 합니다. 난원공은 태아기에는 필요한 구멍이지만 태어나고 나서는 점차 자연적으로 막힙니다. 종종 난원공이 막히지 않고 남아 있는 경우가 있습니다. 이러한 상태를 '난원공 개존증Patent foramen ovale'이라고 합니다.

어져 있는 경우 등 다양합니다. 위와 같은 경우에는 심장에서 출발한 동맥혈이 뇌혈관계로 도달하는 효율이 떨어지기 때문에 두통이 나타날 수 있습니다. 뇌로 도달하는 동맥혈의 압력이 낮아지면 뇌혈관에 상대적인 저혈압 증상이 나타날 수도 있는데, 뇌혈관의 압력이 낮아져도 두통이 유발될 수 있으며, 심하면 실신하게 될 수도 있습니다.

청소년이 되었는데도 심장벽의 구멍이 잘 닫히지 않는 난원공 개존증이 있거나, 심장판막에 중등도 이상의 문제가 있거나, 심장 근육에 문제가 있는 경우에는 아이가 잘 성장하지 못하고, 조금만 활동해도 숨이 차고, 면역력이 저하되어 감염에 취약한 모습을 보입니다.

난원공 개존증과 편두통의 동반율은 꽤 높아서, 편두통의 병태생리를 추적 관찰할 때 참고해야 할 사항이기도 합니다. 최근 난원공 개존증이 동반된 편두통 환자에게서 난원공을 막았더니 편두통의 조짐 증상과 두통발작이 극적으로 줄었다는 임상 연구가 보고된 바 있습니다. 또 다른 최신 연구에는 난원공 개존증이 성인 뇌경색의 원인일 가능성이 높다는 결과가 발표되기도 했습니다.

평소 두근거림을 자주 호소하거나 쉽게 숨이 차거나 맥박이 불규칙하게 뛰면서 두통이 동반된다면 부정맥이나 심장판막에 이상이 있는지 확인하는 게 좋습니다. 이와 같은 경우에도 반드시 소아신경과뿐만 아니라 소아심장과 의사의 협진을 받아서 심장으

주요 내용

1. 고혈압은 다양한 원인이 있을 수 있으며, 고혈압과 동반된 두통이 있는 경우에는 신장, 갑상선, 스트레스, 비만 등의 원인을 염두에 두어야 합니다.
2. 두근거림, 맥박이 불규칙하게 뜀, 쉽게 숨이 차는 등의 심혈관 문제와 동반되는 두통일 경우에는 적극적인 심장 관련 진료를 받아야 합니다.
3. 난원공 개존증은 편두통과 밀접한 관련이 있는 것으로 생각됩니다.

로 인한 두통의 가능성을 꼭 검사해야 할 것입니다. 또한 심장 근육에 이상이 있는 경우는 심각한 질환과 연결되어 수술적인 치료로 이어질 수도 있습니다.

이와 같이 두통은 고혈압이나 심혈관 문제로 나타날 수 있습니다. 두통과 함께 심혈관 관련 증상들(고혈압, 부정맥, 숨이 참 등)이 조금이라도 있다면, 심장 관련 질환을 꼭 염두에 두어야 진단을 놓치지 않을 수 있습니다.

고혈압·심혈관 문제로 인한 두통 환아 증례

준우(남, 14세)가 몇 개월 전부터 시작된 두통으로 병원을 찾았습니다. 평소 특이 병력 없이 건강한 아이였습니다. 준우는 몇 개월 전부터 머리가 지끈거리는 두통이 하루에도 언제든 대중없이 나타나서 일상생활에 큰 어려움을 겪고 있었습니다. 14세인데 몸무게가 91킬로그램에 육박했습니다. 몸무게가 최근에 늘어났는지 물어보니, 1년 사이 무려 25킬로그램이 늘어났다며 멋쩍게 웃었습니다. 이때는 코로나-19가 기승을 부리고 있는 시절이라, 학교 수업이 상당히 파행적으로 운영되었으며, 체육 활동도 많이 제한되었습니다. 바깥 활동도 자의 반 타의 반 크게 저하되어 집에서 정크푸드를 먹고 게임을 하면서 보내는 시간이 늘어났던 것입니다. 기본적인 신체검진 결과, 혈압이 높았습니다. 수축기/이완기 혈압이 155/100이 나왔습니다. 준우는 비만에 고혈압 환자인 것입니다.

의료진은 준우의 내분비적인 장애 및 심혈관 장애를 진단하기 위해서 관련 혈액검사와 심장초음파검사를 진행했으나, 다행히 특이 소견은 관찰되지 않았습니다. 특이한 점으로는, 준우가 하루에도 쉴 새 없이 많은 음식을 먹는데도 혈액 내 철분 수치가 정상치보다 다소 낮았다는 것입니다. 많은 식사를 해도 균형 잡힌 식사를 하지 않는다는 뜻이었습니다.

다른 여러 검사에서도 두통의 원인이 될 만한 이차적인 질환은 발견되지 않았습니다. 그리하여 준우의 두통은 비만으로 인한 고혈압, 그리고 그 고혈압으로 인해 생긴 두통으로 진단할 수 있었습니다. 결국 준우가 자신의 두통을 경감시키려면 체중 감량을 해야 하는데, 답은 식사 조절과 적절한 운동이었습니다. 소아내분비과와 협진해 비만에 대한 생활습관교정치료를 진행했습니다.

아침에 일어나자마자 미지근한 물 한 잔을 반드시 마시도록 교육했고, 정장제를 충분한 용량으로 처방해 하루 2회 복용하도록 했으며, 하루 3회 식사 이외에 간식은 점차 줄여갔고, 빠르게 걷기 운동을 하루 30분 매일 하는 것으로 시작했습니다.

체중이 급격하게 증가한 상태에서 의욕만 앞서 처음부터 달리기 운동을 하면 무릎 관절에 큰 무리가 올 수 있기에, 그 점을 주의시켰습니다. 비만 환자가 처음부터 무리한 운동을 하다가 다치게 되면, 신체 활동이 더 줄어들게 되어 비만 치료에 실패하기 때문입니다. 다행히 진우는 생활습관교정치료에 잘 따라주어 6개월 뒤에 체중이 80킬로그램으로 줄어들었습니다. 혈압도 정상 범위로 안정화되었으며, 두통도 점차 줄어들었습니다. 지금도 목표 체중 70킬로그램을 향해 계속 생활습관을 교정하는 중입니다.

06

뇌전증으로 인한 두통

뇌전증은 일부 뇌세포의 비정상적인 흥분이 주변 뇌세포들로 전파되어 몸 근육의 의도적이지 않은 움직임, 의식 소실, 비정상적인 느낌 등 다양한 발작 증상이 반복적으로 나타나는 질환입니다. '뇌전증'이라는 용어 자체가, 뇌의 전기적인 상태에 문제가 생기는 증상이라는 뜻을 갖고 있습니다. 우리의 뇌를 컴퓨터라고 생각하면 이해하기 쉽습니다. 컴퓨터 중앙처리장치의 전기적인 상태에 이상이 있다면, 컴퓨터의 프로그램이 잘 작동될 리가 없겠지요. 마찬가지로, 우리 뇌세포들은 미세한 전기신호를 주고받으며 주변으로 전파하는 방식으로 네트워크를 형성합니다. 그 신호가 지나치게 강하거나 왜곡된다면 정상적인 뇌 기능이 수행될 수 없는 것입니다.

뇌전증은 그 종류가 매우 다양하며, 이에 따른 치료도 다양합니다. 뇌전증은 뇌세포의 비정상적인 전기적 흥분이 뇌의 어느 지점에서 시작해서 뇌 전반으로 빠르게 전파되는 방식으로 뇌의 전체적인 흥분도를 급격하게 높입니다. 이 과정에서 뇌전증 발작 후에 두통을 느끼는 경우도 있고, 뇌전증 환자들이 평소에 편두통성의 두통을 느끼는 빈도가 많기도 합니다. 또한, 뇌의 잘못된 전기적 파형이 뇌의 특정 부분을 자극하면, 본격적인 뇌전증 발작이 나타나기 전에 전조증상이 일어나는 경우가 있는데, 이때 두통이 뇌전증의 전조증상이나 본 증상으로 나타나는 경우가 있습니다. 이처럼, 뇌세포의 비정상적인 흥분이 전파된다는 측면에서 뇌전증과 편두통은 그 성격상 상당히 유사한 부분이 있습니다.

이미 뇌전증으로 진단을 받은 환아들에게서 두통이 자주 동반되는 경우가 있는데, 이럴 때는 뇌전증 치료와 두통 치료를 병행하는 것이 환아의 일상생활의 질을 호전시킬 수 있을 것입니다. 그런데, 이 책에서는 기저질환이 없다고 생각되었던 아이들에게 편두통성 두통이 발생했을 때, 그 원인이 뇌전증일 수도 있다는 점에 대해서 초점을 맞추어보려고 합니다.

조짐편두통의 경우 전조증상이 5분 이상에서 60분 정도 있습니다. 만약 전조증상으로 생각되는 증상(예를 들어, 번쩍거리거나 시야가 왜곡되는 시각 증상)이 5분 안쪽으로 생기고(보통 1~2분 이내) 그 후에 두통이 동반되었다면, 이때는 뇌전증으로 인한 두통을 염두에 두고 뇌전증과 관련된 검사를 진행하는 것이 필요합니다. 구체적인 예를 들어, 부분 뇌전증 중에서 소아기 후두엽뇌전증의 경우 시각 증상이 동반되는 조짐편두통과 매우 흡사한 증상으로 나타날 수 있습니다. 소아기 후두엽뇌전증에서 편두통 증상이 나타나는 경우가 무려 25퍼센트 정도에 육박한다고 알려져 있습니다.

편두통성 두통, 시각에 대한 과흥분성, 뇌전증 발작 이 세 가지는 뇌의 간헐적인 흥분과 관련된 특징적인 증상으로써, 서로 영향을 주고받는 것으로 알려져 있습니다. 이 경우에는 일반적인 조짐편두통과는 달리 조짐 증상이 5분 이내로 짧은 경우가 많으니, 여기에 중점을 두고 감별해서 소아신경과 의사와 추가 검사에 대해 상의하는 것이 좋습니다. 이뿐만 아니라, 전신 혹은 부분 뇌전증에서 경련 자체의 증상이 두통발작으로 나타나는 경우가 드물게 있는데, 이를 발작성 두통Ictal headache이라고 합니다. 이러한 상황에서는, 흔히 편두통으로 잘못 진단되는 경우도 생길 수 있으니 주의가 필요합니다.

뇌전증과 두통의 연관성과 그 원인은 일부 신경전달물질의 과도한 분비, 뇌세포 이온통로의 과도한 흥분, 유전자적 원인, 환경적 요인 등 다양하게 연구되고 있습니다. 뇌전증과 편두통의 증상이 뇌의 흥분성 발작이 주변 뇌세포로 퍼져나가면서 나타난다는 유사성에 착안한 연구들이 다양하게 소개되고 있습니다. 하지만, 아직 뇌전증과 두통의 연관성에 대한 의학적인 설명은 하나의 이론으로 정립되지 않았고, 앞서 설명한 원인들이 복합적으로 작용해 어느 조건이 맞으면 나타나게 된다고 생각되고 있습니다.

뇌전증으로 인한 전기적인 자극과 그 자극이 뇌피질에 확산

뇌전증과 뇌파검사

전조증상이 짧은 편두통 양상의 두통을 지닌 아이들을 진단하기 위해서는 뇌전증을 감별하기 위한 뇌파검사를 진행하는 것이 추천됩니다.

되는 정도는 편두통의 그것과 비교하여 훨씬 강하다고 알려져 있습니다. 따라서, 뇌전증의 동반 증상과 그 여파로 두통 증상이 나타날 수 있습니다. 최근 뇌전증 연구에 따르면, 편두통 환자들에게서 뇌전증이 동반될 가능성이 높다고 보고되어 있어, 일부 뇌전증과 편두통이 양방향성으로 강하게 연결되어 있음을 시사하고 있습니다. 그러한 기전적 유사성이 편두통의 기존 예방적 치료로써 항뇌전증 약들의 효과성을 설명할 수 있을 것입니다. 모든 편두통 환자의 두통이 뇌전증과 연관이 있다고 이야기할 수는 없겠지만, 다양한 두통 치료로 해결되지 않는 편두통성 두통이 있다면, 뇌전증과 연관된 이차두통을 꼭 생각해볼 필요가 있습니다.

뇌전증으로 인한 두통 환아 증례

미경이(14세, 여)가 쉽사리 호전되지 않는 두통으로 내원했습니다. 육상부 활동을 하는 건강한 아이였습니다. 미경이는 몇 개월 전부터 시야 바깥쪽부터 흐려지는 시각 증상이 있고, 이어 박동성 두통이 오고, 심할 경우에는 구토도 한다고 했습니다. 동네 신경과 의원에서 조짐편두통으로 진단을 받고 약물치료를 몇 개월 받았으나 큰 호전이 없었습니다. 처음부터 다시 문진해보니, 두통이 생기기 전에 있는 시각 증상이 보통의 편두통에 비해서 매우 짧았는데, 1분을 넘어가지 않는다고 했습니다. 육상부라 운동을 많이 하지만, 딱히 운동을 하면서 증상이 나타나지는 않았고, 1개월에 1회 정도 증상이 나타났는데, 최근에는 1주일에 1회까지 빈도가 늘었다고 했습니다.

미경이가 지금껏 복용한 편두통 약제는 낮은 용량의 항뇌전증 약제와 진통제였습니다. 또 지금까지 뇌파검사를 진행한 적은 없었기 때문에, 혹시 뇌전증과 관련된 두통이 아닐까 싶어 살펴보니 후두엽 부위에서 경련파가 많이 발견되었으며, 후두엽뇌전증으로 진단을 내리기에 합당한 소견이 발견되었습니다. 후두엽에서 경련파가 많이 나오기 때문에, 이 부위에 뇌의 구조적인 이상이 있는지 확인하기 위해서 뇌 MRI와 MRA를 진행했는데 다행히 특이 소견은 발견되지 않았습니다.

저는 미경이에게 항경련제를 투여했습니다. 현재 월경을 규칙적으로 하고 있었기 때문에, 항경련제도 이러한 신체 변화를 저해하지 않는 약으로 처방했습니다. 저는 항경련제의 용량을 서서히 늘리면서 목표 용량에 도달했는데, 그 뒤로는 시각 증상과 두통이 완전히 사라졌습니다.

미경이는 항경련제를 복용하면서 6개월 정도 증상이 없자, 자의로 항경련제를 복용하지 않았고 외래에 내원하지도 않았습니다. 그러자 다시 시각 증상과 두통이 재발해 생활에 심대한 지장을 받게 되었습니다. 뇌전증의 경우 약을 갑자기 끊으면, 약으로 억제되었던 비정상적인 전기적인 뇌세포의 활동이 폭발하면서, 약을 복용하기 전보다 더 심한 증상이 나타날 수도 있습니다. 항경련제를 복용하면서 증상이 소실되고 뇌파가 정상인 상태가 2년 이상 유지된 뒤에 천천히 약물 감량을 하는 것이 좋습니다.

미경이는 저에게 앞으로 약을 잘 복용하겠다고 다짐했습니다. 그 뒤로 지금까지 약 1년 반이 지났는데, 미경이는 증상 없이 잘 지내고 있으며, 몇 개월마다 확인하는 뇌파도 계속 정상을 유지하고 있습니다. 이러한 추세라면, 미경이는 곧 뇌전증에서 벗어날 수 있을 것으로 생각됩니다.

07

종양·뇌의 구조적 문제·혈관질환으로 인한 두통

뇌종양·물혹·농양으로 인한 두통

종양은 우리 몸의 세포가 정상적인 구조나 자연사를 따르지 않고 비정상적으로 증식하는 것을 뜻하는 말입니다. 종양은 주변 정상 조직을 지속적으로 침범할 수도 있고, 그렇지 않을 수도 있습니다. 우리 몸에서 크기가 작거나 성장 속도가 느리거나 거의 자라지 않는 양성종양은 수술을 하지 않은 채 경과를 관찰하거나 약물치료로 큰 효과를 보는 경우가 많습니다. 그러나 뇌에 양성 종양이 있는 경우에는 그 크기에 상관없이 위치에 따라서 파괴력이 아주 강할 수 있습니다. 뇌는 두개내공간이라는 좁은 공간 안에 있으면서 몸 전체에 명령을 내리는 신경들이 위치에 따라 아주 치밀하게 역할이 분류되어 있기 때문에, 악성 여부뿐만 아니라

종양이 생긴 위치도 매우 큰 의미를 지닙니다. 이런 점이 뇌종양의 특징 중 하나입니다.

다음 그림에서 뇌의 대략적인 위치를 확인해봅시다. 왼쪽 그림은 뇌를 옆에서 본 그림이고, 오른쪽 그림은 뇌를 반으로 잘라서 옆에서 본 그림입니다.

뇌에 종양이 있을 때 가장 흔하게 생기는 증상이 바로 두통입니다. 뇌 안에 종양이 생기는 것을 이해하려면 뇌가 있는 두개내 공간이 일종의 닫힌 좁은 공간이라는 점을 이해해야 합니다. 그래서 뇌에 종양과 같은 예기치 않는 신생물이 생기면 그 신생물이 뇌 자체를 밀어내거나 두개내공간의 압력을 증가시킬 수 있습니

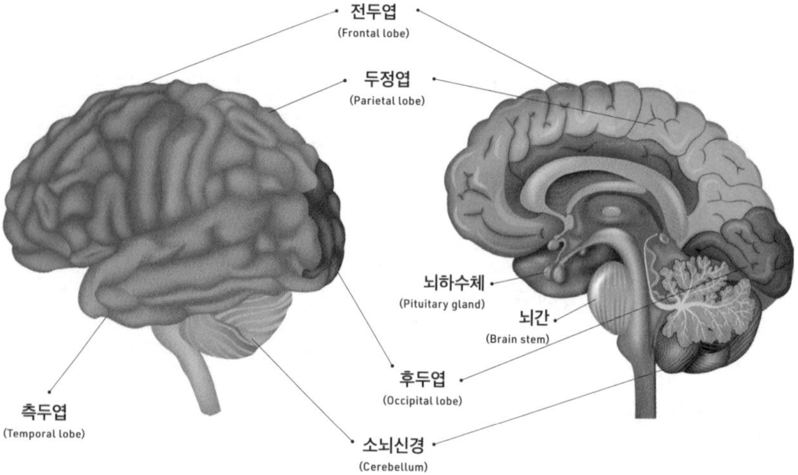

뇌의 대략적인 구조와 위치

종양의 종류

종양은 양성종양과 악성종양이 있습니다. 양성종양은 성장 속도가 느리고 주변 조직으로의 침투도가 매우 낮거나 없어서 주변 조직과의 경계가 비교적 뚜렷합니다. 악성종양은 성장 속도가 빠르며 주변 조직으로 침투도가 높기 때문에, 주변 조직과의 경계가 불분명하고 광범위합니다. 보통 '암'이라고 하는 것은 악성종양을 뜻합니다.

다. 두개내압력이 증가하면 두통, 오심, 구토, 시력 저하, 복시 등의 증상이 나타날 수 있습니다. 이러한 증상을 의학적인 용어로 종괴효과Mass effect라고 합니다.

뇌종양과 같은 물질이 급격하게 성장하게 되면 종괴효과가 두드러지게 나타나게 됩니다. 또한 뇌는 위치에 따라 그 기능이 분화되어 있기 때문에, 종양이 생기는 뇌의 위치에 따라 다양한 증상이 나타날 수 있습니다. 새롭게 생긴 소아청소년 두통을 적절하게 진단하기 위해서 적극적으로 뇌영상을 촬영해야 하는 이유는 바로 이 뇌종양을 확실하게 배제하기 위함이라고 해도 과언이 아닙니다.

뇌종양이 생기면 두통이 가장 흔한 증상으로 나타나지만 생각보다 두통이 극심하지 않는 경우가 많고, 심지어는 두통이 없는 경우도 있습니다. 뇌종양으로 인한 두통은 일반적으로 박동성이 아니고 지속적이며 별다른 특징이 없을 수도 있습니다. 따라서 뇌영상을 촬영하지 않으면 긴장형두통과 감별하기 어려울 수 있습니다. 뇌종양과 같은 물질이 천천히 성장하는 경우에는 정상 뇌 조직도 그에 따라 어느 정도 적응하게 되는데, 이런 상황에서는 종괴효과가 잘 나타나지 않을 수도 있습니다. 즉 두통의 강도로 뇌종양을 진단하거나 의심하기는 힘들다는 것입니다. 다만 두통과 동반해 특별한 이유 없이 식욕이 떨어지고 체중이 감소되는 증상이 있는 경우 또는 또래에 비해서 이차성징이 지나치게 이른 경우, 기타 다양한 신경학적 증상이 동반되는 경우라면 뇌종양을 반드시 배제하려는 노력을 해야 합니다. 동반되는 신경학적인 증상으로는, 종양의 위치나 성격에 따라서 다양하게 나타날 수 있는데, 뇌종양이 일으킬 수 있는 증상은 다음 표에서 간단히 정리해 보았으니 참고하면 좋을 것입니다.

다음의 표처럼, 뇌종양은 그 위치에 따라서 매우 다양한 증상을 일으킵니다. 뇌의 각 부분이 맡은 기능을 저해하는 방향으로 증상이 나타난다고 볼 수 있습니다. 뇌종양뿐만 아니라 뇌물혹(두개공간 내에 다양한 크기의 물집이 생기는 경우), 뇌농양(두개공간 내에 염증성 고름집이 생기는 경우)과 같이 한정된 뇌 공간 안에 새로운 공간을 차지하는 존재들도 그 위치와 크기에 따라 두통과 더불어 다양한 증상을 보일 수 있습니다. 다시 한번 강조하지만, 이런 경우 두통이 심각하게 오는 것이 아니기 때문에, 두통의 강도로 뇌종양, 뇌물혹, 뇌농양을 예측하기는 어렵습니다. 따라서 조금이라도 의심된다면, 적극적인 뇌영상 검사를 진행하는 것이 좋습니다.

뇌종양의 위치	증상
대뇌신경	
전두엽	두통, 성격의 급격한 변화, 공격성의 증가, 충동을 억제하지 못함, 경련, 보행장애, 한쪽 팔다리의 마비, 언어장애, 후각 소실
측두엽	기억력장애, 경련, 언어장애, 청각장애, 후각장애, 두통
두정엽	감각이나 빛과 같은 자극에 대한 인지력이 떨어짐, 좌우 구별을 잘 못함, 글을 읽거나 쓰는 능력의 저하, 두통
후두엽	시야 결손, 물체 식별 장애, 두통
뇌하수체	두통, 시력 저하, 시야장애, 소변이상, 비정상적인 2차성징, 무월경, 물을 지나치게 많이 마심, 물뇌증
소뇌신경	균형을 잘 잡지 못함, 보행장애, 운동장애, 두통
뇌간	호흡장애, 삼킴장애, 경련, 운동장애, 얼굴 근육을 움직일 수 없음, 안구운동장애, 두통
뇌수막	두통, 어지러움, 구토, 경련, 몸의 한쪽의 근력 약화 혹은 마비

뇌종양의 위치에 따른 다양한 증상들

1형 키아리 기형으로 인한 두통

키아리 기형Chiari malformation은 생소한 용어지만, 소아신경과의 두통클리닉에서는 심심치 않게 발견되고 수술적인 치료가 필요하다면 소아신경외과 의사의 관리가 지속적으로 필요한 질환입니다. 키아리 기형은 유전적 원인, 두개골조기유합증 등 여러 원인으로 인해 뇌에 비정상적인 압력이 생겨 소뇌의 일부분이 척수강 안으로 밀려들어가면서 다양한 증상과 합병증이 생기는 질환을 뜻합니다. 보통, 소뇌가 주저앉았다는 표현을 진료실에서 많이 쓰며, 타입에 따라서 뇌와 척수에 많은 기형을 유발하거나 동반합니다.

키아리 기형은 1형, 2형, 3형으로 나뉘는데, 3형 키아리 기형은 뇌와 척수신경의 심각한 기형으로 태어났을 때부터 생존이 어렵습니다. 그래서 3형 키아리 기형 환자들은 두통보다는 생존이 더 중요합니다. 2형 키아리 기형은 척수이분증, 척수수막류라는 합병증을 동반하는데, 출생 후 혹은 아주 이른 영아기에 발견되어 수술적인 치료를 필요로 합니다. 따라서 2형 키아리 기형 역시 정상 발달과 합병증을 잘 관리하는 것이 중요하지, 두통 증상이 문제는 아닙니다.

1형 키아리 기형은 키아리 기형 중에서 가장 증상이 가벼운 유형입니다. 어렸을 때는 아무런 증상이 없습니다. 외래로 내원해 새롭게 1형 키아리 기형으로 진단된 아이들이 어렸을 때 다른 이유로 뇌영상을 촬영한 경우에도, 아무런 문제가 없습니다. 1형 키아리 기형은 뇌와 뇌골격이 자라면서 머리 안에 비정상적인 압력이 발생하고, 그 압력이 뇌를 아래쪽으로 누르면서 증상이 생기게 되는데, 주로 학동기 연령에 두통을 주소로 내원하는 것이 특징적입니다. 심지어는 어른이 된 뒤에 두통이 나타나 그제야 비로소 진단되는 경우도 있습니다.

1형 키아리 기형으로 인한 두통의 양상은 두개공간 내의 압력이 가해지는 양상에 따라 크게 악화되는 특징이 있습니다. 기침을 하면 순간적으로 두개공간 내의 압력이 증가하는데 이때 두통이 악화되는 식입니다. 키아리 기형 자체가 뇌 주변에 비정상적인 압력이 생겨 소뇌의 일부가 내려앉으면서 생기는 것이기 때문에, 기침으로 두통이 크게 유발된다면 1형 키아리 기형을 감별해내야 하는 상황이라고 할 수 있습니다. 1형 키아리 기형의 다른 증상으로는, 어지러움, 목 주변의 통증, 자세를 잡는 데 어려움이 생김, 목 넘김이 힘들어짐 등이 있습니다.

1형 키아리 기형으로 진단된 아이들은 전체적인 신경발달도 정상이고, 척수와 연관된 다른 합병증도 없습니다. 적절한 진단과 치료를 하지 않으면 증상은 점점 더 심해질 수 있습니다. 1형 키아리 기형은 뇌 MRI와 같은 뇌 영상으로 확진할 수 있으며, 정도가 심하지 않다면 진통제 혹은 생활습관교정치료로 증상을 관리하면서, 주기적으로 뇌 영상을 찍으면서 상태를 확인할 필요가 있습니다. 증상이나 뇌 영상에서 소뇌의 주저앉음이 상대적으로 심한 경우에는, 소아신경외과 의사에게 의뢰해 후두하두개골절제술이라는 소뇌 주변의 비정상적인 압력을 감압시키는 수술적 치료가 필요할 수 있습니다.

가역뇌혈관수축증후군에 기인한 두통

가역뇌혈관수축증후군Reversible cerebral vasoconstriction syndrome(RCVS)은 이름도 길고 무슨 질환인지도 생소할 것입니다. 그러나 이 질환을 지닌 아이들도 극심한 두통을 호소하곤 합니다. 진단명을 분해해서 이해해봅시다. '가역'이라는 것은 증상의 원인이 되는 것이 다시 정상으로 돌아온다는 뜻이고, '뇌혈관수축'은 뇌혈관이 수축하면서 두통이 생긴다는 뜻입니다. 그러니까, 가역뇌혈관수축증후군은 뇌혈관이 수축되어 극심한 두통이 유발되는데, 수축된 뇌혈관이 다시 원래대로 돌아오는 증후군을 뜻한다고 볼 수 있습니다. 초등학교 저학년쯤부터 이 질환이 나타날 수 있습니다. 의료진은 보통 'RCVS'라고 짧게 줄여서 이야기합니다.

가역뇌혈관수축증후군의 두통은 '벼락두통'이라고 표현합니다. 즉 아이들에게 두통의 양상을 물어보면 "누가 망치로 머릴 세게 때린 것 같아요" "누가 돌로 머리를 내리친 것 같아요" "화살이 머리에 박힌 거 같아요" "영화에서 나오는 것처럼 적이 뒤에서 내 머리를 뒤에서 찍는 것 같아요"와 같은 식으로 험악하게 통증을 표현합니다. 이 질환과 관련해서 제가 아이들에게 들어본 가장 기억에 남는 표현은, "저희 집 아파트가 무너지는 바람에 아파트 천장 콘크리트가 여러 개로 쪼개져서 그중 가장 큰 돌조각이 머리에 콱 박힌 것 같아요"였습니다. 마치 영화의 한 장면처럼 상상력이 풍부한 표현이라서 듣고 웃음이 나오는데, 아파서 죽겠다는 아이 앞에서 웃으면 안 되니 억지로 심각한 표정을 지으면서 가까스로 웃음을 참기도 합니다. 어쨌든, 이런 표현은 한마디로 엄청나게 아프다는 뜻입니다. 통증 점수로 따지면, 9점 이상이라고 볼 수 있습니다.

두통은 예고 없이 갑자기 찾아오고, 대략 1시간에서 몇 시간 정도 지속됩니다. 그러니까, 이 두통은 아이들이 머리가 너무 아파서 떼굴떼굴 구를 수 있는 그런 두통입니다. 그래서 보통 응급실에 오는 경우가 많습니다. 참고로, 성인에서는 이처럼 급작스러운 두통이 있을 경우 가역뇌혈관수축증후군뿐만 아니라, 거미막하출혈Subarachnoid hemorrhage(SAH)을 항상 염두에 두어야 합니다.

극심한 두통을 호소하기 때문에 뇌출혈과 같은 다른 증상을 감별하기 위해서 뇌 MRI뿐만 아니라 뇌혈관 영상도 촬영하는 경우가 많습니다. 여기서 심한 경우에는 뇌혈관들이 비정상적으로 좁아져 있는 부분이 군데군데 있는 것이 발견되는 경우가 있는데, 이렇게 되면 바로 진단할 수 있습니다. 그러나 두통이 거의 사라진 상태인 경우에는 뇌 영상에서 별다른 소견이 나타나지 않기도 합니다. 그래도 이런 벼락두통을 호소하는 아이가 왔다면, 반드시 뇌 및 뇌혈관 영상을 촬영해 구조적인 원인을 감별해야 합니다.

뇌 영상에서 별다른 소견이 없을 경우에는 가역뇌혈관수축증후군을 심한 무조짐편두통이나 군발두통과 감별하기 어렵습니다. 이럴 때 편두통이나 군발두통의 급성진통치료를 위해서 트립탄 계열의 약을 복용하면 두통이 더욱 심해지는 특징이 있습니다. 왜냐하면 가역뇌혈관수축증후군은 뇌혈관이 과도하게 수축되면서 나타나는 두통인데, 트립탄 계열의 편두통 표적 진통제는 뇌혈관을 수축하는 작용이 있는 진통제이기 때문입니다. 가역뇌혈관수축증후군을 치료하려면 뇌혈관확장제를 써야 합니다. 가역뇌혈관수축증후군에서 주로 쓰이는 뇌혈관확장제로는 칼슘통로차단제의 한 종류인 니모디핀Nimodipine이 있습니다. 그리고 뇌혈관 수축을 할 수 있는 생활 습관인, 찬물 샤워, 급격한 감정 폭발, 극심한 운동 등은 피하는 것이 좋습니다.

모야모야혈관병증에 기인한 두통

모야모야혈관병증은 보통 모야모야병Moyamoya disease이라고 알려져 있습니다. 내경동맥은 끝부분에서 전대뇌동맥과 중대뇌동맥으로 분지되어 대뇌의 광범위한 부분에 혈액을 공급하는데, 이 내경동맥의 끝부분이 좁아지게 되면 좁아진 부분으로 혈액이 잘 흐르지 못해 곁가지 혈관들이 자라나게 됩니다. 마치, 고속도로가 막히면 주변 국도로 차들이 빠져나가는 것과 비슷합니다. 그런데 그

곁가지 혈관들이 제대로 만들어지지 못하게 되면, 걸핏하면 좁아지거나 완전히 막히는 일들이 자주 일어날 수 있습니다. 이렇게 이상하게 만들어진 곁가지 혈관들을 '모야모야혈관'이라고 합니다. 이런 모야모야혈관에 의존해서 혈액을 공급받는 뇌세포들은 모야모야혈관이 막히게 될 때마다, 심각한 타격을 입게 됩니다.

모야모야혈관병증으로 인해 다양한 증상이 나타날 수 있습니다. 두통, 편측마비, 경련, 의식 저하, 심하면 모야모야혈관이 분포된 부분의 뇌출혈, 뇌경색이 나타날 수도 있습니다. 과호흡을 하는 행위들(뜨거운 음식을 먹을 때 후후 식히면서 먹는 행위, 악기를 부는 행위, 풍선을 불 때, 심하게 울 때, 심한 운동을 하고 숨을 헐떡거릴 때 등)은 뇌혈관 내의 이산화탄소 농도를 떨어뜨리고, 이산화탄소 농도가 떨어지면 뇌혈관이 수축하게 됩니다. 과호흡을 해도 뇌혈관이 적당히 수축되고 말아야 하는데, 모야모야혈관들은 잘못 만들어진 혈관들이라, 과호흡 시에 지나치게 뇌혈관이 수축되다 못해 혈관이 아예 닫혀버리기도 합니다. 그렇게 되면 그 모야모야

모야모야혈관

'모야모야'라는 말은 일본어로 '연기가 모락모락 올라가는 모양'이라는 뜻입니다. 곁가지 혈관들이 예쁘게 만들어져야 하는데 제멋대로 이상한 모양으로 꾸불꾸불 만들어졌고, 심지어 기능도 나쁜 혈관들을 말합니다.

혈관들이 담당하는 뇌의 기능들에 문제가 생기고, 두통이나 마비를 동반한 신경학적 증상들이 나타나는 것입니다. 아이들이 과호흡을 하는 행위를 할 때 두통이나 마비를 동반한 신경학적인 증상을 보인다면, 반드시 모야모야 혈관병증을 배제하기 위해 뇌 및 뇌혈관 MRI를 촬영하고, 뇌혈관 조영술과 같은 추가적인 검사를 진행해야 합니다.

모야모야혈관병증은 일본, 한국, 중국의 동아시아 사람들에게서 압도적으로 많이 나타나는 특징이 있습니다. 모야모야혈관병증의 원인은 여러 가지가 있지만, 최근에는 유전자 이상이 주목받고 있습니다. 가장 주목받는 유전자는 RNF213이라는 유전자의 변이입니다. 모야모야혈관병증의 치료는 뇌혈류를 증가시키고 모야모야혈관을 제거하기 위한 여러 가지 혈관문합술들이 중심을 이루며, 합병증들을 관리하기 위한 다양한 보존적 약물치료가 있습니다.

종양·뇌의 구조적 문제·혈관질환으로 인한 두통 환아 증례 1

지수(7세, 남)가 몇 개월 전부터 서서히 나타난 두통으로 병원을 찾았습니다. 진통제를 복용해도 큰 효과가 없다고 했습니다. 처음 진찰 시 지수의 키는 상당히 작은 편이었습니다. 지수 어머니는 안 그래도 소아내분비 성장클리닉을 예약했다고 했는데, 대기가 많아서 기다리고 있다고 했습니다.

지수의 두통은 머리가 무겁고 조이는 듯한 긴장형두통의 양상을 보였습니다. 원래 안경을 안 썼는데, 몇 개월 전부터 시력이 나빠지고, 물체가 약간씩 겹쳐 보인다고 했습니다. 그리고 최근에 몸무게가 약 4킬로그램 정도 빠졌는데, 식욕이 별로 없다고 했습니다. 어머니는 이렇게 잘 안 먹어서 키가 안 크는 것 같다고 했습니다. 어쨌든 시력 문제로 안경을 쓰게 되었는데, 문진을 해보니 시력이 나빠진 것과 두통이 나타난 시기가 얼추 비슷했습니다. 저는 이차두통을 감별하기 위해 뇌 MRI를 찍었는데, 뇌하수체 주변에 두개인두종Craniopharyngioma으로 의심되는 종양이 발견되었습니다.

두개인두종은 반드시 수술적 치료를 해야 하는 것으로, 수술을 하지 않으면 시력을 완전히 잃을 뿐 아니라 사망에 이를 수도 있습니다. 그리고 두개인두종이 뇌하수체 주변에 생기는 위치에 따라서 증상이 다양하게 나타날 수 있으나, 두통과 시력 증상의 변화가 가장 흔한 증상이라고 알려져 있습니다.

지수는 소아신경외과로 전과해 종양 제거 수술을 받았으며, 이어 방사선 치료를 받았습니다. 뇌하수체 자체가 다양한 중요 호르몬들이 나오는 부위이기 때문에, 종양과 종양 제거 수술로 인한 호르몬 부족을 해결하기 위해 호르몬 보충 치료도 추가적으로 시행했습니다. 지수의 두통은 호전되었으며, 주기적으로 소아신경외과와 소아내분비과를 다니면서 진료를 받고 있습니다.

종양·뇌의 구조적 문제·혈관질환으로 인한 두통 환아 증례 2

혁재(8세, 남)가 리코더 연습을 할 때 자주 왼쪽 손에 힘이 빠지고 두통이 생기는 증상이 있다고 하며 병원을 찾았습니다. 아이의 전반적인 발달 상태는 정상이었습니다. 혁재는 최근 리코더 연습을 열심히 하는데, 연습을 하다 보면 왼쪽 손가락에 힘이 안 들어가고 머리가 아파서 연습을 못 할 지경이라고 하소연했습니다.

저는 혁재에게 리코더 연습할 때만 두통이 생기는지 물어보았는데, 라면을 먹으면서 식히려고 후후 불 때, 달리기를 할 때도 두통이 있다고 했습니다. 그런데 특징적으로 머리가 아플 때마다 왼쪽 손에 힘이 빠지거나 뻣뻣해진다고 했습니다.

지금까지의 문진만 가지고도 모야모야혈관병증을 의심하기에 충분했습니다. 그래서 뇌와 뇌혈관 MRI를 촬영했고, 양쪽 내경동맥이 좁아진 소견을 확인했습니다. 저는 혁재를 소아신경외과로 전과시켰으며, 소아신경외과에서 촬영한 혈관조영술에서 모야모야혈관들이 관찰되었습니다. 혁재는 뇌경막동맥간접문합술Encephaloduroarteriosynangiosis(EDAS)이라는 수술을 받았으며, 소아신경외과에서 재발 여부 확인 및 주기적인 진료를 받고 있습니다.

주요 내용

1. 두개내공간의 다양한 종양, 구조적 문제, 혈관질환으로 두통이 유발될 수 있기 때문에, 이들에 대한 검사를 아끼지 말아야 합니다.
2. 뇌종양은 양성종양, 악성종양 여부만이 아니라, 그 위치도 매우 중요합니다. 뇌종양의 위치에 따라서 다양한 신경학적 증상이 나타날 수 있습니다.
3. 1형 키아리 기형은 자라면서 뇌 내의 압력이 증가해 소뇌의 한 부분이 척수강 안으로 내려오면서 나타나는 기형으로, 긴장형두통과 유사한 두통이 나타날 수 있습니다.
4. 가역뇌혈관수축증후군은 소아청소년기의 대표적인 벼락두통으로 아주 강한 두통을 호소합니다.
5. 모야모야혈관병증은 유전적 원인이 강한 혈관병증으로, 이로 인해 두통, 편측마비, 경련, 뇌경색과 같은 증상과 합병증이 나타날 수 있습니다.

08

비염·부비동염으로 인한 두통

우리는 '코' 하면 보통 얼굴에 보이는, 튀어나와 있는 부분만 생각합니다. 의사, 특히 코를 전문으로 진료하고 연구하는 이비인후과 의사 혹은 비염을 연구하는 소아호흡기과 의사는 코의 안쪽까지 생각합니다. 우리가 생각하는 코, 즉 얼굴에서 튀어나와 있는 부분은 코 전체 구조의 극히 일부분에 해당합니다. 코 뒤쪽으로 광활한 안쪽 구조가 있고, 이 코의 안쪽 구조는 두개 및 뇌와 아주 가까이 있습니다. 따라서 코안에 어떤 문제들이 있으면 머리와 관련된 증상이 나타날 확률이 높습니다. 이어지는 내용을 이해하기 위해서는 우선 이 해부학적 구조를 이해하는 것이 중요합니다.

비염은 코안까지 감싸고 있는 코점막에 염증이 생기는 질환을 말합니다. 코점막에 염증이 생기면 콧물이 나고, 가려움증이 생기고, 점막이 부어올라서 코에서 기도로 연결되는 공기 통로가

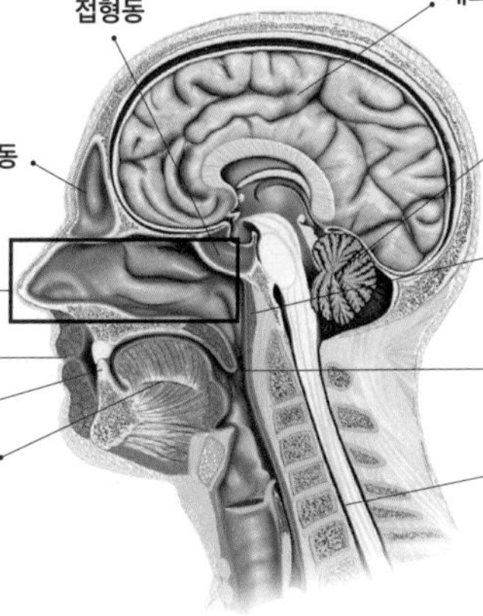

코의 안쪽 구조의 광활함

좁아지거나 폐쇄되고, 이런 이유들로 인한 재채기와 코막힘 등이 생길 수 있습니다. 비염의 원인으로는 감염성, 알러지성, 코의 해부학적 구조 이상, 호르몬 이상 등이 있습니다. 비염이 심해 코안까지 콧물이나 부어오른 점막으로 꽉 차버린 상태에서 재채기, 기침을 하게 되면 순간적으로 머리 내 압력이 증가해 두통이 점차 심해지게 됩니다. 손가락으로 코를 막은 채 코로 숨을 쉬려고 하거나 기침을 하면 어떤 느낌인지 아실 것입니다.

코가 막혀서 원활하게 숨을 쉬지 못하면 숨이 쉽게 차고 산소를 효과적으로 흡입할 수 없어 두통이 유발될 수 있습니다. 그리고 비염 환자들은 코막힘으로 어쩔 수 없이 입으로 숨을 많이 쉬게 되기 때문에, 차가운 공기가 인두를 직접 자극하게 되어 이로 인한 통증을 느낄 수도 있습니다. 코로 숨을 쉬면 코안의 공간을 통해 공기가 충분히 데워지는데, 입으로 쉬면 그런 과정이 생략되기 때문입니다.

부비동염은 보통 축농증으로 잘 알려진 질환입니다. 부비동은 위치에 따라서 전두동, 사골동, 상악동, 접형동으로 나뉘는데, 이 부비동은 코와 두개강 주변에 분포하고 있습니다. 이 부비동들은 코안 구조와 연결되어 있습니다. 그래서, 비염이 생기고 치료가 쉽게 되지 않으면 부비동염으로 진행됩니다. 또한 부비동염이 생긴 상태에서 점막들에 염증이 생겨서 부비동과 코안이 연결되는 통로가 막혀버리면, 부비동에 생긴 염증이 빠지지 않고 계속 차오르게 되어 더욱 심각한 질환으로 진행됩니다. 이렇게 되면 상당히 심각한 두통이 생길 수 있습니다.

외래에서 두통 환아들을 진료하다 보면, 비염 혹은 부비동염으로 인한 이차두통 환자들을 많이 접하게 됩니다. 저도 어렸을 때, 만성 비염과 만성 부비동염으로 고생했던 기억이 있습니다. 특히 저는 두통이 너무 심했는데, 머리가 너무 아파서 방바닥을 떼굴떼굴 구르면서 울었던 기억이 납니다. 지금은 부비동염이 완전히 치료되었지만, 아직도 알러지성 비염이 있어서 이로 인한 두통이 오기도 합니다. 비염 혹은 부비동염으로 인한 두통은 흔하고 증상의 정도가 다양합니다. 특히 부비동염은 때에 따라서는 주변 부위의 심각한 감염증으로 진행할 수도 있기 때문에, 충분한 항생제 치료가 필수적입니다.

환아의 증상과 엑스레이, 혹은 CT와 같은 영상 검사로 진단해 염증의 전체적인 상황을 파악할 수 있습니다. 비염과 부비동염으로 인한 두통은, 비염과 부비동염을 치료하면 급격한 호전이 가능합니다. 감염성인지 알러지성인지에 따라 치료가 달라질 수 있으니, 정확한 진단과 치료가 필요합니다. 그리고 알러지성 비염 환자들에게서 철분결핍성빈혈이 동반되는 경우가 많다는 최근 보고들이 있습니다. 저의 임상 경험에도 알러지성 비염과 철분 결핍은 상당한 연관성이 있는 것으로 보입니다. 아마도 철분이 면역과 관련이 있기 때문이 아닐까 생각됩니다. 비염으로 유발된 두통 환자를 치료할 때, 철분 결핍도 동반되어 있다면, 같이 치료하면 좀 더 지속적이고 효과적이기 때문에, 저는 임상에서 이를 적용하고 있습니다.

주요 내용

1. 코의 안에는 깊고 넓은 공간이 있으며, 코안의 점막에 염증이 생기는 비염은 두통을 유발할 수 있습니다.
2. 비염이 잘 치료되지 않으면 부비동염으로 번질 수 있으며, 부비동염 또한 심한 두통을 유발할 수 있습니다.
3. 비염과 부비동염의 적절한 진단과 치료를 통해 관련 두통을 크게 호전시킬 수 있으며, 알러지성 비염은 흔히 철분 결핍과 동반될 수 있습니다.

비염·부비동염으로 인한 두통 환아 증례

미정이(8세, 여)가 3개월 전부터 지속되는 두통으로 병원을 찾았습니다. 몇 달 전부터 호전되지 않는 비염도 있다고 했습니다. 미정이는 코가 완전히 막힌 듯, 내내 코맹맹이 소리를 했으며, 입을 벌린 채 입으로 숨을 쉬고 있었습니다. 평소에 콧물도 많이 나는 등 비염 증상이 심한데, 약을 먹어도 그때뿐이지 치료에 큰 효과를 보지 못하고 있었습니다. 미정이는 원래 두통이 없었는데, 최근 비염이 호전되지 않으면서 두통이 생겼다고 했습니다. 두통은 머리가 꽉 조이는 듯한 양상을 보였고, 코가 막힌 상태에서 기침이나 재채기를 하면 강도가 너무 세서 머리가 띵해지고 순간 아무것도 못 할 정도라고 했습니다. 최근에는 머리가 아파서 학교에 가지 못한 적도 몇 번 있다고 했습니다. 코는 항상 간질간질거리고 종종 눈이 충혈되는 경우도 있었습니다.

일반적인 혈액검사와 뇌영상검사에서는 특별한 소견이 확인되지 않았습니다. 문진을 더 해보았고, 혹시 최근에 이사를 했거나, 집 안에 어떤 변화가 있었는지 물어보았습니다. 미정이와 함께 온 어머니는 몇 개월 전부터 고양이를 분양해 집에서 키우고 있다고 했습니다. 미정이는 고양이를 좋아해서 침대에서 같이 자곤 한다고 했습니다. 만성 비염, 두통 그리고 고양이를 키우기 시작한 시점이 연관성이 있다고 판단되어, 소아호흡기알러지과와 협진해 전반적인 알러지 검사를 했습니다. 피부반응검사에서 고양이 털에 강한 양성반응이 나왔습니다. 미정이는 고양이 털에 알러지가 있는 것이었습니다. 미정이의 두통은 고양이 털로 인한 알러지 비염으로 진단할 수 있었고, 두통은 알러지 비염으로 인한 이차두통이었습니다.

미정이 어머니는 고양이를 친척 집에 장기간 맡겼고, 집 안을 대대적으로 청소하고, 침구류를 세탁하고 소독했습니다. 그리고 헤파필터가 장착된 공기청정기를 구비하기로 했습니다. 그러자 미정이의 비염 증상과 그로 인한 두통이 금세 사라졌습니다. 약물과 면역치료 등을 하면서 고양이를 계속 키우는 방법도 있었지만, 어머니는 미정이를 위해 알러지 원인을 제거하는 더 현명한 방법을 선택했고, 얼마 지나지 않아 미정이의 증상은 모두 호전되었습니다.

09

수면무호흡증으로 인한 두통

뇌 건강에 적절한 수면이 중요하다는 것은 상식입니다. 수면의 질은 일차두통의 경과에 엄청나게 중요하며, 수면의 질을 좋게 하는 것은 생활습관교정치료의 핵심입니다. 이 수면의 질이 수면무호흡증으로 인해 이차적으로 파괴되는 경우가 아이들에게도 많이 나타날 수 있는데, 이런 경우에는 수면무호흡으로 인한 두통이 발생할 수 있습니다.

최근 어린아이들에게도 수면무호흡증이 증가하고 있는데, 그 원인은 소아청소년 비만이 증가하고 있기 때문입니다. 비만은 수면무호흡증의 중요한 위험 인자입니다. 또한, 해결되지 않는 만성적인 비염이 있는 경우에도 수면무호흡증이 동반될 수 있으며, 상기도에 선천적 혹은 후천적인 구조적 문제가 있는 경우에도 수면무호흡증이 생길 수 있습니다. 구조적인 문제로는 아데노이드나

편도선의 비정상적인 크기 증가, 커다란 혀나 짧은 턱 등이 있을 수 있습니다.

수면무호흡증이 있으면 코를 골거나 코를 골다 숨을 쉬지 못하는 것은 기본이고, 낮에 계속 졸립고, 종일 피로를 호소하며, 두통, 집중력과 기억력의 저하, 학습장애, 주의력결핍과잉행동장애(ADHD), 기분 저하, 우울증 등 많은 문제가 아이들의 생활을 침범하게 됩니다. 수면무호흡증은 숨 쉬는 구조가 폐쇄되는 것이 원인인 폐쇄성 수면무호흡증이 제일 흔하며, 이 외에 뇌에 문제가 있는 경우인 중추성 수면무호흡증도 있고, 폐쇄성과 중추성이 혼합된 혼합형 수면무호흡증도 있습니다. 폐쇄성 수면무호흡증은 다음 모식도를 참고하면 이해가 쉬울 것입니다.

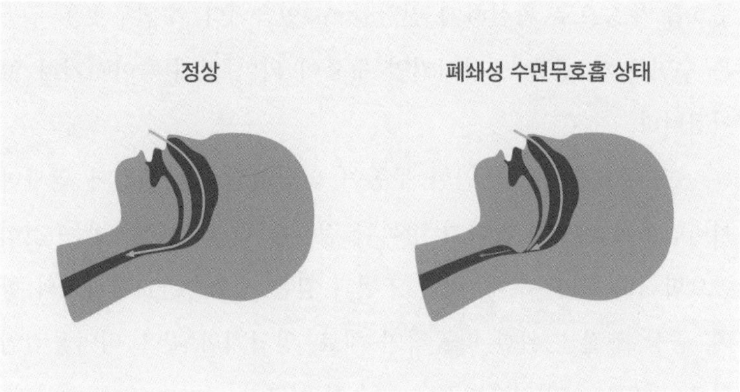

폐쇄성 수면무호흡증 모식도

수면무호흡증의 영향

아이들에게도 수면무호흡증이 호발할 수 있으며, 수면무호흡증은 두통, 집중력 저하, 기억력 저하, 학습장애, 우울증 등을 일으킬 수 있으므로, 적절한 치료적 개입이 필요합니다.

수면무호흡 두통은 수면 후 일어날 때 발생하는 두통이며, 주로 머리 양측이 압박성으로 나타나는, 즉 긴장형두통의 양상으로 나타납니다. 편두통과 같이 구역, 구토, 빛공포증, 소리공포증이 동반되지 않는다는 것이 특징이며, 4시간을 넘어가지 않는 것으로 정의됩니다. 수면무호흡증은 수면다원검사로 진단할 수 있으며, 이 수면무호흡증과 밀접한 관련성이 입증된 두통이어야 수면무호흡 두통으로 확실하게 진단할 수 있습니다. 수면무호흡 두통은 수면무호흡증을 호전시키면 두통이 의미 있게 좋아지거나 없어집니다.

수면무호흡증으로 인한 두통이 의심되면 소아신경과 의사나 이비인후과 의사를 찾아가 정확한 검사를 받고 진단을 받는 것이 중요합니다. 진단 후에, 비만 조절과 같은 생활습관교정치료와 함께, 증상 조절을 위한 약물적인 치료, 양압기와 같은 비약물적인 치료, 필요시 이비인후과적인 수술적 치료가 고려될 수 있습니다.

뇌에 대한 이해가 높아짐에 따라, 수면이라는 것이 얼마나 중요하고 신비로운 것인지 계속 밝혀지고 있습니다. 아주 어릴 때에는 잠을 잘 이루지 않으면 뇌 발달이 크게 저하되어 전반적인 발달장애가 생길 수 있으며, 신경학적 발달에 문제가 있는 아이들의 경우에는 수면장애가 동반되는 경우가 많아서 악순환의 고리에 빠지게 됩니다. 수면이라는 주제는 방대하기 때문에, 이 책에서 깊게 다룰 내용은 아닙니다. 다만, 아이들에게 수면무호흡증으로 인한 두통이 있다면, 이는 원인이 되는 수면무호흡증, 그리고 수면무호흡을 악화시킬 수 있는 비만, 비염 등에 대한 다학제적인 치료적 개입을 해야 합니다.

수면무호흡증으로 인한 두통 환아 증례

재영이(10세, 남)가 몇 개월 전부터 생긴 두통으로 병원을 찾았습니다. 소아호흡기과 동료 교수로부터 협진을 받아서 내원한 참이었습니다. 만성적인 비염으로 병원에서 계속 치료를 받고 있었습니다.

재영이는 몇 개월 전부터 긴장형두통 양상으로 머리가 아팠는데, 이 두통은 아침에 일어나자마자 시작되었습니다. 재영이는 오전 내내 머리가 아픈 경우가 많은데, 점심쯤이면 좋아지는 패턴을 보였습니다. 아침에 머리가 너무 무겁고 아파서 학교를 빠진 날도 있다고 했습니다. 두통 설문지에서 수면 패턴과 질이 상당히 좋지 않음을 발견할 수 있었습니다.

수면에 대해서 자세히 문진해보니, 재영이는 코를 크게 골면서 자는데, 자다가 꺽꺽거리면서 숨을 몇 초 정도 안 쉬다가 크게 몰아 쉬는 양상, 즉 수면무호흡이 있었습니다. 재영이는 원래 코골이나 수면무호흡이 없었으나, 최근 2년 사이 급격하게 살이 찌면서 생긴 듯합니다. 현재 재영이의 BMI 수치는 비만에 해당되었습니다. 코로나-19로 인해 육체 활동이 많이 제한되는 환경이 큰 영향을 주었을 것입니다.

재영이는 살이 찌면서 수면무호흡증이 생기고 매일 아침 두통도 생기게 된 것입니다. 아침에 머리가 무겁고 계속 졸리기만 하니, 집중력도 떨어지고 기분도 좋지 않은 날이 많아져서 성격도 짜증스럽게 변했다고 합니다. 오전 수업 시간에 계속 졸다가 지적을 받는 일도 많았습니다. 거기다가 비염으로 코도 막히니까 입으로 숨을 쉬는 경우가 많아지고, 입으로 숨을 쉬니까 침도 마르고 입 냄새도 나서 친구들과 이야기할 때 자신감도 떨어져 있는 상태였습니다.

저는 비만, 비염, 수면무호흡 두통이 재영이의 일상을 얼마나 무너뜨리고 있는지 생생히 알 수 있었습니다. 재영이에게 기본적인 혈액검사와 뇌영상 촬영을 시도했고, 두통과 관련된 다른 특이 소견이 없는 것을 확인했습니다. 이어서 이비인후과와 협진을 진행해 코와 연구개, 편도에 특이적인 소견이 있는지를 보았는데, 아데노이드의 비대가 관찰되었습니다. 예약된 수면다원검사에서 재영이는 폐쇄성 수면무호흡증에 합당한 소견이 나왔는데, 재영이의 만성적인 두통은 이로 인한 것으로 판단되었습니다.

재영이는 이비인후과 의사의 권유에 따라 아데노이드 절제술을 받았으며, 이후 몇 개월 동안 식사 조절과 운동을 통해 체중을 감량했습니다. 재영이의 수면무호흡은 빠르게 사라졌으며, 이에 따라 두통을 포함한 다른 동반 질환들도 크게 호전되었습니다. 특히, 아침에 일어나자마자 생기는 두통은 완전히 없어졌습니다. 비염은 아직 완전히 낫지는 않았지만, 치료에 차도가 보였습니다.

10

담배·약물로 인한 두통

이제는 우리나라에서도 청소년들이 담배를 피우는 모습을 공공장소뿐만 아니라 학교에서도 쉽게 볼 수 있게 되었습니다. 담배를 피우는 청소년들이 꽤 많다는 것이 걱정스럽습니다. 담배는 청소년기의 일탈 행동 중 하나라고 볼 수 있겠지요. 담배가 몸에 좋지 않다는 것은 온 국민이 알고 있기 때문에, 다시 언급할 필요는 없을 것입니다. 다만, 두통과의 연관성에 대해서만 언급하겠습니다.

담배에는 수천 가지의 유해 화학물질이 들어 있습니다. 그중에서 일산화탄소가 담배의 가장 주요한 유해 물질인데, 일산화탄소는 적혈구의 구성물질인 헤모글로빈과의 결합 능력이 산소의 200배가 넘습니다. 우리가 숨을 쉬는 이유는 산소를 들이마시기 위해서입니다. 산소를 뇌와 각종 주요 장기들로 운반하는 것이 헤모글로빈이기 때문에 산소와 헤모글로빈이 충분히 잘 결합하는 것이 매우 중요합니다. 그런데 일산화탄소가 있으면 일산화탄소가 산소를 제치고 헤모글로빈과 결합해버리기 때문에, 정작 산소가 헤모글로빈과 결합할 공간이 없어지게 됩니다. 이렇게 되면, 담배를 피우는 청소년들의 뇌는 산소 부족에 시달리게 되고, 담배를 오랫동안 피워서 만성적인 산소 부족이 생기게 되면, 두통뿐만 아니라 집중력 저하, 감정 조절 능력 저하, 판단력 감소, 수면장애, 우울 증상 등 다양한 뇌신경 관련 증상이 나타날 수 있습니다.

일산화탄소-헤모글로빈 수치가 20퍼센트 이내에서는 경미한 두통이 있으며, 20~30퍼센트 범위에서는 편두통과 비슷한 중등도의 박동성 두통이 생길 수 있습니다. 이와 같은 악영향이 명백한데도 흡연 청소년들은 담배에 포함된 니코틴의 일시적인 진정 효과에 중독되어 담배를 끊기 어려워합니다.

담배만이 아닙니다. 우리나라는 이미 마약 청정국이 아닙니다. 언론에도 연일 보도되고 있듯이, 마약은 우리나라 청소년도 마음만 먹으면 쉽게 구할 수 있게 되었습니다. 마약은 심각한 두통은 물론이고, 뇌를 비가역적으로 망가뜨릴 수 있습니다. 술, 즉 알코올도 두통을 유발할 수 있습니다. 코로나-19로 한창 전 국민이 긴장하던 2~3년 사이에는 청소년들의 음주율이 10퍼센트대 아래로 떨어졌지만, 이제 서서히 다시 증가 추세로 돌아가고 있습니다.

이 외에도 다양한 약물과용으로 인해 두통이 유발될 수 있습니다. 이처럼 어떤 물질로 인한 두통의 치료 방법은 그 원인 물질을 끊어버리는 것뿐입니다. 만약 중독된 상태여서 스스로 끊어내기가 힘들다면, 관련 치료 기관과 의료진의 도움을 적극적으로 받는 것이 좋습니다. 물질에 중독되어 벗어나지 못하는 청소년의 뇌는 심각하게 망가질 것이고, 그 이후의 삶을 정상적으로 살아나갈 수 없게 된다는 것은 너무도 명백합니다.

주요 내용

1. 담배의 일산화탄소는 헤모글로빈과의 결합능이 매우 강해 뇌로 산소를 공급하는 것을 크게 방해해 저산소성 두통을 유발합니다.
2. 마약, 술, 다양한 약물의 과용도 두통을 유발할 수 있으며, 이러한 물질로 인한 두통을 치료하는 방법은, 원인 물질들을 끊어내는 것뿐입니다.

11

정신과 질환에 기인한 두통

아이들의 두통을 제대로 진단하지 못하거나 무시한다면, 정신질환으로 오인되어 쓸데없는 치료를 받게 될 수 있습니다. 이는 꽤 오랫동안 일어났던 일이며 지금도 일어나고 있는 일입니다. 만성 일차두통 환자들이 치료가 여의찮아 이차적으로 우울증이나 불안 증세에 시달리는 것은 있을 수 있습니다. 만성편두통, 고빈도삽화 긴장형두통, 만성 긴장형두통, 군발두통 환자들이 주로 그렇습니다. 이런 상황에서는, 이차적인 우울 증상과 불안 증세를 함께 치료해야 합니다. 그렇지만, 만성 일차두통 환자를 정신질환자로 섣불리 규정해버리면, 치료가 결코 잘 될 리 없습니다.

아이들의 두통이 진정 정신과적인 원인에서 비롯된 것인 경우, 즉 정신과적 원인으로 인한 명확한 인과관계로써 두통이 이차적으로 동반해 나타나는 경우는, '신체화 장애에 기인한 두통'과

'정신병 장애에 기인한 두통' 이렇게 두 가지로 ICHD-3 진단 기준에서 정확하게 명시하고 있습니다. 이들 두 하위 진단만 정신과 질환에 기인한 두통으로 인정하고 있는 것입니다. 이들에 대한 명확한 진단 기준을 살펴보겠습니다.

신체화 장애에 기인한 두통의 ICHD-3 진단 기준

A. 진단 기준 B, C를 모두 충족하는 두통

B. 다음 2가지 모두를 만족하면 신체화 장애로 진단이 가능함

① 과거력상 30세 이전부터 시작된 여러 신체 증상이 있어야 하며, 이 증상들이 알려져 있는 질환으로는 충분히 설명될 수 없음. 혹은, 연관된 질환이 있다 하더라도, 병력, 신체검진, 검사 소견 등을 바탕으로 예상되는 것보다 지나침

② 질환 경과 중 다음 모두를 만족함

a. 4가지 다른 부위나 기능에서 최소한 4가지 통증 증상이 있음

b. 통증 외에 최소한 두 가지 위장관 증상이 있음(임신, 설사, 음식 못 견딤에 의한 것이 아님)

c. 통증 외에 최소한 1가지 성적 증상(성적인 무관심, 발기/사정 이상, 월경 불규칙, 과도한 월경 출혈)

d. 통증 외에 최소한 1가지 가성신경학적 증상(균형 장애나 마비 혹은 국소위약, 삼킴 어려움, 목의 덩어리 이물감, 발성 불능증, 잔류 소변, 환각, 촉각이나 통각 소실, 복시, 실명, 난청, 경련, 기억상실 같은 해리 증상, 실신이 아닌 의식 소실 등)

C. 다음 중 최소한 1가지로 인과관계가 입증됨

① 신체화 장애에 기인한 다른 신체 증상들의 발생에 따라 두통이 시작되거나 현저히 악화됨

② 신체화 장애에 기인한 다른 신체 증상들의 기복에 따라, 그 시점에 맞추어

두통이 지속 또는 완화됨

③ 신체화 장애에 기인한 다른 신체 증상들의 완화에 따라, 두통이 완화됨

D. 다른 ICHD-3 진단으로 더 잘 설명되지 않음

위의 진단 기준처럼, 신체화 장애에 기인한 두통은 다양한 신체 증상 중에서 두통이 큰 부분을 차지하는 경우입니다. 신체화 장애로 인한 두통은, 그 두통이 의학적으로 설명되지 않아도, 환자 자신은 그 두통을 실제로 느낀다는 점이 특징입니다. 그런데 저 진단 기준을 가만히 들여다보면, 보통의 소아청소년 아이들이 신체화 장애로 진단되기가 힘들겠구나 하는 생각이 들 것입니다. 우리 아이들이 신체화 장애에 기인한 두통으로 정확하게 진단되는 것이 얼마나 어려운지, 직접 생각해보시라는 뜻으로 저 긴 진단 기준을 넣었습니다.

다음으로는, 정신병 장애에 기인한 두통의 진단 기준입니다.

정신병 장애에 기인한 두통의 ICHD-3 진단 기준

A. 진단 기준 B, C를 모두 충족하는 두통

B. 두통을 설명할 수 있는 기전에 대한 내용을 포함한 망상이 있음

C. 다음 중 1가지 또는 2가지 모두로 인과관계가 입증됨

① 망상이 시작되면 동시에 또는 그 이후에 두통이 발생함

② 망상이 완화되면 두통도 완화됨

D. 다른 ICHD-3 진단으로 더 잘 설명되지 않음

이해를 돕기 위해 정신병 장애에 기인한 두통에 대한 몇 가지 예를 들어보겠습니다. 이 진단에 해당되는 환자들의 발언이 듣는 사람에게 어떤 느낌을 주는지 확인해보시길 바랍니다.

'우리 반에 어떤 친구는 사실 귀신인데, 그 친구가 나의 영혼과 육체를 빼앗기 위해 눈빛으로 내 머릿속을 헤집어 놓는다. 그래서 그 친구와 내가 눈이 마주치면 두통이 생긴다.'

'난 신이 선택한 사람이다. 내 머릿속에는 신이 무언가 뜻을 보낼 때 그 뜻을 해석할 수 있는 작은 수신기가 있는데, 신이 내게 연락을 보낼 때 극심한 두통이 생긴다.'

'몇 날 며칠, 창문을 열고 잠을 잤는데, 그 사이에 외계인이 몰래 들어와 나의 머릿속에 마이크로칩을 넣었고, 그 마이크로칩 때문에 두통이 생겼다.'

'내게는 인류보다 훨씬 앞선 문명의 외계인들만 진단할 수 있는 신개념의 뇌종양이 생겼고, 그 뇌종양 때문에 두통이 생겼다. 이 뇌종양으로 난 곧 죽을 것이다.'

이와 같이 명백한 망상으로 인해 두통이 생긴 경우를 정신병 장애에 기인한 두통으로 진단할 수 있습니다.

신체화 장애에서 기인한 두통과 정신병 장애에서 기인한 두통이 명확하게 진단될 수 있다면, 이는 명백한 정신과적 질환으로, 정신과적 약물치료와 상담치료를 받아야 할 것입니다. 그러나 이 두 가지 하위 진단에 해당하지 않는다면, 정신과적인 문제로 두통이 생겼다고 섣불리 진단해서는 안 됩니다. 두통이 정신과적인 문제와 인과관계가 명백하지 않다면, 그 두통의 양상에 따라 적절한 ICHD-3 진단을 내려야 하며, 동시에 정신과적 진단을 같이 내리는 것이 의학적으로 합당할 것입니다. 따라서 이런 경우에는 두통에 대한 신경학적인 치료와 정신과적인 치료를 같이 해나가는 것이 맞습니다.

주요 내용

1. 정신과 질환에 기인한 두통은 신체화 장애에서 기인한 두통과 정신병 장애에서 기인한 두통의 두 가지가 있습니다.
2. 아이들의 두통이 정신과적인 문제와 인과관계가 명백하지 않다면, 아이들에게 정신과 질환에 기인한 두통이라는 진단명을 섣불리 붙여서는 안 됩니다.

4부

소아청소년 두통 치료의 미래

01

소아청소년 두통의 진단과 치료적 접근에 대한 정리

지금까지 아이들의 두통에 대해서 알아보았습니다. 두통학은 그 자체로 다양한 전문 분야로 나뉘는 커다란 분야이고, 최근 엄청나게 발전하고 있기 때문에 책 한 권에 모두 담는다는 것은 불가능합니다. 특히, 소아청소년 두통은 환자 특성상 성인과는 그 양상이 다르며, 진단 과정이나 검사의 활용도 역시 성인과는 확실히 차이가 있습니다. 그런데, 소아청소년 두통학은 소아청소년이라는 한계 때문에 적극적인 연구가 어려운 점이 분명히 있으며, 실제 진료실에서 소아청소년 두통을 기꺼이 볼 수 있는 환경이 갖추어지지 않아 어려움이 있는 것이 사실입니다. 하지만, 소아청소년기의 두통을 적극적으로 진단하고 관리하며, 이에 대한 연구도 모두 힘을 합쳐 진행해나가는 것은, 아이들의 정상적인 신경발달을 위해 매우 중요한 일입니다.

아이들의 두통을 올바로 진단하기 위해 전 세계의 여러 훌륭한 소아청소년 두통센터들이 나름의 프로토콜을 만들고 있습니다. 그 프로토콜은 대체로 비슷한 방식을 취하고 있지만, 각 나라의 실정, 쓸 수 있는 약제들의 허가 여부, 비약물치료들의 접근성과 발전 정도 등에 따라서 다소 차이가 있습니다. 소아청소년 두통에 대한 프로토콜의 존재 유무와 이를 발전시켜나가는 노력 자체가 소아청소년 두통을 치료하는 첫걸음이라고 할 수 있습니다. 이 프로토콜들을 통해 아이들의 두통을 체계적으로 진단할 수 있게 되어 전체적인 두통 진료 수준을 상향시킬 수 있을 것입니다.

이번 장에서는 제가 아이들의 두통을 치료할 때 진료실에서 사용하고 있는 프로토콜을 소개하고자 합니다. 이 소아청소년 두통 진단 프로토콜은 최근 수십 년 동안 두통 연구에 기여해오신 선배 의료진의 수많은 논문과 최근의 발전된 전략에 저의 경험을 융합한 것으로, 아이들의 두통을 진단하고 치료하는 데 유용하며, 보호자들과 아이들에게 제가 앞으로 어떻게 치료할 것인지 설명하는 데도 활용하고 있습니다. 물론, 이 프로토콜도 완벽한 것은 아니며, 향후 새로운 연구와 시행착오를 거치면서 계속 업데이트 될 것입니다.

아이들의 두통에 대한 접근이 다른 질환에 비해서 잘 확립되어 있지 않고 애매한 부분이 분명히 있기 때문에, 이러한 프로토콜은 아이들의 두통을 바라보는 관점을 구체화하는 데 도움이 될 것입니다. 이런 관점은 꼭 의료진만 지니고 있는 것이 아니라, 부

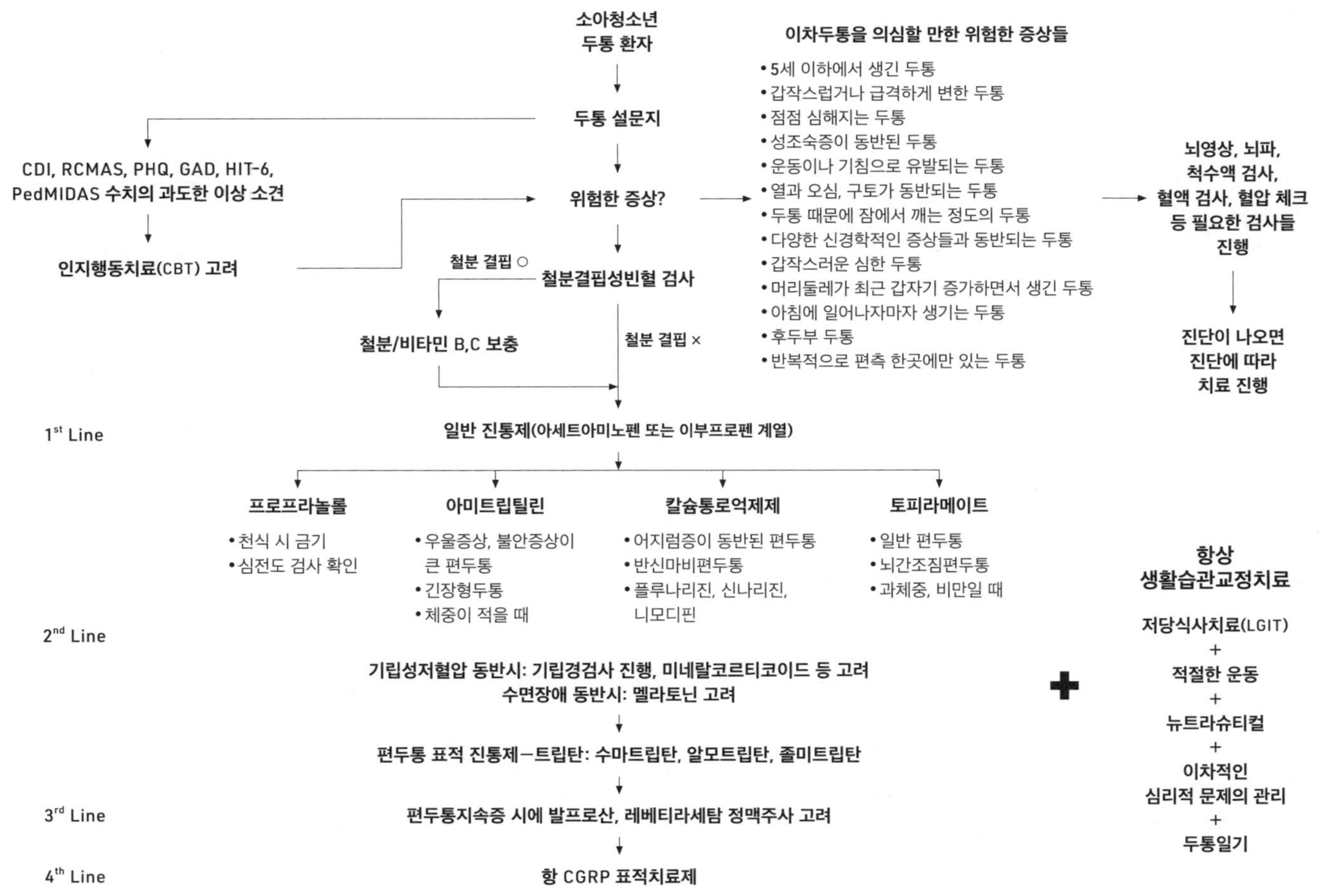

소아청소년 두통 진단 프로토콜의 예시

모님들도 쉽게 받아들일 수 있을 것입니다.

앞의 소아청소년 두통 진단 프로토콜의 원칙은 두통이 생길 수 있는 이차적인 원인을 먼저 배제하는 것입니다. 아이들이 두통을 호소한다면, 일차두통을 먼저 의심하는 것이 아니라 이차적인 원인을 먼저 찾아야 합니다. 이를 위해서는 표준화된 두통 설문지가 진단에 큰 도움을 줄 수 있습니다. 위험한 증상의 가능성을 시사하는 소견들이 있다면, 관련 검사를 적극적으로 진행하는 것이 안전합니다. 프로토콜에서 좀 더 내려가보면, 철분결핍성빈혈을 검사하게 되는데, 이는 아이들은 철분 결핍으로 인한 두통이 꽤 자주 일어날 수 있기 때문입니다. 이 부분은 아주 중요하지만 간과되는 상황이 많아서 따로 강조해두었습니다.

두통 설문지에서 간이심리평가를 하게 되는데, 그것들이 CDI, RCMAS, PHQ, GAD, HIT-6, PedMIDAS입니다. 여기서 이상 소견이 있다면 두통으로 인한 이차적인 심리적 문제가 시사되므로 좀 더 자세한 신경인지발달검사를 진행하고, 인지행동치료를 병행할 수 있습니다. 이 부분은 두통의 최종 진단과 관계없이 동시에 진행하는 것이 좋을 것입니다. 이 점에 대해서도 담당 전문의와 함께 살펴야 합니다.

이렇게 해서도 두통이 호전되지 않는다면, 이제는 본격적인 일차두통의 관리로 넘어가게 됩니다. 이 프로토콜은 일차두통 중에서 적극적인 약물치료가 필요한 편두통에 초점을 맞추었습니다. 이 프로토콜에서는 치료를 1st line, 2nd line, 3rd line, 4th line으로 계층화했습니다. 1st line은 일반적인 급성진통치료를 뜻하고, 2nd line은 기존의 편두통 예방약제 중 아이들에게 쓰는 대표적인 약제들과 편두통 표적 진통제들을 소개했습니다. 3rd line에서는 편두통 발작이 오랜 시간 참을 수 없을 정도로 지속되는 편두통 지속증일 경우 병원에 내원해 고려하게 되는 주사 약제들을 소개해두었습니다. 그리고 4th line에서는 최근에 개발된 편두통 표적 예방치료약제인 '항 CGRP 단일클론항체'의 적용을 고려할 수 있게 됩니다.

이 모든 단계의 편두통 치료에서는 생활습관교정치료가 전제되어야 합니다. 저당식사치료와 같은 좋은 식습관, 개인에 맞는 적절하고 꾸준한 운동, 뉴트라슈티컬의 적절하고도 꾸준한 복용, 만성화된 두통에서 나타날 수 있는 이차적인 심리적 문제의 관리를 반드시 동시에 진행해야 합니다. 두통일기와 같은 기록을 남기는 것은 생활습관교정치료를 돌아보고 스스로 긍정 강화할 수 있는 수단으로써 큰 가치가 있습니다. 특히 만성편두통을 지닌 아이들에게는 두통일기를 작성하도록 격려하는 것이 좋습니다.

02

소아청소년 두통 치료의 미래와 발전

만성질환은 여러 원인이 복합적으로 작용하는 측면이 공통적으로 있습니다. 이러한 만성질환의 특징은 어느 하나의 단일 치료로는 완전히 정복할 수 없다는 것입니다. 대표적인 만성신경질환인 소아청소년 편두통이나 긴장형두통도 마찬가지입니다. 의학이 더욱 발전해 지금보다 더 많은 약이 나올지라도, 새로운 약들이 아이들의 만성 두통을 완전히 해결해주지는 못할 것입니다.

두통 치료는 단순히 약으로 통증을 줄이는 것만이 아니라 두통으로 인한 이차적인 심리적 어려움도 해결할 수 있어야 합니다. 이런 이유로 누차 강조했듯이, 간단해 보이지만 지루할 수도 있는, 그러나 근본적인 해결 방안이 될 수 있는 생활습관교정치료가 중요한 것입니다. 생활습관을 교정해 스스로 뇌와 몸을 새롭게 조직하고 만들어가야 한다는 생각을 갖는 것이 중요합니다. 아이들의 두통 치료에는 의학적인 면뿐만 아니라, 어느 정도 예술적인 측면도 분명히 있습니다.

인류의 유구한 역사 속에서 두통학이 전 세계적으로 자리를 잡고 연구되기 시작한 지는 얼마 되지 않았습니다. 아직도 모르는 부분들이 많고, 두통 전문가들도 많은 환자들의 두통을 완전히 설명해낼 수 없습니다. 특히 소아청소년 두통은 이제야 뒤늦게 관심을 받고 있습니다. 하지만, 소아청소년 두통 치료는 의학의 발전과 더불어 앞으로 더욱 많은 연구와 발전이 있을 것입니다. 의학의 발전뿐만 아니라 다양한 산업의 발전이 아이들의 두통을 호전시키는 데 큰 영향을 줄 것으로 보입니다. 여기서는 소아청소년 두통 치료의 미래, 특히 일차두통 치료의 미래에 대한 저의 전망을 학문적인 관점, 약물치료적인 관점, 비약물치료적인 관점으로 나누어서 이야기해보려고 합니다. 편의상 이렇게 나눈 것이지만, 이 세 가지 관점은 당연히 모두 다 서로 연관되어 있습니다.

학문적 관점

학문적인 관점에서 소아청소년 두통 치료의 전망을 먼저 살펴보겠습니다. 학문적으로 두통 치료의 발전이라고 한다면, 보통 일차두통의 진단 및 치료 방법의 발전을 뜻한다고 볼 수 있습니다. 이차두통이나 얼굴 통증과 관련된 원인과 질환명은 비교적 명확하기 때문에 관련 질환에 대한 진단과 치료의 발전이 주된 연구적 관심사가 되는 것이지, 이차두통 혹은 얼굴 통증에서의 '두통 증상'이 연구의 중심이 되지는 않습니다. 예를 들어, '소아청소년 뇌종양의 진단과 치료', '소아청소년 뇌염/뇌수막염의 진단과 치료'처럼 말입니다. 이러한 이유로, 소아청소년 두통 치료는 편두통, 긴장형두통과 같은 소아청소년 일차두통의 치료와 거의 비슷한 말입니다.

지금까지 소아청소년 일차두통 치료의 학문적인 동향은 아이들의 두통의 임상 양상, 편두통이나 긴장형두통의 빈도, 유발 요인, 이로 인한 이차적인 심리적 문제, 기존의 예방치료 약제들의 효과들과 관련되었습니다. 그런데, 최근에 새로운 연구 방향으로써 저당식사요법과 같은 식사치료가 편두통 호전에 미치는 효과를 비롯해 식습관과 편두통의 관계를 탐구하는 연구가 이루어지고 있습니다. 이 연구가 더욱 발전되면, 장과 뇌의 관련성에 대해서 더욱 깊이 있는 세부 연구가 활성화될 것이고, 아이들의 뇌를 위해 효과적인 영양학적인 개입에 대한 연구가 활성화될 것입니다.

또한 CGRP의 경로를 차단하는 '항 CGRP 표적치료제'와 관련된 임상시험 연구가 진행되고 있는 것이 아이들의 일차두통 치료와 관련된 큰 발전이자 변화라고 할 수 있습니다. 앞으로 몇 년간 CGRP 경로는 일차두통과 관련해 가장 중요한 분자생물학적 기초로 언급될 것으로 예상됩니다. 이 외에도 새로운 두통 유발 물질에 대한 학문적인 발견들이 이루어져서, 이것들을 임상에 이용할 수 있는 연구도 발전될 것으로 생각됩니다.

CGRP 경로 이외에 편두통을 유발할 수 있는 다른 몇 가지 내인성 물질들과 편두통의 관계를 탐구하는 연구, 편두통과 관련된 유전자적인 원인을 탐구하는 연구도 새롭게 진행되는 연구들입니다. 이처럼 소아청소년 두통 치료를 위한 연구는, 그 두통의 병태생리를 근본적으로 탐구하는 분자생리학적, 신경영양학적, 유전학적인 측면에서 훨씬 더 발전할 것이며, 이에 대한 결과가 임상에서 바로 적용되는 성과로 이어지게 될 것입니다.

약물치료적 관점

'항 CGRP 표적치료제'는 현재 편두통의 예방적 약물치료에서 절대로 빼놓을 수 없는 약제입니다. 이 약제가 상용화되면서 편두통의 예방적 약물치료 전략이 완전히 바뀌었으며, 앞으로 최소한 몇 년 이상은 '항 CGRP 표적치료제'의 시대가 될 것으로 수많은 두통 전문가가 예측하고 있습니다.

소아청소년을 대상으로 한 '항 CGRP 표적치료제'의 임상시험이 현재 무사히 진행되고 있으며, 임상시험이 끝나게 되면 소아청소년 편두통 환자들에게도 널리 쓰일 것입니다. '항 CGRP 표적치료제'의 다양한 제형의 발전을 통해 부작용 없이 빠르게 두통을 안정시키고, 그 효과가 오랫동안 유지되며, 아이들에게도 안전하게 쓸 수 있는 연구들이 계속 이루어질 것입니다. 그리고 기존의 부작용을 최소화하여 개발된, 세로토닌 경로와 관련된 편두통 표적 진통제들이 기존의 트립탄을 서서히 대체할 것입니다.

최근에는 '보톡스'라는 상품명으로 혹은 '보툴리눔 톡신'으로 널리 알려져 있는 오나보툴리눔 톡신Onabotulinum toxin A를 만성편두통 치료의 예방치료로 활용하는 연구가 진행되고 있습니다. 이미 성인의 만성편두통에서는 보툴리눔 톡신을 널리 활용하고 있으며, 미국 식품의약국(FDA)에서 성인의 만성편두통 예방치료로 승인되어 있습니다. 보툴리눔 톡신은 환자의 머리 주변의 특정 지점에 근육주사를 몇 주 간격으로 투여함으로써, 만성편두통을 일으키는 신경전달물질을 억제하고, 중추신경계로 전달되는 말초신경의 통증 관련 신호를 차단함으로써 두통 예방 효과가 있는 것으로 알려져 있습니다.

보툴리눔 톡신은 전 세계적으로는 아직 소아청소년 환아들에게는 효과와 안전성이 확립되어 있지 않는 상태입니다만, 앞서 언급한 '항 CGRP 표적치료제'와 비슷하게 소아청소년 환아에게도 안전하고 효과적이라는 연구 보고들이 나오고 있습니다. 대략 10세 전후의 소아청소년 만성편두통 환자들에게서 큰 문제없이 사용할 수 있다는 연구들이 주목을 끌고 있습니다. 이러한 연구들이 더욱 진행될 터인데, 가까운 시일 안에 소아청소년 만성편두통 환자들에게 보툴리눔 톡신이 '항 CGRP 표적치료제'와 같은 만성편두통 예방치료제와 함께 널리 병용될 것으로 예상됩니다.

또한, CGRP 경로 이외에 다른 두통 유발 경로를 차단하는 약제들도 개발될 수 있을 것인데, '항 CGRP 표적치료제'처럼 단일클론항체의 형태로 새로운 약제들이 개발될 가능성이 있습니다. 단일클론항체 기술 외에도, 편두통 예방치료약제들을 개발할 수 있는 핵심 기술로써 안티센스 올리고뉴클레오타이드Antisense oligonucleotides 기술이 주목받고 있습니다. 이 기술은, 유전자의 발현을 조절할 수 있는 약제로서, 흥분성 혈관 확장 물질인 브라디키닌의 합성을 감소시키는 데 연구되고 있습니다.

심장 혈관과 뇌혈관의 밀접한 관계에 착안해 이에 관련한 약제의 개발도 주목받고 있습니다. 최근의 새로운 약제들은 과거의 약제들에 비해서 부작용이 현저하게 적으면서 다른 약제들과 상호작용이 적고, 긴 작용 시간을 가진다는 공통점들이 있습니다. 이러한 새로운 약제들이 개발되면, 소아청소년 편두통에서도 부작용과 효과를 검토해 빠르게 적용될 수 있을 것입니다.

비약물치료적 관점

비약물치료라는 개념은 매우 광범위합니다. 식사치료도 비약물치료에 속할 수 있으며, 수술적인 치료, 생활습관교정치료 모두 비약물치료로 접근할 수 있을 것입니다.

그중 아이들의 두통 치료와 관련해서는 영양적인 측면이 단연 제일 중요합니다. 분자생물학과 신경생리학의 발전을 통해서 장-뇌 축에 대한 연구가 크게 성장했습니다. 이를 바탕으로 매일 섭취하는 음식과 영양, 산업화의 산물로 인한 다양한 독소가 장과 신경계에 미치는 영향, 음식과 관련된 유전학적인 특징, 개별화된 식습관의 중요성, 장내 세균이 아이들의 뇌 발달에 미치는 영향 등 장과 뇌의 밀접한 연관성에 대한 기초 지식이 한 단계 더욱 도약했습니다. 앞으로도 균형 잡힌 영양과 질 좋은 지방, 적당한 복합 탄수화물, 단백질이 적절히 조합된 식사가 뇌의 흥분을 안정화시키고, 안정적인 뇌 발달을 이루고, 통증 경로를 약화시킬 수 있다는 연구 결과가 계속 나오게 될 것입니다. 이를 식단으로 구현해 임상적인 효과를 내는 신경영양학의 발전이 주목되고 있습니다. 이 신경영양학이 아이들의 만성 두통 치료에 중요한 역할을 하게 될 것으로 생각됩니다.

신경조정치료Neuromodulation는 뇌전증을 중심으로 최근에 많이 연구되고 있는 비침습적인 신경외과적 중재치료입니다. 뇌를 절단하거나 도려내는 것처럼 뇌에 직접적인 손상을 끼치는 것이 아니고, 뇌의 특정 부위에 적절한 강도와 빈도의 미세 전기 자극을 주어 목표가 되는 신경신호를 무력화시키거나 변화시키는 작용을 통해 증상을 조절하는 것이 핵심이라고 이해하면 됩니다.

통증은 뇌에서 발생합니다. 만성 통증 환자들은 물론이고, 만성편두통 환자들은 모두 통증회로가 뇌에서 지나치게 활성화되고 반복되는 경향이 있습니다. 마치 멈추지 않는 굴레처럼, 그 통증

신경조정치료

신경조정치료에는 미주신경자극술Vagus nerve stimulation(VNS), 뇌심부자극술 Deep brain stimulation(DBS), 반응성 신경자극술Responsive neurostimulation(RNS), 경두개 자극술Transcranial stimulation 등이 있습니다.

신호가 멈추지 않고 계속 돌고 도는 것이라고 이해할 수 있습니다. 이러한 신경회로적인 병태생리에 착안해 쉽게 빠져나오지 못하는 반복적인 신경통증회로를 재부팅하거나 변화시킬 수 있고, 흥분성 신경네트워크를 안정화하는 데 기여하는 치료 방법이 바로 신경조정치료입니다.

현재는 저와 같이 약물난치성 뇌전증 치료에 매진하는 신경학자들을 중심으로 시도되고 있으며, 그 근거 수준이 점차 쌓이고 있습니다. 정신과 영역에서도 약물 난치성 우울증과 더불어 약물 난치성 정신질환에 시도되고 있으며, 성인 신경과에서는 알츠하이머 질환에서도 사용됩니다. 최근에는 만성편두통 환자들에게도 신경조정치료를 시도하는데, 전신적인 부작용이 거의 없고, 약물로 인한 부작용을 경험하지 않아도 되면서, 두통 감소에 효과가 있다는 보고가 나오고 있습니다. 두통 전문가들은 신경조정치료가 발전하면 만성편두통뿐만 아니라, 고빈도삽화 긴장형두통, 약물과용두통의 치료에도 큰 효과가 있을 것으로 예측하고 있기에,

앞으로 주목할 만한 치료 방법이라고 생각됩니다.

이외에도, 빠르고 다양하게 발전하고 있는 인공지능을 두통 치료에 적용하는 방법도 개발되고 있습니다. 인공지능은 앞으로 의료계는 물론이고 인간의 삶과 생활 방식에 획기적인 변화를 이룩해낼 것입니다. 인공지능과 이를 응용한 기기에 관한 박람회들이 자주 개최되고 있습니다. 이 박람회들에 가보면, 다양한 만성 신경질환에도 적용 가능한 기술들이 눈길을 끕니다. 아이들의 두통과 관련해 인공지능이 응용될 수 있는 분야들은 정말 많을 것인데, 생활습관교정을 극대화하고 지지할 수 있는 다양한 방법이 인공지능을 이용해 가능할 것으로 생각됩니다. 그중 대표적인 것들을 정리해보면 다음과 같습니다.

- 양방향 대화형 인공지능 두통일기 프로그램
- 자연어 처리를 통해 두통 진단을 해주는 인공지능 진단 프로그램
- 실시간 뇌파 및 뇌혈류 분석을 통해 두통을 예측할 수 있는 인공지능 기기
- 빛에 민감한 편두통 환자를 위한 인공지능 안경
- 소리에 민감한 편두통 환자를 위한 인공지능 보청기
- 아이의 생활습관을 관리하고 교정하는 인공지능 프로그램
- 음식의 칼로리와 성분과 같은 영양 정보를 자동으로 분석하는 인공지능 프로그램

- 다양한 식단을 관리할 수 있는 인공지능 프로그램
- 가상현실 혹은 증강현실 프로그램을 통한 인지행동치료
- 인공지능형 바이오피드백
- 인공지능형 신경조정치료
- 개인 맞춤형 수면 환경 조성을 위한 인공지능

이러한 인공지능 기술들은 현재 연구가 거의 되었거나 연구 중이어서 곧 세상에 나올 가능성이 높은 것들입니다. 특히 최근 많은 관심을 끌고 있는 메타버스Metaverse를 아이들의 두통 치료에 이용할 수 있을 것입니다. 메타버스란 현실처럼 구현한 가상세계를 뜻합니다. 메타버스를 이용하면, 시간과 장소에 구애받지 않고 가상세계에 접속해 아이들의 두통을 관리하는 방법이 생길 것입니다.

수면 패턴, 식사 습관 교정과 같은 생활습관교정치료를 실제 병원이나 가정에서 관리하기가 현재는 어려울 수 있으나, 메타버스를 이용해 언제든 두통 치료 프로그램에 접속한다면, 가상 의사, 생활습관교정치료와 관련된 의료진 혹은 임상심리사와 연결되어 만성 두통으로 인한 이차적인 정신과적 증상과 관련한 지속적인 인지행동치료를 받을 수도 있을 것입니다. 이러한 메타버스에서 행해지는 치료 데이터는 실제 담당 의사와 공유될 수 있을 것이고, 만성 두통으로 고통받는 아이들의 비약물 치료를 체계적으로 진행하는 데 매우 큰 도움이 될 것입니다.

메타버스 혹은 가상현실을 치료에 응용하려는 시도는 디지털 기술의 발전과 더불어 최근에 더욱 구체화되고 있습니다. 이외에도 인공지능의 더 많은 발전에 힘입어 기발하고도 유용한 두통 치료 방법들이 개발될 수 있을 것입니다. 어느 인공지능학자가 인터뷰에서, "인간과 인공지능의 조합은 인간의 사고와 인간성 모두를 확장할 수 있다"고 이야기했던 것이 생각납니다. 인공지능은 만성질환 치료의 현재 한계를 무너뜨리고, 좀 더 넓은 관점, 다른 관점에서의 치료를 가능케 해 인간을 만성질환으로부터 자유롭게 하는 데 기여할 것으로 기대됩니다.

이처럼, 아이들의 두통 치료는 약물치료에만 국한되는 것이 아닙니다. 앞서 언급한 식사치료, 생활습관교정치료, 신경조정치료, 인공지능을 활용한 치료 외에도 다른 방법들이 있을 수 있습니다. 비약물치료는 지나친 약물치료로 인한 부작용을 걱정할 필요가 없다는 큰 장점이 있습니다. 이뿐만 아니라, 적절한 약물치료와 비약물치료의 병합 치료는 아이들의 두통 치료 효과를 극대화할 수 있습니다.

주요 내용

1. 소아청소년 두통 진단 프로토콜을 통해 아이들의 두통을 효과적으로 분류, 진단, 치료하는 데 도움을 받을 수 있습니다.
2. 소아청소년 두통의 학문적인 측면, 약물치료적 관점, 비약물치료적 관점 모두에서 발전이 예상됩니다.
3. 소아청소년 두통을 치료함에 있어서 약물치료의 한계점을 비약물치료 방법인 식사치료, 신경조정치료, 인공지능을 접목한 치료 등으로 보완하면서 아이들의 두통 치료 효과를 극대화할 수 있습니다.

5부

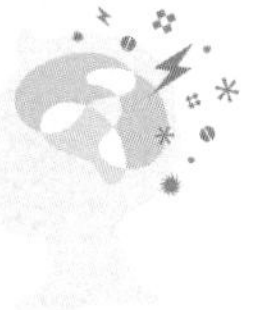

진료실에서 자주 받는 질문 20

01

아이들의 두통은 유전인가요?

여러 종류의 두통 중에서, 편두통의 경우에는 유전적인 원인이 깊이 연관되어 있을 것이라고 생각됩니다. 많은 종류의 두통 중에서 우선 편두통에 국한에서 설명하겠습니다. 편두통은 약 70퍼센트 정도에서 가족력이 있는 것으로 알려져 있습니다. 이란성 쌍둥이나 쌍둥이가 아닌 형제자매보다 일란성 쌍둥이에서 편두통이 동시 발병하는 경향성이 훨씬 높습니다.

편두통도 여러 종류로 세분화될 수 있는데, 조짐편두통이 무조짐편두통보다 유전적인 성향이 더 높은 것으로 관찰되고 있습니다. 많은 만성질환에서 유전자적인 변이가 발견되고 있습니다. 지금까지 편두통과 연관되어 있다고 밝혀진 유전자들이 몇몇 있으며, 앞으로 더 많은 유전자가 밝혀질 것으로 생각됩니다. 그 새롭게 밝혀지는 유전자들은, 부모님한테 이어받은 것일 수도 있고,

부모님과는 관련이 없는 돌연변이 유전자일 수도 있을 것입니다.

한 가지 유전자가 아니라 다양한 유전자의 상호작용으로 편두통이 생겨날 수도 있습니다. 최근 10년 사이 많은 만성 소아신경질환에서 유전적인 원인이 밝혀지고 있습니다. 지금껏, 편두통과 같은 일차두통의 진단이 유전자와 같은 확실한 생체 표지자가 없었다는 점이 한계라면 한계일 수 있었는데, 편두통 분야에서 앞으로의 유전 진단에 대한 발전이 크게 기대되고 있습니다. 긴장형두통은 유전적인 원인이 편두통보다는 약하다고 알려져 있으며, 긴장형두통은 환자의 환경에 많이 좌우되는 경향이 있습니다. 군발두통은 매우 드문 질환이라서, 유전적 연구가 잘되어 있지는 않지만, 군발두통의 병태생리가 편두통과 흡사한 부분이 많기 때문에, 유전적인 원인이 있을 것으로 생각됩니다.

이차두통은 아주 다양한 원인에서 발생하기 때문에, 직접적으로 유전을 논할 필요는 없다고 생각합니다. 그러나 두통을 일으키는 이차적인 원인 중에서 유전적인 원인이 있다면, 깊이 살펴보아야 합니다. 예를 들어 모야모야혈관병증으로 인한 두통이나, 멜라스라는 희귀난치성 질환으로 인한 두통 등은 강한 유전적 원인이 있습니다. 이와 같은 경우에는, 두통 자체만을 치료할 것이 아니라 당연히, 근본적인 기저질환에 대한 폭넓은 관리가 필요할 것입니다.

02

두통과 뇌병을 어떻게 구분할 수 있나요?

아이들이 두통을 호소할 때는 성인과는 달리 적극적으로 검사를 진행하는 것이 좋으며, 이는 원칙으로 권장하고 있습니다. 우선 두통을 일으킬 수 있는 위험한 이차적 원인을 적절하게 검사해 최대한 원인을 찾으려고 노력해야 합니다. 아이들이 두통이 있을 때 그냥 지나쳐서는 안 됩니다. 아이들이 호소하는 두통의 강도와 질환의 중증도는 관계가 없는 경우도 아주 많습니다. 검사의 종류와 수준은 소아신경과 전문의와 상의하는 것이 좋습니다.

여러 가지 검사를 했는데도 특별한 원인이 나오지 않는다면, 일차두통으로 가닥을 잡고 일차두통의 진단 기준에 맞는지 세세히 살펴보는 것이 좋습니다. 일차두통의 한 종류로 진단할 수 있다면, 편두통이면 편두통의 치료 방침대로, 긴장형두통이면 긴장형두통을 일으키는 생활 환경이나 습관을 더욱 깊게 살펴보아야 합니다. 이렇게 하나씩 가지를 쳐나가면서 아이들의 두통을 진단한다고 생각하면 됩니다. 필요하면, 신경인지기능검사를 진행해 아이들의 현재 신경발달 상태, 정서 상태가 어떤지를 임상심리사들이 객관적으로 평가할 수 있습니다.

진정으로 일차두통을 지닌 아이들은 두통이 나타날 수 있는 의학적인 범위 내에서 통증을 느끼므로 일관적이고 구체적으로 두통을 표현할 수 있습니다. 그런데, 꾀병은 두통을 일관적이고 구체적으로 이야기하지 못하는 경향이 높습니다. 이런 경우에는, 진료할 때마다 두통의 양상이 달라지기도 하고, 의사가 처방하는 약을 잘 먹지도 않으며, 치료에 불응하는 경우가 많습니다. 이런 경우는 치료에 대한 적극적인 의지가 없으며 위험한 이차적인 원인도 없는 상태이므로 소아청소년과 전문의 혹은 소아신경과 의사들이 진료를 지속해야 하는 상황이 아닙니다. 심지어 이들은 환자라고 볼 수도 없기 때문에 이들에 대한 치료를 논할 필요가 없습니다.

정신과적인 문제로 인한 두통은 신체화 장애로 인한 두통, 망상을 기본으로 하는 정신병 장애에 기인한 두통으로 매우 구체적으로 확립되어 있습니다. 이들로 인한 두통만 정신과적인 약제와 상담 기법으로 적절하게 치료될 수 있는 질환입니다. 그러니 확실하게 왜곡된 정신병리가 확립되지 않는 두통 환아를 진단이 애매하다고 해서 정신과에서 치료받게 하는 것은 잘못된 방법입니다. 두통을 체계적으로 진료하는 소아청소년과 전문의나 소아신경과 의사가 차근차근 성급하지 않게 아이의 두통을 진단하는 것이 중요합니다. 두통을 정확하게 진단하는 데 시간이 걸릴 수도 있으나, 걱정되는 원인들을 하나씩 없애가면서 정확한 진단에 도달하는 것 자체가 아이와 부모님들의 걱정과 스트레스를 예방하는 길입니다.

03

구토를 동반하는 두통을 호소할 때는 응급실을 찾아야 할까요?

아이가 두통을 호소하면서 구토를 한다면 일단 응급실이든 외래든 병원을 찾아야 합니다. 구토를 동반하는 두통의 원인은 다양할 수 있습니다. 흔히 소화가 잘 안 되거나 멀미를 하거나 배탈이 났을 때 두통과 구토가 함께 나타날 수 있습니다. 이런 경우에는 간단한 혈액검사와 수액치료가 증상 호전에 큰 도움이 될 수 있겠지요. 이렇게 쉽게 호전될 수 있는 경우들이 비교적 많습니다.

또한, 아이들은 호기심에 어른들이 먹는 약물을 먹거나, 먹지 말아야 할 물질들을 먹어서 탈이 나는 경우도 많습니다. 이런 경우에는 아이들이 먹은 것이 무엇이냐에 따라서 조치가 달라질 수 있겠지요. 그래서 역시 병원을 찾아 상황에 맞는 검사들과 조치들을 즉각적으로 받아야 할 필요성이 있습니다. 보통, 어른들이 먹는 혈압약이나 당뇨약을 호기심에 먹고 오는 경우가 종종 있는데,

혈압이 지나치게 떨어지거나 혈당이 떨어져도 두통과 구토가 나타날 수 있습니다. 이런 경우를 방지하기 위해서 어른들이 먹는 약들은 아이들의 손에 닿지 않는 곳에 잘 보관해야 합니다.

제가 아이들이 두통을 호소하면서 구토를 할 때 소아신경과 의사로서 제일 걱정스러워하는 것은 머리에 어떤 문제가 있을지 모른다는 가능성입니다. 머리 안쪽의 압력이 증가할 수 있는 질환이 있을 때도 두통을 느끼면서 구토를 할 수 있습니다. 증상은 급성으로 갑자기 나타날 수도 있고, 두통이나 구토의 빈도가 점차 늘어나면서 다른 전신적인 증상이 추가로 동반될 수도 있습니다. 이런 경우에는 신경학적인 응급 상황에 해당할 수 있으니 확실한 확인을 위해 뇌 CT나 MRI 등을 촬영해볼 필요가 있습니다.

머리 안의 압력이 증가할 수 있는 질환들로 인해 두통과 구토 증상이 나타났다면, 이는 즉각적인 치료가 필요한 경우가 많습니다. 이를 무시했다가는 더 심각한 응급 상황이 생길 수도 있습니다. 일반적인 가정에서는 어떠한 상황인지 잘 알 수가 없으니 반드시 전문의를 찾아 적절한 진단을 받는 것이 좋습니다.

이 외에도 편두통의 전조 증상이나 동반 증상으로 속이 울렁거리고 구토를 하는 경우도 있습니다. 편두통이 잘 조절되지 않을 때 이러한 증상이 자주 나타날 수 있으므로, 담당 소아신경 전문의와 적절한 예방약제에 대해 상의하는 것이 좋습니다. 이처럼, 두통과 구토가 동반되는 원인은 매우 다양합니다. 그런 증상이 생긴다면 병원을 찾아 어떠한 상태인지 꼭 확인해야 합니다.

04

아이의 두통이 어느 정도일 때 병원에서 검사를 받아야 하나요?

가정에서는 아이들의 두통을 객관적으로 평가할 방법이 거의 없습니다. 아이가 두통을 호소할 때마다 병원을 찾아 검사를 받아야 하는지, 아니면 좀 참고 지켜봐도 되는지에 대한 문제는 생각보다 쉽지 않을 수 있습니다. 뇌전증과 같은 경우에는 경련의 지속 시간이나 양상이 눈으로 확연하게 관찰되기 때문에 이를 기준으로 응급실에 갈지 말지를 결정할 수 있습니다. 하지만 두통은 환아의 느낌에 의존해야 하는 점이 많기에 판단에 어려움이 있습니다. 의학적으로도, 두통의 강도나 지속 시간이 두통 원인의 심각도와 밀접한 관계가 있는 것도 아닙니다. 또한 어린아이의 경우에는 자신의 두통을 스스로 잘 표현할 수도 없기에 애매모호함이 더 가중되는 측면이 있습니다.

이러한 상황에서 의학적으로 검사가 필요한 중요한 두통이 있는 경우를 정리해두었습니다. 본문에서 언급한 중요한 위험 증상들을 다시 언급하면 다음과 같습니다. 이 증상들은 검사가 필요한 소아청소년 두통 증상들 중에서도 중요한 증상입니다. 이런 증상이 있다고 해서 반드시 큰 질병이 있다고 장담할 수는 없으며, 이런 증상들이 진단적인 힘이 있는 것은 아닙니다. 그러나 아이에게 이런 양상의 두통이 있다면, 절대로 그냥 지나치면 안 됩니다.

- 5세 이하에서 생긴 두통
- 갑작스럽거나, 급격하게 변한 두통
- 점점 심해지는 두통
- 성조숙증이 동반된 두통
- 운동이나 기침으로 유발되는 두통
- 열과 오심, 구토가 동반되는 두통
- 두통으로 잠에서 깨는 정도의 두통
- 다양한 신경학적인 증상들과 동반되는 두통
- 갑작스러운 심한 두통
- 머리둘레가 최근 갑자기 증가하면서 생긴 두통
- 아침에 일어나자마자 생기는 두통
- 후두부 두통
- 반복적으로 한곳에만 있는 두통

05

뇌 CT와 뇌 MRI의 차이는 무엇인가요?

뇌 CT와 뇌 MRI는 머리의 구조적인 문제점을 발견할 수 있는 강력한 영상 검사들입니다. 이 둘은 공통된 기능이 있지만 또 각각의 장단점도 있습니다. 이 두 검사는 머리에 관련된 여러 가지 구조물들의 영상을 얻는 방식에서 차이가 있습니다.

뇌 CT는 응급실에 두통으로 내원했을 때 가장 먼저 시행하는 검사입니다. 검사 시간이 보통 5분을 넘기지 않아서 아주 어린 아이들도 쉽게 검사를 진행할 수 있습니다. 방사선 문제가 걱정되기는 하지만 최근의 뇌 CT는 과거에 비해 방사선 조사량이 크게 줄어들었으며, 뇌 CT의 진단적인 가치가 방사선 조사량으로 인한 영향을 크게 상회하기 때문에, 이에 대해 너무 민감해할 필요는 없습니다. 앞으로 의학 기술이 발전하면 방사선 피폭량이 더 줄어든 검사가 나올 것입니다.

뇌 CT는 빠른 시간에 머리뼈를 포함해 머리 안쪽의 급성 병변들을 정확하게 확인할 수 있습니다. 예를 들어, 머리뼈의 골절, 뇌출혈과 같이 뇌의 큼직큼직한 구조적인 급성 병변들을 빨리 확인할 수 있어서 응급실에서 진행하기에 적당하고 강력한 진단적 가치를 지닌 검사입니다. 또한 뇌 CT의 종류에는 뇌혈관의 대체적인 구조를 알 수 있는 뇌혈관 CT도 있어서 뇌혈관질환 역시 빠르게 확인할 수 있습니다.

뇌 MRI는 자기장을 이용해 머리 속 구조물들에 대한 영상을 자세히 얻는 장비입니다. 뇌 MRI는 보통 검사 시간이 30분이 넘습니다. 물론 뇌 MRI의 여러 검사 단계 중 필요에 의해 몇 가지를 건너뛰면, 10분 정도로 급하게 촬영할 수도 있습니다. 그러나, 일반적으로 뇌 MRI는 뇌 CT에 비해 검사 시간이 길기 때문에, 어린아이의 경우 촬영하기가 매우 난감한 현실적인 문제들이 생길 수 있습니다. 이러한 이유로, 일반적으로 대학병원에서는 뇌 MRI의 예약이 밀려 있어 예약하기가 쉽지 않으며, 모든 의료 행위가 전 세계에서 제일 빠르게 이루어지는 대한민국에서도 어린 아이들을 안전하게 마취하고 뇌 MRI 촬영을 하기 위해서는 몇 달을 기다려야 하기도 합니다. 또한, 뇌 MRI는 뇌 CT보다 가격이 약 10배 이상 높습니다. 이러한 불편함이 있지만 뇌 MRI는 뇌의 실질, 뇌의 혈관 상태를 뇌 CT보다 훨씬 더 정확하게 볼 수 있습니다.

뇌 MRI는 종류도 다양합니다. 뇌를 전체적으로 보는 검사도 있고, 특정 부분을 집중적으로 촬영할 수도 있습니다. 그래서 두통을 일으킬 수 있는 미세한 원인, 구조적인 이상을 파악하는 데 뇌 CT와 비교할 수 없을 정도의 강력한 장점이 있습니다. 우리나라에서는 조짐편두통, 군발두통에서 뇌 이상 여부를 확인하거나 소아청소년에서 새로운 형태의 심한 두통이나 점점 심해지는 두통을 진단하는 경우 등 꼭 필요한 때에는 뇌 MRI를 급여로 촬영할 수 있습니다.

우리나라에서는 이 모든 영상 검사를 다른 나라들보다 더 값싸고 빠르게 받을 수 있습니다. 소아신경과 전문의가 볼 때, 빠르게 뇌 MRI 확인이 필요하다고 판단될 때는, 검사 시간을 좀더 앞당길 수 있는 현실적인 방법도 있습니다. 그러니, 아이들이 두통을 호소할 때 영상 검사 확인이 꼭 필요한 증상을 보인다면, 전문의와 상의해 적절한 영상 검사를 반드시 진행하고 확인해야 올바른 진단에 도달할 수 있습니다.

06

신경인지기능검사, 신경발달검사를 함으로써 어떤 것들을 알 수 있을까요?

신경인지기능검사는 현재 뇌 기능의 여러 가지 세부 항목을 평가해 아이가 나이에 맞는 정상적인 인지기능 상태를 달성하고 있는지 평가하는 검사입니다. 소아청소년과, 정신과, 성인신경과, 재활의학과에서 주로 사용합니다. 신경인지검사는 단 하나의 규격화된 검사로 이루어져 있지 않습니다. 신경인지검사는 매우 다양한 세부 검사를 필요에 따라 조직해 하나의 검사로 만들어놓은 것입니다.

신경인지기능검사는 훈련받은 임상심리사가 진행하는데, 검사를 진행하는 과에 따라 필요한 세부 검사들을 조절할 수 있습니다. 그래서 소아청소년과의 신경분과, 정신과, 성인신경과, 재활의학과에서 처방하는 신경인지검사마다 공통 검사 말고도 각 과에서 중요하다고 생각하는 부분이 약간씩 차이가 있습니다. 그리고 그 검사를 진행하는 기관마다 약간씩 다를 수도 있겠지요. 그러나 반드시 들어가야 하는 중요 세부 검사는 공통으로 들어가 있고, 대부분의 세부 검사들은 다년간의 검증을 통해서 전 세계적으로 통용되고 나라별로 다시 검증을 거친 검사들로써, 아이들의 신경발달, 인지기능 상태를 객관적으로 수치화해 표현하게 됩니다. 이러한 객관적인 수치는 아이들의 신경발달, 인지기능 상태를 의료진과 보호자가 파악하는 데 도움이 됩니다.

부모님은 아이들의 상태에 대해서 잘 알고 있을 것 같지만, 아이가 표현을 잘 하지 않을 수도 있고, 부모님도 생업에 바쁘다 보면 변화하는 아이들의 상태를 제대로 파악하지 못하는 경우가 상당히 많습니다. 이런 경우, 신경인지기능검사는 큰 도움이 됩니다. 이 검사에는 보통 주 양육자 검사도 함께 진행하기 때문에, 주 양육자인 부모님이 아이에게 끼치는 영향도 분석할 수 있습니다.

일차두통을 지닌 아이들은 그 두통의 원인 또는 악화 원인이 신경인지기능의 이상소견에 있는 경우가 있습니다. 특히, 만성 일차두통 환아들은 이차적인 심리적 장애가 흔히 병발하기 때문에, 신경인지기능검사를 통해서 이를 진단하고 다학제적인 치료로 관리해나가는 것이 필요합니다. 아이들의 뇌는 성인이 될 때까지 계속 발달하는 상태에 있습니다. 소아청소년기에는 뇌에 극적인 변화가 일어납니다. 따라서 주기적인 신경인지기능검사는 아이들의 신경발달 상태를 추적·관찰할 수 있는 좋은 검사 도구라고 할 수 있습니다. 우울 증상, 불안 증상, 강박 증상, 주의력결핍과잉행동장애 등 다양한 신경발달 질환도 신경인지기능검사를 통해 확인할 수 있습니다.

07

성장호르몬 치료와 성조숙증 치료가 두통과 연관이 있나요?

최근에는 성장호르몬 치료를 받는 아이들이 크게 늘고 있습니다. 성장호르몬결핍증 환아뿐만 아니라, 성장호르몬이 아이의 키를 키울 수 있다는 점 때문에 기저질환이 없는 아이들도 성장호르몬 치료를 받고 키를 늘리는 현상들이 주변에서 많이 보입니다. 뿐만 아니라 성조숙증도 다양한 원인으로 나타날 수 있는데, 성조숙증을 잘 치료해야 내분비계가 정상적으로 작용해 신체적으로 적절한 사춘기를 보낼 수가 있게 됩니다. 성장호르몬과 성조숙증 치료는 호르몬 유사체를 투여하는 것을 기본으로 합니다.

우선 성장호르몬과 성조숙증 치료를 하기 전에 기본 뇌영상 검사를 합니다. 치료에 특별한 금기사항이 없다면 치료는 바로 가능합니다. 그런데 간혹 이런 호르몬 치료를 받는 도중에 두통이 생겨서 소아신경과 외래에 내원하는 경우가 있습니다. 성장호르몬과 성조숙증 치료의 부작용 때문일 가능성을 배제할 수 없습니다. 성장호르몬의 부작용으로는 혈당 상승, 일시적인 혈압 상승, 뇌압 상승, 빠른 심장박동, 관절통 등이 있습니다. 이러한 부작용으로 아이는 두통을 느낄 수 있게 되는데, 보통 성장호르몬 주사를 중단하면 두통은 없어지게 됩니다. 다른 원인이 없다면, 이 두통은 성장호르몬 투여로 인한 이차두통이라고 말할 수 있습니다.

성조숙증 치료도 마찬가지입니다. 성조숙증 치료를 위해 이차성징을 늦추는 호르몬 유사체를 투여하게 되는데, 이 호르몬의 부작용으로 두통이나 속이 메슥거리는 등의 부작용이 나타날 수 있지만, 소아내분비 전문의와 상의해 호르몬을 중단하거나 용량을 조절하면 증상은 사라집니다. 그러니 호르몬 주사를 시작한 뒤 두통이 생겼다고 해서 지나치게 걱정할 필요는 없습니다. 일반적으로 성장호르몬과 성조숙증 치료 호르몬은 큰 부작용 없이 맞을 수 있다고 알려져 있습니다. 하지만, 일부 아이들에게서는 이러한 치료가 두통을 유발할 수 있습니다.

성장호르몬 치료와 성조숙증 치료는, 그 치료가 꼭 필요한 기저질환이 있다면 반드시 받아야 하는 중요한 치료입니다. 그러나 우리나라에서는 이 두 가지 치료가 정상적으로 자라고 있는 아이들의 키를 키우기 위해서 남발되는 경향이 분명히 있습니다. 아이들의 키에 영향을 미치는 원인, 호르몬의 불균형을 야기하는 다양한 식습관, 생활 패턴들을 먼저 살펴보고 이들을 교정하려는 노력이 정말 필요한 것임을 말씀드립니다. 키라는 것은 병적으로 작거나 크지 않다면 생물학적인 다양성의 한 표현형일 뿐입니다. 인생을 아름답고 즐겁게 살아가기 위해서는, 자신과 타인을 존중하고 더불어 살아가려는 생각, 다른 사람들과 차별화된 자기 자신의 적성을 찾아내는 노력, 어려움을 극복하고 견뎌내는 끈기, 즐거움을 만끽할 수 있는 명랑한 생각 등이 진정 중요한 덕목들일 텐데, 이들 덕목들은 결코 키와 비례하는 것이 아닙니다. 이 점을 부모님들이 올바로 인식하고, 아이들의 생각의 키를 무럭무럭 키울 수 있도록 격려해주시고, 아이들이 올바른 가치관과 생각을 가질 수 있도록 교육하고 지지하는 노력이 진정으로 아이들에게 필요할 것입니다.

08

편두통 환아의 오랜 복통이 편두통과 관련된 것일까요?

아이들의 뇌가 오랜 기간 발달을 해나가는 것처럼, 아이들의 장도 발달을 해나가고 있습니다. 아이들의 모든 기관이 계속 변하면서 발달한다는 사실은 소아청소년과에 몸담은 의료진과 부모님이 꼭 염두에 두어야 합니다. 일반적으로 아이들은 어렸을 때부터 너무나 다양한 원인으로 복통을 느낄 수 있습니다. 이 복통이 심해져 구토, 설사가 동반될 수도 있고, 심하면 전해질 불균형에 빠질 수도 있습니다. 이 정도까지 되면 두통도 생길 수밖에 없겠지요. 이와 같은 경우에는 복통의 원인을 잘 찾아서 수액 치료, 정장제, 장에 관련된 증상 완화제, 필요하면 항생제 등을 쓸 수 있습니다.

복통의 별다른 이유가 없는데도 배가 살살 혹은 심하게 아프면서 증상이 몇 시간 동안 지속되는 경우가 일부 있습니다. 배가 아픈 이유가 검사에 잘 나타나지 않는데도 복통이 2시간 이상 길게 지속되고 반복적인 양상을 띠는 경우가 있습니다. 이런 경우, 편두통의 전구 증상으로 알려져 있는 복부편두통이라는 진단을 내릴 수도 있습니다. 복부편두통은 두통이 아니라 복통이 편두통 양상처럼 나타나는 것입니다. 복부편두통을 지닌 아이들은 장차 본격적인 편두통 환자가 될 가능성이 있는 것으로 알려져 있습니다. 그래서 아이가 이유 없이 오랜 시간 복통이 있다가 없다가 했고, 지금 나이가 들어서 편두통으로 진단을 받았다면, 예전의 복통이 복부편두통이었을 가능성이 있습니다.

복부편두통은 일반적인 편두통처럼, 남자아이들에 비해 여자아이들에게서 더 많이 나타난다고 보고되어 있습니다. 아이는 배가 아프면서 얼굴도 빨개지고 구역감이나 구토도 동반될 수 있습니다. 아이가 이런 증상을 보인다면 증상을 일으킬 수 있는 이차적인 원인들을 먼저 살펴보고, 그런 원인을 찾을 수 없다면 복부편두통의 가능성도 있을 수 있습니다.

최근의 다양한 연구 결과에서 뇌와 장이 서로 긴밀히 연결되어 있다는 증거가 계속 발견되고 있습니다. 아이에 따라서 뇌와 장의 신경연결이 더 민감한 경우도 있다는 가설들이 있고, 이에 대한 유전적인 배경이 있을 것이라 예측하기도 합니다. 하지만, 이에 대해서는 앞으로 좀 더 많은 연구가 필요할 것입니다. 복부편두통은 일반적으로 생활을 못 할 정도로 예후가 나쁜 경우는 아닌 것으로 보고되어 있습니다. 좋은 식습관을 중심으로 생활습관을 교정하는 것이 복부편두통을 관리해나가는 데 중요합니다.

09

두통의 원인이 철분 결핍일 경우에는 철분 보충을 얼마나 해야 하나요?

철분의 적절한 섭취는 거듭 강조해도 모자라지 않습니다. 철분은 적혈구를 생성하는 원료이며, 적혈구는 뇌에 산소와 영양분을 공급하는 일꾼이기 때문입니다. 아이들이 급격히 성장하는 시기에는 철분이 상대적으로 많이 필요하기 때문에 적절한 보충이 필요하며, 생리를 하는 청소년 여자아이들은 주기적으로 실혈을 하기 때문에 철분의 충분한 섭취가 꼭 필요합니다. 철분이 부족하면 뇌뿐만 아니라 몸의 전체적인 성장이 일어나기 힘들어지며, 저신장, 저체중이 될 수 있습니다. 신경학적으로는 다양한 신경발달장애가 일어날 수 있고, 심장학적으로는 심장의 비후(두꺼워짐), 실신 등이 일어날 수도 있습니다.

철분을 꼭 철분제로 보충할 필요는 없습니다. 가정에서 좋은 식습관을 확립해, 철분과 철분이 몸에 흡수되는 데 도움이 되는 비타민 B와 비타민 C가 풍부한 식단을 제공하는 것이 제일 좋습니다. 그러나 바쁜 일상에서 그렇게 하기가 어려운 가정이 이미 너무 많아지고 있다는 점이 안타까운 현실입니다. 아이들은 자연스럽게 좋지 않은 식습관을 갖추게 되고, 불량식품에 너무 쉽게 노출됩니다. 가정에서 다양한 비타민과 유산균을 아이들에게 주곤 하지만 이것마저도 불규칙적인 경우가 많고, 아이들에게 철분을 보충하는 경우는 매우 드뭅니다. 이렇게 되면 자연스럽게 아이들에게 철분 결핍 증상이 생겨 이와 관련된 두통이 생길 수 있습니다.

아이들이 보충할 수 있는 철분제는 액상으로 몇 가지가 시판되고 있습니다. 이 철분제와 함께 비타민 B, 비타민 C를 섭취한다면 서서히 철분 결핍에서 벗어날 수 있습니다. 이때 아이의 장 상태에 따라 철분제의 종류와 철분제의 복용 빈도를 소아청소년과 전문의와 상의하는 것이 좋습니다. 철분이 잘 흡수된다면, 1주일 안에 증상 변화가 나타나게 됩니다. 일반적으로 1개월에서 3개월 정도 철분보충치료를 권장하는데, 치료 이후 아이에게 다시 철분 결핍 증상이 오지 않도록 하려면, 가정에서의 식습관 변화가 반드시 필요합니다. 만약 그렇게 할 수 없는 상황이거나 3개월 정도의 철분보충치료로도 큰 효과를 보지 못했다면, 담당 전문의와 상의해 추가적인 검사나 치료의 연장을 상의해야 합니다.

10

두통 치료에 도움이 되는 식습관이나 영양제는 어떤 것들이 있나요?

소아청소년의 두통은 약으로만 치료하는 것이 결코 아닙니다. 약물치료는 두통의 강도와 빈도를 중단기적으로 예방하거나 약화시켜서 뇌가 다시 정신을 차릴 수 있게 시간을 벌어주는 것이라고 할 수 있습니다. 두통에 강한 뇌를 만들어가는 것이 근본적인 일차두통 치료 방법입니다. 이러한 이유로 아이들의 뇌를 살찌우는 좋은 식습관이나 영양제는 도움이 될 수 있습니다. 아이들이 먹는 음식이 뇌를 구성하는 원료가 된다는 것을 꼭 염두에 두어야 합니다.

시중에는 정말 많은 영양제가 있는데, 영양을 골고루 섭취하기 위해 영양제가 도움이 될 수는 있습니다. 그러나 영양제로 보충하는 성분들을 식사로 섭취할 수 있다면 그것만큼 좋은 것은 없습니다. 가정에서 좋은 식단을 구성할 수만 있다면 굳이 영양제가 필요하지 않습니다. 다만 매일같이 가정에서 좋은 식습관을 유지하기가 현실적으로 어려울 수 있습니다. 이럴 때는 제품화되어 있는 비타민 B, C, D, 코엔자임 Q10, 오메가-3와 같은 뉴트라슈티컬을 활용하는 차선책을 선택할 수 있습니다. 뉴트라슈티컬에 지나치게 기대는 태도는 좋지 않으며, 아이의 뇌 발달을 도울 수 있는 영양소를 음식으로 제공하는 것이 원칙임을 강조하여 말씀드립니다.

아이들의 두통에 도움이 되는 식습관에 대해서는 최근 많은 연구가 시도되고 있습니다. 아이에게 특정한 기저질환이 존재하지 않는 한 영양소가 어느 한쪽 극단에 치닫는 식단은 두통에 도움이 된다고 볼 수 없습니다. 다만 지나친 탄수화물, 저품질의 탄수화물, 저품질의 지방을 제한하고, 고품질의 지방 섭취를 늘리고, 당 지수가 낮은 탄수화물을 꾸준히 섭취하는 것은 두통뿐만 아니라 몸 전체적으로 좋은 변화를 불러올 수 있습니다. 이에 대한 연구도 많은 학자의 손길을 통해 활발히 진행되고 있습니다.

비만과 두통은 밀접한 관련이 있습니다. 앞서 말한 식습관은 비만을 근본적으로 차단할 수 있는 식단으로도 효과적입니다. 또한 당이 높은 탄산수와 카페인 음료를 줄이고, 깨끗한 물을 충분히 섭취하는 습관도 중요합니다. 건강한 식습관을 중심으로 하는 생활습관교정치료에 대해서는 앞서 기술한 내용을 찾아보시면 좋을 것 같습니다.

11

두통에 특별히 좋은 운동이 있을까요?

운동은 좋은 식습관과 더불어 일차두통을 위한 생활습관교정 치료의 핵심입니다. 운동을 통해 자연스럽게 몸의 신진대사가 활발해지고, 통증에 강한 몸으로 변할 수 있습니다. 어떤 특정한 운동이 좋다기보다는 자신의 몸 상태에 따라 맞는 운동을 꾸준히 하는 것이 중요합니다. 여기서 중요한 것은 꾸준히 하는 것입니다. 우리의 뇌에는 관성이라는 것이 있기 때문에 급격하고 쉽게 변화가 일어나지 않습니다. 뇌에 급격한 변화가 일어나는 것이 오히려 위험한 것입니다. 운동이 우리 몸에 미치는 긍정적인 영향에 대한 의학적인 연구는 많으며, 아직도 계속 밝혀지고 있습니다. 두통에 한정해서도, 운동은 강한 진통 효과와 예방치료의 효과가 있음이 여러 연구에서 증명되고 있습니다.

일반적으로 유산소 운동이 일차두통에서 권장됩니다. 유산소

운동은 걷기, 계단 오르기, 뛰기, 스쾃, 수영, 자전거 타기, 등산하기 등입니다. 유산소 운동은 신진대사를 빠르게 하고, 수분 섭취를 촉진시키고, 심혈관계를 서서히 강화시키면서 뇌혈관도 튼튼하게 할 수 있습니다. 심혈관계의 건강은 뇌혈관계의 건강과 매우 밀접한 연관이 있습니다. 이 외에 유산소 운동은 몰입적인 사고를 촉진시키고 성취감을 고취시킬 수 있으며, 운동 후에 차분한 감정을 얻게 할 수 있습니다. 그리고 각자 좋아하는 날씨에 바깥에서 운동을 하다 보면, 좋아하는 경치를 눈에 담으면서 스트레스를 해소할 수도 있어 여러모로 좋은 효과가 있습니다. 유산소 운동을 꾸준히 할 수 있도록 재미를 곁들이는 방법을 찾는 것도 현명합니다. 무엇보다 운동은 꾸준하게 해야 뇌신경계에 영향을 미치게 되기 때문입니다.

긴장형두통에서는 목과 어깨의 근육 긴장을 풀어주고 올바르게 중심 근육을 정렬하는 운동이 권장됩니다. 이를 위해서는 평소 목과 어깨의 스트레칭을 규칙적으로 해주고, 바른 자세로 걷고, 바른 자세로 앉는 것을 생활화하는 것이 좋습니다. 처음 할 때는 이러한 스트레칭 운동이 불편하고 어렵겠지만, 2~3주만 해도 금방 생활화됩니다. 일단 생활화되면, 우리의 몸은 관성이 있어서, 그 이후로는 좀 더 쉽고 힘들지 않게 할 수 있습니다. 이렇게 무의식적으로 운동이 우리 아이들의 생활에 체화될 수 있습니다. 그러면 아이들의 뇌가 통증에 강하게 바뀌어갈 것이며, 만성 두통에 동반되는 이차적인 부정적인 감정도 크게 줄어들 것입니다.

유산소 운동이나 스트레칭을 할 때 과도하게 통증이 오거나 힘들다면 관련된 부위에 대한 진찰을 먼저 받아보는 게 좋습니다. 특정 운동을 하지 말아야 할 의학적인 이유가 있을 수도 있기 때문입니다. 몸에 무리가 되지 않는 범위 안에서 땀이 약간 날 정도로 적당히 힘들면서 꾸준히 할 수 있는 운동이 좋습니다. 운동 강도나 기록에 대해서 남들과 비교할 필요는 없습니다. 자신의 몸에만 집중하면 됩니다. 운동을 꾸준히 하면서, 어제보다, 지난주보다, 지난달보다 더 좋아진 자신의 운동 능력과 신체의 긍정적인 변화에만 집중하면 되는 것입니다. 그렇게 하다 보면, 스스로 자신의 몸을 건강하게 만들 수 있게 됩니다. 두통일기에 운동일기를 추가하는 것은 자신의 변화를 가시적으로 알 수 있게 되는 좋은 습관이니 실천해보시길 바랍니다.

12

진통제를 먹어도 효과가 없는데, 어떻게 해야 하나요?

진통제는 당장 두통에서 벗어나기 위해 복용하는 약입니다. 주변에서 쉽게 구할 수 있는 약은 아세트아미노펜이나 이부프로펜입니다. 이 두 가지 약으로 보통은 효과가 있으나, 만성 일차두통이나 심각한 이차두통일 경우에는 효과가 전혀 없기도 합니다. 하루에도 몇 번씩, 매일 진통제를 복용하는 아이들도 있는데, 이렇게 되면 약물과용두통이 생길 수 있습니다. 이런 진통제들은 과용하면 간과 위장관에 큰 피해를 입힐 수 있기 때문에, 진통 효과가 부족하다는 이유로 진통제의 용량을 크게 올려서 복용하거나 매일 복용하는 것은 피해야 합니다. 편두통 표적 진통제인 트립탄 계열의 진통제도 마찬가지입니다.

이와 같은 상황에서는 일단 진통제에 효과가 없는 심각한 이차두통일 가능성에 먼저 초점을 두고, 병원을 찾아 살펴보아야 합니다. 만약 진단이 잘 나왔다면 그에 따라 치료를 하면 됩니다. 그러나 일차두통인데도 진통제에 효과가 없는 상황이라면, 예방적 약물치료에 집중해서 가능한 한 두통의 강도와 빈도를 낮출 수 있도록 해야 합니다. 예방적 약물치료는 다양한 종류가 있고, 최근에는 '항 CGRP 단일클론항체'라는 편두통 표적 치료제가 나와서 큰 도움을 주고 있습니다.

어떤 예방적 약물치료를 시작할 것인가에 대해서는 환자의 의학적인 상태에 따라 달라질 수 있으니, 소아신경과 의사와 상의해 차근차근 해나가는 것이 좋습니다. 예방적 약물치료에 반응이 좋은 경우도 많기 때문에, 자신에게 맞는 약을 찾았다면 몇 개월 정도 꾸준히 복용하면서 서서히 생활습관교정치료를 병행하면 만성 일차두통의 예방에 큰 효과가 있습니다.

두통이 지나치게 강하고 오래 지속된다면, 주사 약제로 두통을 조절할 수 있는 방법들이 있습니다. 두통이 없어지지 않는다고 해서 계속 진통제만 복용하고 버틴다면, 그 진통제로 인해 다른 장기가 크게 손상될 수 있습니다. 어떤 경우에서든 진통제는 남용하면 안 됩니다. 예방적 약물치료에도 반응이 적다면 그때는 강한 생활습관교정치료와 함께 최선을 다하는 수밖에 없습니다. 이러한 만성 일차두통 환자들을 치료하기 위해 두통 유발 물질에 대해 많은 연구들이 진행되고 있습니다.

13

편두통 예방치료를 꼭 해야만 하는 걸까요?

편두통이 1년에 몇 번 없으며 편두통 발작이 있을 때 진통제에 반응이 있다면, 굳이 편두통 예방치료를 할 필요가 없습니다. 그러나 편두통 발작이 며칠에 한 번 혹은 거의 매일 있는 경우에는, 편두통 발작이 일상생활에 큰 지장을 주게 되고 진통제에도 반응이 없는 경우가 많습니다. 진통제에 반응이 없다고 진통제의 용량을 높여서 자주 복용하면, 약물과용두통이 새로이 생길 수가 있고 간과 위장관이 손상됩니다. 이런 경우에는 편두통 예방치료가 꼭 필요합니다.

편두통이 한번 생기면, 대략 편두통이 생긴 날을 기준으로 앞뒤로 1~2일씩 편두통에 뇌가 악영향을 받는다고 알려져 있습니다. 따라서 1주일에 2~3회 정도의 빈도로 편두통이 나타난다면, 아이의 뇌가 매일 편두통에 시달리고 있다고 해도 과언이 아닙니다. 편두통 예방치료는 다양한 기전의 약제를 통해 이루어지는데, 적정 용량으로 복용한다면 진통제와는 달리 매일 복용해도 무방합니다. 편두통 예방약제는, 아이에 맞게 잘만 쓴다면 편두통뿐만 아니라 불안장애, 과도한 식욕, 어지러움과 같은 부차적인 증상도 조절할 수 있습니다.

매일 약을 먹는 것이 부담스러울 수도 있지만, 편두통 예방치료를 하면서 얻는 이점이 그렇지 않을 때보다 더욱 크다면 의사와 상의해 적극적으로 고려해야 합니다. 예방약제는 진통제와는 달리 매일 일정량을 복용해도 무방합니다. 약의 용량에 대해서는 복용 후 증상들을 주치의 선생님과 상의해가면서 맞춤형으로 조절하는 것이 매우 중요합니다.

편두통 예방치료의 성공은 아이가 진통제를 복용하는 횟수가 감소하고, 일상생활의 지장 정도가 감소하며, 두통 강도와 빈도가 줄어드는 것으로 평가될 수 있습니다. 하나의 예방치료 약물로 호전되지 않으면, 다른 예방치료제를 추가할 수도 있고, 그 이후에는 '항 CGRP 단일클론항체'의 투여도 고려해볼 수 있습니다.

14

편두통 예방치료에 왜 항경련제, 항우울제, 심장약을 쓰나요?

편두통을 일으키는 기전과 유발 물질들은 아직 완전히 규명되지 않았습니다. 편두통의 원인들이 규명되고, 이들 원인을 선택적으로 차단할 수 있는 약제들을 개발한다면 큰 도움이 될 것입니다. 그러나 현실은 그렇지 않기 때문에, 다른 만성 뇌질환이나 심장박동을 조절하는 증상 치료제들을 차용해 뇌를 안정화시키는 것입니다. 항경련제, 항우울제도 여러 가지 종류가 있으며, 이들은 기본적으로 뇌를 안정화시키는 역할, 뇌의 과흥분이 주변으로 퍼져나가지 못하게 막는 역할을 합니다. 항경련제와 항우울제의 이러한 특성은, 편두통의 강도와 빈도를 낮추는 데 도움을 줄 수 있습니다. 이에 대해서는, 기존의 많은 연구가 뒷받침해주고 있으며, 아직도 소아청소년 편두통의 예방약제로 널리 사용되고 있습니다.

일부 심장 관련 약들도 편두통의 발작을 줄이는 데 기여합니다. 하지만 원래 용량보다 적게 써서 관련 부작용을 최소화하고 편두통의 발생을 예방하는 데 초점을 맞추는 것입니다. 소아신경 전문의는 이 약제들을 환아에 맞게 처방하고, 약물의 상호작용도 고려해 부작용을 최소화하면서 예방치료를 진행할 수 있습니다. 이 예방약제들은 편두통의 여러 발생 기전 중 일부를 막을 수 있기 때문에, 아이들의 편두통 예방에 효과적으로 사용될 수 있습니다.

편두통이 발생하면 CGRP라는 물질이 혈관으로 쏟아져나오는데, 최근에는 '항 CGRP 단일클론항체'를 이용해 CGRP를 선택적으로 차단하는 약제가 개발되었습니다. 부작용도 적어 현재 성인 편두통 환자들에게 큰 도움이 되고 있으며, 소아청소년에서도 그 안정성과 효과가 서서히 인정되어 곧 널리 쓰일 전망입니다. 하지만, 편두통을 유발하는 기전은 CGRP 관련 경로만 있는 것이 아닙니다. 다른 관련 물질들이 발견됨에 따라 그것들을 선택적으로 차단하는 약제들의 개발 가능성도 연구되고 있습니다.

15

편두통 예방치료의 목표는 어떻게 잡으면 될까요?

편두통 예방치료의 목표는, 환아가 복용하는 진통제의 빈도와 양을 줄이는 것, 편두통 발작 시에도 가급적 진통제를 복용하지 않을 정도까지 통증 강도를 조절하는 것, 평소 있던 편두통의 빈도와 강도를 반 아래로 줄이는 것, 편두통이 일상생활에 피해를 끼치는 정도를 줄이는 것이라고 이야기할 수 있습니다. 편두통 예방치료가 효과가 있다면 자연스럽게 진통제 사용이 줄어들 것이고, 소아신경과 의사가 주기적으로 평가하는 두통 관련 척도 점수도 낮아질 것입니다. 편두통 환아가 일상생활에 서서히 정상적으로 복귀하는 것이 편두통 예방치료의 목표라고 하겠습니다. 물론 편두통 예방치료 약제를 최대한 부작용 없이 사용하는 것도 기본적인 목표입니다.

편두통 예방치료의 목표는 아이에 따라 달라질 수 있습니다.

몇 단계의 목표를 차례차례 설정하는 방법도 있습니다. 명심할 것은 편두통 예방치료를 한다고 해서 편두통에서 완전히 벗어나게 할 수는 없으며, 예방치료의 처음 시작점부터 두통의 완전한 소실이 목표가 되어서는 안 된다는 것입니다. 달성 가능한 현실적인 목표를 추구해야 하며, 그래야 아이가 예방치료 효과를 신뢰하고 예방치료를 유지하면서 점진적인 증상의 호전을 달성할 수 있습니다.

편두통 예방치료의 목표는 다음과 같이 정하는 것이 좋습니다. 두통으로 학교를 전혀 못 가는 아이에게는 1주일에 3일 이상 등교할 수 있는 것, 두통으로 거의 매일 조퇴하는 아이에게는 1주일에 조퇴를 하는 날을 3일 이하로 줄이는 것, 진통제를 매일 먹는 아이에게는 1주일에 3일 이하로 줄이는 것을 목표로 설정합니다. 이러한 목표는 구체적이고 달성 가능해 보입니다. 이런 목표를 아이와 함께 설정하고, 이를 달성할 수 있도록 예방치료를 진행하는 것이 좋습니다.

예방치료를 하고 나서 처음 설정한 목표를 달성하면, 부모님은 아이를 크게 칭찬해주는 것이 좋습니다. 그런 다음 목표를 다시 설정해 노력하고 관리해나가면 됩니다. 여기에 생활습관교정치료를 서서히 강화한다면 예방치료의 효과는 더욱 커질 것입니다.

16

'항 CGRP 단일클론항체'를 맞으면, 기존의 두통 예방약제들을 끊어도 될까요?

만성편두통 환아가 아마도 '항 CGRP 단일클론항체'까지 맞게 된다면, 몇 가지 예방치료 약제를 충분히 썼는데도 큰 효과를 보지 못한 경우일 것입니다. '항 CGRP 단일클론항체'는 지금까지 개발된 그 어떤 예방치료약제보다 효과가 좋다고 전 세계적으로 보고되고 있는 편두통 표적 예방치료제입니다. '항 CGRP 단일클론항체'를 1개월에 1회씩 맞으면서 편두통의 강도와 빈도가 크게 줄었다면, 기존 예방치료 약제들을 서서히 끊을 수 있을 것입니다. 그러나 '항 CGRP 단일클론항체' 또한 편두통에 절대적인 효과를 보장하지는 않습니다. '항 CGRP 단일클론항체'로 효과를 보지 못하거나 효과가 처음에는 있다가 나중에는 점점 없어지는 등 아쉬운 결과가 실제로 나타날 수도 있습니다. 이럴 경우에는 기존의 두통 예방약제를 병용하는 방법을 선택해야 합니다. 어떠한 약도 완벽하지 않으며, 분명한 한계가 있다는 것은 진리에 가까운 명제입니다.

'항 CGRP 단일클론항체'의 효과는 만성편두통 환아마다 다양합니다. '항 CGRP 단일클론항체'에 효과가 있다고 하더라도, 기존의 두통 예방약제를 끊었을 때 다시 두통의 강도와 빈도가 증가하는 경우도 있습니다. 그래서, '항 CGRP 단일클론항체'를 투여받는다고 해서 무조건 기존의 두통 예방약제를 끊을 수 있다고 단언할 수는 없고, 증상의 호전 추이를 면밀히 관찰해야 합니다.

'항 CGRP 단일클론항체'에 기대한 효과가 잘 나오지 않는다고 해서 너무 좌절할 필요는 없습니다. 그만큼 편두통이 일어나는 원인과 기전이 복잡하고 다양하다는 것을 반증하는 것입니다. 그럼에도 편두통의 치료와 관리는 계속 이어져야만 하겠죠. 앞으로 더욱 효과적인 두통치료제가 나온다고 할지라도, 생활습관교정치료의 효과와 그 의미는 퇴색되지 않습니다. 오히려 어떠한 상황에서도 적극적인 생활습관교정치료가 중요하다는 것이 강조될 뿐입니다. '항 CGRP 단일클론항체'뿐만 아니라, 이후에 그 어떤 편두통 표적 치료제가 개발되어도 생활습관교정치료는 편두통의 근본적인 치료로써 더욱더 그 중요성이 부각될 것입니다.

17

긴장형두통도 편두통처럼 만성적으로 될 수 있을까요?

긴장형두통은 긴장할 때 생기는 두통이라고 할 수는 있지만, 그 표현이 긴장형두통을 모두 설명하지는 못할 것 같습니다. 흔히 사람들이 긴장형두통을 편두통이라고 이야기하는데, 긴장형두통과 편두통은 엄연히 다른 두통입니다. 긴장형두통은 보통 예방치료가 필요 없을 정도로 강도와 빈도가 편두통보다는 약합니다. 하지만 아이들뿐만 아니라 성인들도 가장 많이 호소하는 두통이 바로 긴장형두통이므로, 긴장형두통 또한 중요한 일차두통입니다. 긴장형두통은 주로 환경이나 스트레스와 관련되어 있는데, 그 정확한 병태생리는 명확하게 밝혀지지 않았습니다.

긴장형두통도 드물기는 하지만 만성화될 수 있습니다. 만성 긴장형두통은 아이의 학업 능률과 매일의 기분에 상당한 영향을 주기 때문에, 역시 잘 관리해야 합니다. 만성 긴장형두통의 치료는 편두통 치료의 일부처럼 예방적 약물치료가 권고될 수 있습니다. 그러나 긴장형두통은 환경이나 스트레스에 큰 영향을 받기 때문에 생활습관교정치료로 크게 호전될 수 있습니다. 스트레스 관리를 위한 적절한 운동, 폭식을 억제하는 생활 습관, 그리고 규칙적인 수면 패턴의 확립 등이 매우 중요합니다. 또한 부정적인 사고방식을 제거하고, 긍정적인 사고 훈련을 하는 것도 도움이 될 것입니다.

아이들의 긴장형두통을 관리하기 위해서는 신경인지기능검사를 통해 주변의 자극을 받아들이는 방식이나 성격적인 특성 등을 파악해두는 것도 좋습니다. 같은 자극이라도 아이들마다 받아들이는 강도와 질이 다를 수 있습니다. 가정과 학교에서의 환경도 다시금 점검해볼 필요가 있습니다. 가능한 한 아이들이 받아들이는 스트레스 요인을 제거할 수 있다면 증상 호전에 도움이 될 것입니다.

18

코로나-19 감염 이후 생긴 편두통은 어떤 것인가요?

코로나-19 감염증은 전 인류를 강타했고, 감염에서 회복된 후에도 다양한 후유증으로 많은 사람이 고통을 받았습니다. 특히 신경계 후유증으로는 두통, 어지럼증, 기억력 감퇴, 집중력 저하 등의 증상들이 보고되었습니다. 브레인 포그Brain fog라는 증상이 코로나-19 감염의 후유증으로 많이 보고되었는데, 이는 마치 머릿속이 안개 속에 있는 것처럼 멍한 느낌과 함께 집중력과 기억력이 저하되는 증상을 말합니다. 브레인 포그 증상이 심한 경우에는 두통과 함께 우울, 불안 증세까지 동반되기도 합니다.

일부 문헌에 따르면, 코로나-19 감염 이후에 편두통이 생겼다는 사례가 보고되고 있고, 실제로 저 역시 그런 환자를 진료한 적이 있습니다. 편두통뿐만 아니라 긴장형두통, 신생매일지속두통으로 판단되는 두통도 후유증으로 나타날 수 있습니다. 코로나-19 감염으로 인한 후유증뿐만 아니라, 코로나-19 예방접종의 부작용으로도 두통 증상이 나타난 예들도 보고된 적이 있습니다. 그러나 이와 같은 경우들에서 뇌영상 검사와 뇌파 검사 및 다양한 검사에서는 특이 소견이 발견되지 않았습니다. 아직 좀 더 시간이 지나봐야 확실히 알 수 있겠지만, 코로나-19 감염의 후유증으로 생긴 편두통이 일반적인 편두통보다 증상이 더 심하거나 다른 특징적인 증상이 추가적으로 있다는 확실한 정보는 없습니다. 이와 같은 경우에도, 만성편두통의 치료 방침에 따라서 꾸준히 뇌와 몸을 회복해나가야 합니다.

19

만성편두통은 완치가 될까요?

신경학적 질환은 급성질환도 있지만 만성질환도 많습니다. 만성질환은 말 그대로, 완치라는 개념보다는, 증상의 악화를 막기 위해 계속해서 관리해나가는 질환입니다. 편두통은 호르몬의 영향을 많이 받는 것으로 알려져 있습니다. 그래서, 이차성징이 일어나는 사춘기 초기부터 급격하게 편두통의 유병률이 올라가서, 20대 때 정점을 찍고, 30대부터 중후반부터는 줄어들기 시작해서, 40대에서 50대에는 편두통의 강도나 빈도가 자연적으로 크게 줄어드는 모습을 보입니다. 다만, 주어진 인생을 뜻깊게 살기 위해 많은 준비를 해야 하는 10대 중후반에서 20대에 편두통이 만성화되면, 공부, 사회생활, 인간관계 등 많은 부분에서 능률이 떨어지니, 사회·경제적 손실이 크다고 하는 것입니다.

만성편두통을 지닌 아이들의 두통 양상이 앞으로 어떻게 변화할지는 그 누구도 장담할 수 없습니다. 그러나 아이의 두통을 이해해주고 잘 관리해줄 수 있는 소아신경 전문의와 함께 다양한 시도를 하면서 자신에게 맞는 방법을 찾아나가야 할 것입니다. 지루하고 어렵더라도 포기하지 말아야 합니다. 만성편두통을 지닌 아이들은 굳이 남들과 자신을 비교하면서 자기 연민에 빠지지 않도록 스스로도 부단히 노력해야 합니다. 스스로를 토닥이는 마음은 필요하지만, 만성적인 자기 연민은 스스로를 그 자리에 좌초시켜버리기 때문에 결코 건강한 정신상태가 아닙니다.

이 책에서 계속 이야기하고 강조하는 점이지만, 통증에 강한 뇌를 만들기 위해서는 적극적인 생활습관교정치료를 꾸준히 실천해야 합니다. 생활습관교정치료는 만성질환을 무력화시키는 매우 강력한 치료 방법입니다. 어른들의 주된 만성질환인 당뇨, 고혈압, 고지혈증도 생활습관교정치료가 주된 치료 방법임을 명심해야 합니다. 만성편두통도 만성질환임을 인정하고, 자신의 몸을 장기적으로 변화시켜야 합니다. 아이들이 생활습관을 잘 교정할 수 있도록, 주변에서 지속적인 관심을 갖고 도와주어야 합니다.

생활습관교정치료를 한 편두통 환자와 그렇지 않은 편두통 환자는 그 예후에 커다란 차이가 납니다. 이미 차이가 난 후에 후회를 해도 과거는 돌이킬 수 없으며, 이미 환자의 뇌는 더 좋아질 수 있는 기회를 잃게 됩니다. 그러나 생활습관교정치료를 꾸준히 실천할 수 있다면 우리 뇌의 신경가소성 덕분에 언제든 반드시 그 효과가 있을 것입니다.

만성편두통이 있다고 해서 앞으로 아이가 힘들게 살아갈 것이라고 단정하고 미리 포기해서는 절대로 안 됩니다. 부모님들은 어떤 상황에서든 아이들이 꿈을 잃지 않게 격려해주시길 바랍니다. 오히려 어렸을 때부터 두통과 싸우면서 자신의 몸을 알아가고, 증상을 스스로 조절하기 위해 다양한 생활습관교정치료를 시도한 아이들은 성인이 되어서도 절제력과 좋은 생활 습관을 지닌 훌륭한 어른으로 성장할 수 있습니다. 실제로 그런 사람들의 예는 얼마든지 많습니다. 그러니, 스스로의 인생에 대해서 낙관하면서 꾸준하게 관리를 해나간다면, 어느새 만성편두통에 굴복하지 않는 자신의 모습과 자아실현을 묵묵히 이룩해나가는 자신의 모습을 동시에 발견하게 될 것입니다.

20

두통 환아의 부모로서 어떤 노력을 해야 하나요?

우선 아이들이 두통을 호소할 때 이야기를 잘 듣고 두통이 언제부터 시작되었는지, 어떻게 아픈지, 강도는 어떤지, 다른 곳이 아프지는 않은지 잘 살피는 것이 중요합니다. 두통은 아이들만 느낄 수 있기 때문에, 아이들이 느끼는 두통에 대해서 부모님이 믿어주고 잘 들어주는 것이 가장 중요합니다. 그러고 나서 아이들의 두통을 잘 치료할 수 있는 소아청소년과 전문의를 찾아가서 상의해야 합니다. 부모 스스로 아이의 두통에 대한 공부를 하고, 전문의와 상의할 수 있는 정도가 되면, 아이들의 두통을 치료할 멋진 팀이 만들어질 것입니다.

아이들의 두통이 만성화된다면, 생활습관교정치료가 중요함을 깊이 인지하고, 이를 위해 아이와 함께 적극적으로 환경을 조성해나가야 합니다. 만약 아이의 잘못된 생활 습관이 발견된다면 이를 교정하기 위해 적극적으로 개입해 아이가 좋은 생활습관을 실천할 수 있도록 격려해야 합니다. 물론 아이를 믿어주다 아이의 고집에 밀리고 아이가 하고 싶어 하는 대로 방치해서는 절대로 안 됩니다. 만약 부모님의 생활 패턴이나 부모님과 자녀의 관계가 두통의 원인이라면 허심탄회한 대화가 필수적이고, 전문가의 도움을 받는 것도 좋습니다. 필요하면 모든 가족이, 좋은 생활 패턴을 같이 지켜나가면 더할 나위 없겠지요. 아이들은 부모님의 솔선수범에 가장 큰 영향을 받습니다. 따라서 부모님이 좋은 생활 습관을 견지하고 아이들과 같이 지켜나가면 아이들은 곧 서서히 따라 하게 될 것입니다.

인터넷에서 아이들의 두통에 대해서 파편적인 정보를 얻을 수 있겠지만 체계화되고 정확한 정보를 얻기에는 많이 부족합니다. 특히, 소아청소년 만성 두통에 대한 정보를 얻는 것은 지금도 어렵습니다. 아직은 우리나라에 소아청소년 두통에 대한 책들이 턱없이 부족하지만, 저는 이 책을 시작으로 아이들의 두통과 관련한 다양한 책들이 나오기를 바랍니다. 환아 부모님들이 만성 두통 환아들을 지지하는 인터넷 모임을 만들어서 서로 정보를 공유하고, 다른 나라의 소아청소년 두통 치료에 대해서 알아보고, 두통 관련 학회에 건의할 수도 있고, 두통 관련 학회에서 펼치는 다양한 행사에 주체적으로 참여할 수도 있습니다. 이를 위해, 아이의 담당 의사와 상의하는 것도 좋은 방법입니다.

아이들의 두통을 일차의료에서 담당하기 어려운 우리나라의 의료 현실에 대해서도 관심을 갖고, 바람직한 의료 현장을 만들기 위해서는 우리 사회가 어떤 공감을 가져야 하는지에 대해서도 생각해보면 좋습니다. 이렇게, 소아청소년 두통을 널리 알리고 공론화하는 데 힘을 합쳐서 노력하면, 반드시 더 좋은 의료 환경을 만들 수가 있습니다.

에필로그

이 책은 아마도 소아청소년 두통에 관하여 체계적으로 쓴 우리나라 최초의 교양 서적일 것입니다. 이 책의 구상은 제가 의과대학 교수로 처음 근무하게 된 이화여자대학교 의과대학 조교수 시절 때 시작했고, 연세대학교 의과대학 조교수로 근무지를 옮긴 뒤 틈틈이 구체화했습니다. 이 책의 본격적인 집필은 2023년 여름부터 주말마다 제가 몸담고 있는 병원에서 당직을 서면서 연구실에서 틈틈이 이루어졌습니다. 진료를 하면서 시간을 쪼개어 집필하는 동안, 신경질환을 앓는 아이들과 함께 삶과 죽음의 경계선에 서서 엄습해오는 외로움과 마주하는 일도 많았습니다. 하지만 저의 의지와 관계없이 흘러가는 이 시간도 결국 주어진 시간인 만큼 어떻게든 의미를 부여하는 데 집중하자는 생각으로 집필에 몰두했습니다. 그러다 보니, 몰입 상태에 빠지게 되어 1년에 일주일 주어지는 여름 휴가와 유례없이 길었던 2023년의 추석연휴 때도 연구실과 서재에 틀어박혀 계속 이 책의 집필에 몰두하게 되었습니다.

소아신경학 교수가 되어 실제로 소아청소년의 다양한 두통을 진료하게 되면서 새롭게 깨달은 바가 매우 많았습니다. 역시, '환자가 최고의 스승'이라는 의학의 절대 진리를 매일 느끼는 날들이었습니다. 이러한 경험과 지식들을 의학학회에서 발표하거나 의대생 및 간호사를 대상으로 강의를 진행하면서 정리해오던 차에 언젠가는 아이들의 두통에 대해서 널리 알릴 수 있는 책을 쓰겠다는 꿈이 생기게 되었는데, 격한 업무에 휘말리다 보니 시작하기도 진행하기도 어려웠습니다. 그렇게 시간에 떠밀리듯 지내던 중 인생 전반에 강한 회의가 드는 일들이 생기게 되었습니다. 무언가 매진할 것을 찾지 못해 갈피를 잡지 못하던 저는 진료실에서 만성편두통 환아들이 두통으로 고통받고 지쳐가면서 점차 꿈을 잃어가는 것을 안타깝게 바라보다가, 아이들 두통에 대한 책을 쓰겠다는 꿈을 다시 떠올리게 되었습니다. 그 꿈에 몰입하는 것이 제 내면의 외로움과 슬픔, 그리고 심리적인 고통을 극복해낼 돌파구가 될 줄은 미처 몰랐습니다. 집필이라는 활동은 그 자체로 매우 고통스러운 면이 분명히 있습니다. 하지만 집필이라는 몰입적 활동을 통해 저 자신의 생각의 깊이와 폭이 크게 성장하게 되는 특별한 경험을 하게 되었습니다.

아마도 이 책의 주된 독자는 두통으로 괴로워하는 아이들과 그 부모님들이 되겠지요. 이 아이들은 어릴 때부터 해결되지 않는 통증으로 삶을 바라보는 관점이 다른 아이들과 달라지게 되며 자기 자신과 세상에 대한 원망이 쉽게 들 수 있습니다. 이 아이들에게 꼭 하고 싶은 말이 있습니다. 여러분은, 왜 나만 고통을 겪는 것인가 하면서 인생을 원망하고, 세상을 원망하고, 부모님을 원망하고, 자기 자신의 몸을 원망할 수 있습니다. 그러다가 그 원망과 불평불만 자체에 집중하게 되어 좌절한 채 꿈을 잃어버릴 수 있습니다. 그러나 그런 원망은 사실도 아닐뿐더러 실체도 아닙니다. 문제를 해결하려면 실체를 직면해야 합니다.

통증과 원망, 불만에 집중하지 말고, 각자의 꿈에 집중하세요. 그리고 그 꿈을 이루기 위해서, 생활습관을 교정해 지금부터 자신의 몸과 뇌를 스스로 만들어가기 시작합시다. 남들과 비교하며 자신을 정신적·신체적으로 학대하지 말고 만성적인 자기 연민에 빠지지 않도록 해야 합니다. 적극적이고 능동적인 생각과 좋은 생활습관들을 반복하면, 반복을 통해 우리는 스스로 뇌신경의 네트워크를 바꿀 수 있으며, 우리 자신을 통증으로부터 강하게 만들 수 있습니다. 우리는 스스로 우리 뇌신경의 결합 방식을 바꾸면서 더욱 아름다워질 수 있습니다. 우리는 스스로 뇌신경의 네트워크를 변화시킬 수 있으며, 뇌의 통증 경로를 통제할 수 있습니다. 저의 롤모델이자 깊이 존경하는 칼 세이건의 말을 빌려옵니다. 이 문장의 사전적인 의미보다는 이 문장의 통찰이 우리에게 주는 의미가 매우 깊다고 생각합니다.

"생명체의 아름다움은 그 안에 들어가는 원자들 자체에 있는 것이 아니라, 그 원자들이 결합된 방식에 있습니다The beauty of a living thing is not the atoms that go into it, but the way those atoms are put together."

꿈에 대해서 생각해봅시다. 꿈이란 우리가 이 세상에서 살아가야 하는 단 한 가지 존재 이유입니다. 따라서 꿈은 단 한 문장으로 표현될 수 있어야 합니다. 아무리 고민하고 생각해도 꿈이 한 개로 수렴되지 않거나 몇 개의 꿈들이 상충한다면, 그 꿈들을 다 포괄할 수 있는 상위 단계의 꿈 하나를 설정하고, 그 새롭게 설정된 하나의 꿈을 지켜내서 이루어내길 바랍니다. 그리고 이러한 과정을 반복하세요. 이 과정을 다른 말로 자아실현이라고 합니다. 자아실현이야말로 자신의 삶의 의미를 증명하기 위해 인간이 할 수 있는 최상위 단계의 행동입니다.

신경정신의학자, 철학자, 작가인 빅터 프랭클은 "고통이 아무리 크다 할지라도, 삶의 의미를 찾아낸다면 이겨낼 수 있다"고 하면서, 삶의 의미에 대한 절대적인 믿음이 인간 행동을 용감하고 초월적으로 변화시킬 수 있다고 했습니다. 또한 위대한 철학자 프리드리히 니체는 "누구든 꿈에 또 다른 꿈을 계속 더해나가는 적극적인 삶을 살아가야 한다"고 하면서, 어떠한 상황에서도 인생에서의 적극적인 삶의 자세, 꿈을 잃지 않는 자세를 강조했습니다. 꿈을 잃지 않으려 하고, 그 꿈을 이루기 위해 집착하고 노력하는 의지와 행동이 여러분을 지속적으로 강하게 만들고, 통증을 이길 수 있도록 할 수 있습니다.

인간에게는 누구에게나 나름의 고통이 있습니다. 고통은 삶과 함께 따라다니는 것이고, 인생을 살면서 앞으로도 또 다른 종류의 고통이 항상 있을 것입니다. 어느 누구도 자신의 인생에서 고통을 완전히 없애는 것은 불가능하고, 어느 한 고통이 해결되면 반드시 또 다른 고통이 생기게 됩니다. 그래서 우리는 고통이 없기를 바라기보다는, 고통을 다루는 방법을 알아야 합니다. 고통을 두려워하지 말고 고통에 익숙해지되, 그 고통이 자신의 꿈을 좌절시키지 않도록 하는 것이 중요합니다. 실제로 행복한 인생은 고통의 유무와 강도와는 큰 관계가 없습니다. 꿈이 있는가 없는가, 그리고 그 꿈을 끝없이 추구하는 인생인가 아닌가의 여부가 행복한 인생을 결정합니다. 우리는 누구나 다 그렇게 할 수 있습니다. 방법은 다양합니다. 여러분은 혼자가 아니며, 부모님이 곁에서 항상 힘이 되어줄 것이고, 그 고통을 다루는 것을 도와줄 수 있는 의료진은 언제나 가까이 있습니다.

이 책이 두통으로 고통받는 아이들을 이해하는 데 도움이 되길 바랍니다. 두통으로 고통받는 아이를 둔 부모님들에게 좋은 참고서적이 되길 바랍니다. 두통으로 고통받는 우리 아이들에게 위안이 되길 바랍니다. 저는 이 책이 부족하다는 것을 알기에, 앞으로 소아청소년 두통학의 발전에 따라서 몇 년 간격으로 꾸준히 개선해 더 발전된 의학적 지식과 생각으로 아픈 아이들 곁에 있겠습니다.

참고 자료

논문

소아청소년 편두통 전반

Blumenfeld AM, et al. Disability, HRQoL and resource use among chronic and episodic migraineurs: results from the International Burden of Migraine Study (IBMS). *Cephalalgia*. 2011.

Gaul C, et al. Team players against headache: multidisciplinary treatment of primary headaches and medication overuse headache. *Journal Headache and Pain*. 2011.

Napthali K, et al. Abdominal migraine. *Cephalalgia*. 2016.

Headache Classification Committee of the International Headache Society (IHS) The International Classification of Headache Disorders, 3rd edition. *Cephalalgia*. 2018.

Charles A. The pathophysiology of migraine: implications for clinical management. *Lancet Neurol*. 2018.

Angus-Leppan H, et al. Abdominal migraine. *BMJ*. 2018.

Greene K, et al. Pediatric Migraine: An Update. *Neurological Clinics*. 2019.
Oskoui M, et al. Practice guideline update summary: Acute treatment of migraine in children and adolescents: Report of the Guideline Development, Dissemination, and Implementation Subcommittee of the American Academy of Neurology and the American Headache Society. *Headache*. 2019.
Oskoui M, et al. Practice guideline update summary: Pharmacologic treatment for pediatric migraine prevention: Report of the Guideline Development, Dissemination, and Implementation Subcommittee of the American Academy of Neurology and the American Headache Society. *Headache*. 2019.
Qubty W, et al. Migraine Pathophysiology. *Pediatric Neurology*. 2020.
Board of Directors of the American Headache Society. The American Headache Society Consensus Statement: Update on integrating new migraine treatments into clinical practice. *Headache*. 2021.
Rastogi RG, et al. Advances in the Acute and Preventive Treatment of Pediatric Migraine. *Current Pain Headache Reports*. 2023.
European Headache Federation School of Advanced Studies (EHF-SAS). Primary headache epidemiology in children and adolescents: a systematic review and meta-analysis. *Journal Headache and Pain*. 2023.

편두통과 CGRP

Förderreuther S, et al. Preventive effects of galcanezumab in adult patients with episodic or chronic migraine are persistent: data from the phase 3, randomized, double-blind, placebo-controlled EVOLVE-1, EVOLVE-2, and REGAIN studies. *Journal Headache and Pain*. 2018.
Szperka CL, et al. Recommendations on the Use of Anti-CGRP Monoclonal Antibodies in Children and Adolescents. *Headache*. 2018.
Fan PC, et al. Plasma Calcitonin Gene-Related Peptide: A Potential

Biomarker for Diagnosis and Therapeutic Responses in Pediatric Migraine. *Frontiers in Neurology*. 2019.

Iyengar S, et al. CGRP and the Trigeminal System in Migraine. *Headache*. 2019.

Zhang Y, et al. Calcitonin gene-related peptide facilitates sensitization of the vestibular nucleus in a rat model of chronic migraine. *Journal Headache and Pain*. 2020.

Liu J, et al. CGRP and PACAP-38 play an important role in diagnosing pediatric migraine. *Journal Headache and Pain*. 2022.

Zhang Y, et al. Calcitonin gene-related peptide facilitates sensitization of the vestibular nucleus in a rat model of chronic migraine. *Journal Headache and Pain*. 2020.

Charles JA. In Response to Recommendations on the Use of Anti-CGRP Monoclonal Antibodies in Children and Adolescents. *Headache*. 2020.

Greene KA, et al. Calcitonin Gene-Related Peptide Monoclonal Antibody Use for the Preventive Treatment of Refractory Headache Disorders in Adolescents. *Pediatric Neurology*. 2021.

Cohen-Barak O, et al. Dose selection for fremanezumab (AJOVY) phase 3 pediatric migraine studies using pharmacokinetic data from a pediatric phase 1 study and a population pharmacokinetic modeling and simulation approach. *Cephalalgia*. 2021.

Naegel S, et al. Erenumab for migraine prevention in a patient with mitochondrial encephalopathy, lactate acidosis, and stroke-like episodes syndrome: A case report. *Headache*. 2021.

Jones A, et al. Scaling Approaches for Pediatric Dose Selection: The Fremanezumab (AJOVY®) Journey to Select a Phase 3 Dose Using Pharmacokinetic Data from a Phase 1 Study. *Pharmaceutics*. 2021.

Liu J, et al. CGRP and PACAP-38 play an important role in diagnosing pediatric migraine. *Journal Headache and Pain*. 2022.

Evers S. CGRP in Childhood and Adolescence Migraine: (Patho)physiological and Clinical Aspects. *Current Pain Headache Reports*. 2022.

Tian R, et al. Calcitonin gene-related peptide receptor antagonist BIBN4096BS regulates synaptic transmission in the vestibular nucleus and improves vestibular function via PKC/ERK/CREB pathway in an experimental chronic migraine rat model. *Journal Headache and Pain*. 2022.

Hoskin JL, et al. New Anti-CGRP Medications in the Treatment of Vestibular Migraine. *Frontiers in Neurology*. 2022.

Russo CV, et al. Anti-calcitonin gene-related peptide monoclonal antibodies for the treatment of vestibular migraine: A prospective observational cohort study. *Cephalalgia*. 2023.

FRIEND-Study Group. Early and sustained efficacy of fremanezumab over 24-weeks in migraine patients with multiple preventive treatment failures: the multicenter, prospective, real-life FRIEND2 study. *Journal Headache and Pain*. 2023.

Haghdoost F, et al. Evaluating the efficacy of CGRP mAbs and gepants for the preventive treatment of migraine: A systematic review and network meta-analysis of phase 3 randomised controlled trials. *Cephalalgia*. 2023.

European Headache Federation School of Advanced Studies (EHF-SAS). Future targets for migraine treatment beyond CGRP. *Journal Headache and Pain*. 2023.

Lambru G, et al. Long-Term Effect of Switching From an Anti-CGRP Receptor to an Anti-CGRP Ligand Antibody in Treatment-Refractory Chronic Migraine: A Prospective Real-World Analysis. *Neurotherapeutics*. 2023.

Kilinc YB, et al. Mitochondrial metabolism related markers GDF-15, FGF-21, and HIF-1α are elevated in pediatric migraine attacks. *Headache*.

2023.
Schoenen J, et al. Ten open questions in migraine prophylaxis with monoclonal antibodies blocking the calcitonin-gene related peptide pathway: a narrative review. *Journal Headache and Pain*. 2023.
VanderPluym JH, et al. Beyond the Guidelines: A Narrative Review of Treatments on the Horizon for Migraine in Children and Adolescents. *Neurology*. 2023.

편두통과 식사치료

Tereshko Y, et al. 2:1 ketogenic diet and low-glycemic-index diet for the treatment of chronic and episodic migraine: a single-center real-life retrospective study. *Journal Headache and Pain*. 2023.
McDonald TJW, et al. Ketogenic Diets for Adult Neurological Disorders. *Neurotherapeutics*. 2018.
Gross EC, et al. Potential Protective Mechanisms of Ketone Bodies in Migraine Prevention. *Nutrients*. 2019.
School of Advanced Studies of the European Headache Federation (EHF-SAS). Gut-brain Axis and migraine headache: a comprehensive review. *Journal Headache and Pain*. 2020.
Di Lorenzo C, et al. Applications of Ketogenic Diets in Patients with Headache: Clinical Recommendations. *Nutrients*. 2021.
Papetti L, et al. Truths and Myths in Pediatric Migraine and Nutrition. *Nutrients*. 2021.
Schröder T, et al. A Digital Health Application Allowing a Personalized Low-Glycemic Nutrition for the Prophylaxis of Migraine: Proof-of-Concept Data from a Retrospective Cohort Study. *Journal of Clinical Medicine*. 2022.
Lelleck VV, et al. A Digital Therapeutic Allowing a Personalized Low-Glycemic Nutrition for the Prophylaxis of Migraine: Real World Data

from Two Prospective Studies. *Nutrients*. 2022.

Moskatel LS, et al. Migraine and Diet: Updates in Understanding. *Current Neurology and Neuroscience Reports*. 2022.

Valente M, et al. Migraine Prevention through Ketogenic Diet: More than Body Mass Composition Changes. *Journal of Clinical Medicine*. 2022.

Hindiyeh NA, et al. The Role of Diet and Nutrition in Migraine Triggers and Treatment: A Systematic Literature Review. *Headache*. 2020.

Dyńka D, et al. The Role of Ketogenic Diet in the Treatment of Neurological Diseases. *Nutrients*. 2022.

Neri LCL, et al. Ketosis and migraine: a systematic review of the literature and meta-analysis. *Front Nutr*. 2023.

Badaeva AV, et al . Perspectives on Neuronutrition in Prevention and Treatment of Neurological Disorders. *Nutrients*. 2023.

편두통과 생활습관교정치료

Varkey E, et al. Exercise as migraine prophylaxis: a randomized study using relaxation and topiramate as controls. *Cephalalgia*. 2011.

Barber M, et al. Exercise and Migraine Prevention: a Review of the Literature. *Current Pain Headache Reports*. 2020.

Raucci U, et al. Lifestyle Modifications to Help Prevent Headache at a Developmental Age. *Frontiers in Neurology*. 2021.

Seng EK, et al. Lifestyle factors and migraine. *Lancet Neurol*. 2022.

Gelfand AA, et al. Melatonin for migraine prevention in children and adolescents: A randomized, double-blind, placebo-controlled trial after single-blind placebo lead-in. *Headache*. 2023.

편두통과 뉴트라슈티컬

Lea R, et al. The effects of vitamin supplementation and MTHFR (C677T) genotype on homocysteine-lowering and migraine disability.

Pharmacogenet Genomics. 2009.

Menon S, et al. Effects of dietary folate intake on migraine disability and frequency. *Headache*. 2015.

Orr SL. Diet and nutraceutical interventions for headache management: A review of the evidence. *Cephalalgia*. 2016.

Liampas IN, et al. Pyridoxine, folate and cobalamin for migraine: A systematic review. *Acta Neurologica Scandinavica*. 2020.

Liampas I, et al. Serum Homocysteine, Pyridoxine, Folate, and Vitamin B12 Levels in Migraine: Systematic Review and Meta-Analysis. *Headache*. 2020.

An JY,et al. Changes in the prevalence of anemia in Korean adolescents, 1998-2018. *Clinical and Experimental Pediatrics*. 2021.

Testai L, et al. Coenzyme Q10: Clinical Applications beyond Cardiovascular Diseases. *Nutrients*. 2021.

Fila M, et al. Nutrients to Improve Mitochondrial Function to Reduce Brain Energy Deficit and Oxidative Stress in Migraine. *Nutrients*. 2021.

Ramsden CE, et al. Dietary alteration of n-3 and n-6 fatty acids for headache reduction in adults with migraine: randomized controlled trial. *BMJ*. 2021.

Ariyanfar S, et al. Review on Headache Related to Dietary Supplements. *Current Pain Headache Reports*. 2022.

긴장형 두통

Bonfert M, et al. Primary headache in children and adolescents: update on pharmacotherapy of migraine and tension-type headache. *Neuropediatrics*. 2013.

GBD 2016 Headache Collaborators. Global, regional, and national burden of migraine and tension-type headache, 1990-2016: a systematic analysis for the Global Burden of Disease Study 2016. *Lancet Neurol*. 2018.

Chaliha D, et al. Attenuation of chronic tension headache frequency and severity with daily L-arginine and aged garlic extract dietary supplementation. *European Journal of Clinical Nutrition*. 2022.

Sobe H, et al. Functional improvement in children and adolescents with primary headache after an interdisciplinary multimodal therapy program: the DreKiP study. *Journal Headache and Pain*. 2022.

Sollmann N, et al. Headache frequency and neck pain are associated with trapezius muscle T2 in tension-type headache among young adults. *Journal Headache and Pain*. 2023.

Genizi J, et al. Medication Overuse Headaches among Children-The Contribution of Migraine and TTH. *Life* (Basel). 2023.

European Headache Federation School of Advanced Studies (EHF-SAS). Primary headache epidemiology in children and adolescents: a systematic review and meta-analysis. *Journal Headache and Pain*. 2023.

Baglioni V, et al. Tension-Type Headache in Children and Adolescents. *Life* (Basel). 2023.

Onan D, et al. Debate: differences and similarities between tension-type headache and migraine. *Journal Headache and Pain*. 2023.

군발두통

Yuan H, et al. Targeting CGRP for the Prevention of Migraine and Cluster Headache: A Narrative Review. *Headache*. 2019.

Bastos SNMAN, et al. Cluster headache in children and adolescents: a systematic review of case reports. *Developmental Medicine & Child Neurology*. 2021.

Chen ST, et al. CGRP-Targeted Therapy for Episodic and Chronic Cluster Headache. *Current Pain Headache Reports*. 2022.

일차두통과 이차적인 심리적 문제, 인지행동치료 (CBT)

Lee SM, et al. Screening for depression and anxiety disorder in children with headache. *Korean journal of pediatrics*. 2015.

Abu Bakar N,et al. Quality of life in primary headache disorders: A review. *Cephalalgia*. 2016.

Kroner JW, et al. Cognitive Behavioral Therapy plus Amitriptyline for Children and Adolescents with Chronic Migraine Reduces Headache Days to ≤4 Per Month. *Headache*. 2016.

Ng QX, et al. A Systematic Review and Meta-Analysis of the Efficacy of Cognitive Behavioral Therapy for the Management of Pediatric Migraine. *Headache*. 2017.

Law EF, et al. Components of Effective Cognitive-Behavioral Therapy for Pediatric Headache: A Mixed Methods Approach. *Clinical Practice in Pediatric Psychology*. 2017.

Kroon Van Diest AM, et al. Cognitive Behavioral Therapy for Pediatric Headache and Migraine: Why to Prescribe and What New Research Is Critical for Advancing Integrated Biobehavioral Care. *Headache*. 2019.

Chiappedi M, et al. Intellectual Profile of Adolescents with Headache: A Case-Control Study Using the WISC-IV. *Frontiers in Neurology*. 2018.

Lee HJ, et al. Efficacy of psychological treatment for headache disorder: a systematic review and meta-analysis. *Journal Headache and Pain*. 2019.

Barmherzig R, et al. Nutraceuticals and Behavioral Therapy for Headache. *Current Neurology and Neuroscience Reports*. 2021.

Bae JY, et al. Cognitive Behavioral Therapy for Migraine Headache: A Systematic Review and Meta-Analysis. *Medicina* (Kaunas). 2021.

Knestrick KE, et al. Psychological Interventions for Pediatric Headache Disorders: A 2021 Update on Research Progress and Needs. *Current Pain Headache Reports*. 2022.

Abu-Arafeh I. Headache and Psychological Comorbidities: An Appraisal of the Evidence. *Journal of Clinical Medicine*. 2023 Apr 4;12(7):2683.

McCracken HT, et al. Headache and psychological variables as predictors of disability in individuals with primary headache disorders. *Headache*. 2023.

이차두통

Bauer PR, Carpay JA, Terwindt GM, Sander JW, Thijs RJ, Haan J, et al. Headache and epilepsy. *Current Pain Headache Reports*. 2013;17:351.

Papetti L, Nicita F, Parisi P, Spalice A, Villa MP, Kasteleijn-Nolst Trenité DG. “Headache and epilepsy”--how are they connected? *Epilepsy & Behavior*. 2013;26:386-393.

Mainieri G, Cevoli S, Giannini G, Zummo L, Leta C, Broli M, et al. Headache in epilepsy: prevalence and clinical features. *Journal Headache and Pain*. 2015;16:556.

Gür-Özmen S, et al. Iron Deficiency Anemia Is Associated with Menstrual Migraine: A Case-Control Study. *Pain Med*. 2016.

Rajapakse T, Buchhalter J. The borderland of migraine and epilepsy in children. *Headache*. 2016;56:1071-1080.

Cho S, et al. Effect of Nimodipine Treatment on the Clinical Course of Reversible Cerebral Vasoconstriction Syndrome. *Frontiers in Neurology*. 2019.

Hadidchi S, et al. Headache and Brain Tumor. *Neuroimaging Clinics of North America*. 2019.

Bezuidenhout AF, et al. Headache in Chiari Malformation. Neuroimaging *Clinics of North America*. 2019.

Rocha EA, et al. RCVS2 score and diagnostic approach for reversible cerebral vasoconstriction syndrome. *Neurology*. 2019.

McClugage SG, et al. The Chiari I malformation. J Neurosurg Pediatr. 2019.

Lewis DW, et al. Acute headache in children and adolescents presenting to the emergency department. *Headache*. 2000.

Pilato F, et al. Posterior Reversible Encephalopathy Syndrome and Reversible Cerebral Vasoconstriction Syndrome: Clinical and Radiological Considerations. *Frontiers in Neurology*. 2020.

Lee JM. Time to pay attention to anemia in female adolescents. *Clinical and Experimental Pediatrics*. 2021.

Levinsky Y, et al. Thunderclap Headache in Children and Adolescents. Curr*ent Pain Headache Reports*. 2022.

Magnusdottir S, et al. Prevalence of obstructive sleep apnea (OSA) among preschool aged children in the general population: A systematic review. *Sleep Medicine Reviews*. 2023

Leonardi M, Martelletti P, Burstein R, Fornari A, Grazzi L, Guekht A, et al. The World Health Organization Intersectoral Global Action Plan on Epilepsy and Other Neurological Disorders and the headache revolution: from headache burden to a global action plan for headache disorders. *Journal Headache and Pain*. 2024;25:4.

소아청소년 두통 치료의 미래

Marcelo R, Freund B. The Efficacy of Botulinum Toxin in Pediatric Chronic Migraine: A Literature Review. *Journal of Child Neurology*. 2020;35 :844-851.

Karian V, Morton H, Schefter ZJ, Smith A, Rogan H, Morse B, LeBel A. OnabotulinumtoxinA for Pediatric Migraine. *Pain Management Nursing*. 2023;24:610-616.

서적들

Jack Gladstein, et al. *Pediatric Headache*. ELSEVIER. 2021.

American academy of neurology. *Continuum-Headache*. 2021.

Stewart J. 외 지음. 김재문 외 옮김. 『클리블랜드 두통 매뉴얼』. 메디안북.

2016.
대한두통학회. 『두통학』(제3판). 2022.
대한뇌전증학회. 『임상뇌전증학』(제3판). 범문에듀케이션. 2018.
대한소아신경학회. 『소아신경학』(제3판). 군자출판사. 2021.
대한신경과학회. 『신경학』(제3판). 범문에듀케이션. 2020.
대한신경과학회. 『신경학』(제4판). 군자출판사. 2023.
안효섭 · 신희영 · 홍창의. 『소아과학』(제12판). 미래엔. 2020.
빅터 프랭클 지음. 이시형 옮김. 『삶의 의미를 찾아서』. 청아출판사. 2005.
사이토 다카시 지음. 이정은 옮김. 『곁에 두고 읽는 니체』. 홍익출판사. 2018.
리사 모스코니 지음. 조윤경 옮김. 『브레인 푸드』. 홍익출판사. 2019.
미하이 칙센트미하이 지음. 최인수 옮김. 『FLOW:몰입, 미치도록 행복한 나를 만난다』. 한울림. 2022.
황농문 지음. 『몰입』. RHK코리아. 2023.
데이비드 무어 지음. 정지인 옮김. 『경험은 어떻게 유전자에 새겨지는가』. 아몬드. 2023.

이 책에 대한 헌사

이 책은 견고한 지식이 위안이 될 수 있다는 것을 이야기합니다. 정보가 넘치는 세상에서 인터넷 등에 떠다니는 단편적 지식에 의해 불안한 마음으로 소아과에 방문하는 환자와 보호자들이 많습니다. 소중한 내 아이에 관한 일일수록, 두통과 같이 원인을 추측하기 어려울수록 더욱 그러할진대, 소아 두통의 다양한 원인과 증상에 대해 체계적이고 정확한 지식을 제공함으로써 환자의 불안하고 답답한 마음을 읽어주는 전문적이면서 대중적인 바이블이 등장했습니다. 또한 질환에 대한 단순 설명에 그치지 않고, 환자와 보호자가 가져야 할 마음가짐에 대해서도 세심하고 애정어린 조언을 놓치지 않고 있습니다.

– 김범식(연세아이랑소아청소년과의원 대표원장)

생각보다 많은 학생들이 두통을 호소하고 있습니다. 하지만 꾀병으로 오해되어 더욱 힘들어하는 학생들도 상당합니다. 이 책은 이러한 잘못된 편견과 소아청소년 두통 치료의 해결책을 제시해주고 있습니다.

– 김영미(서울 중앙여자고등학교 교장)

누구나 한 번쯤은 경험해보는 두통! 이 책은 대수롭지 않게 생각할 수 있는 두통에 대한 전문지식을 원인과 증상에 따라 자세하게 설명하는 우리나라의 소아청소년 두통에 대한 최초의 대중서입니다. 특히 저자가 임상 현장에서 경험한 다양한 두통 치료 사례를 소개하고 있어 원인 모를 두통으로 고통받는 환자와 보호자가 자기의 상황을 이해하는 데 많은 도움을 줄 수 있을 것으로 기대됩니다.

– 김우정(강남세브란스병원 영양팀장)

응급실에서 두통으로 내원하는 소아청소년들을 자주 만나게 됩니다. 쉽게 해결되지 않는 두통으로 일상 생활이 어렵고 몸과 마음이 지쳐가는 아이들과 가족들이 참 안타까울 때가 있습니다. 이런 상황에서 소아청소년 두통에 대한 대중 교양서가 출간되어 감사하게 생각합니다. 이 책이 두통으로 고통받는 가족들에게 유용한 정보를 제공하고 또한 위로가 될 수 있기를 소망합니다.

– 김종민(연세대학교 의과대학 소아과학교실 교수)

이 책은 소아청소년의 두통은 심리적 문제, 정신적 미숙, 공부하기 싫어하는 꾀병이라는 사회적 편견에 대해 소개하는 최고의 의학 안내서입니다. 나지훈 교수는 소아청소년과 전문의이자 소아신경과 세부전문의로 이 책에서 다양한 소아청소년 두통환자 진료를 통해 얻은 귀중한 의학적 경험과 분석을 통해 소아청소년과 환아의 주관적인 증상을 객관화하여 두통에 대한 올바른 진단과 치료를 소개하고 있습니다. 보이지 않는 두통에 대한 의학적인 접근 방법을 환아들과 부모님들께 소개함으로써 두통의 막연함과 두려움을 조금이라도 제거하는 데 기여할 수 있을 것으로 기대됩니다.

– 김진숙(강남세브란스병원 소아청소년병동 파트장)

소아 두통은 소아청소년의 삶의 질 저하의 주요한 요인임에도 불구하고 잘 해결되지 않는 경우가 많습니다. 제가 아는 소아신경과 의사 중에서 나지훈 교수는 그 누구보다도 소아 두통 환자의 고통을 해결하려는 고민과 연구를 가장 많이 하는 의사입니다. 시간이나 거리상의 한계 때문에 나지훈 교수를 직접 만나지 못하는 환자에게 이 책이 한 줄기 빛이 되리라 확신합니다.

— 송경철(연세대학교 의과대학 강남세브란스병원 소아청소년과 교수)

이 책은 소아청소년 두통에 대한 종합적인 안내서입니다. 특히 두통의 다양한 원인과 치료법을 체계적으로 설명할 뿐 아니라, 두통을 겪는 아이들의 심리적 고통까지 세심하게 다루고 있습니다. 이 책은 의학적 지식과 따뜻한 마음이 결합된 안내서로 두통으로 어려움을 겪는 아이들에게 희망을, 부모님들에게는 안도감을 줄 것입니다.

— 양동화(고려대학교 의과대학 소아청소년과학교실 교수)

세상에서 가장 밝고 행복해야 할 우리 어린이들이 최근 자주 두통을 호소하고 있습니다. 그러나 과연 아이들의 두통을 제대로 마주하고 해결해줄 수 있는 어른이 얼마나 있을까요. 바로 나지훈 교수는 그런 해맑아야 할 아이들의 괴로운 두통을 비 온 후 영롱한 무지개처럼 멋지게 해결해주고 있습니다. 바쁘고 쉽지 않은 병원 생활 속 정성으로 만들어진 이 책이 어린이들의 두통 없는 세상을 만들고 건강한 어른으로 성장하게 도우리라 기쁜 마음으로 확신합니다.

— 은영민(연세대학교 의과대학 소아과학교실 교수)

소아신경 전문의로 진료해 오면서, 아이들이 가장 많이 호소하는 불편함 중에 하나가 소아 두통입니다. 두통으로 환자와 보호자가 진료실에 들어오는 순간부터 의사 머리 안도 복잡해집니다. 병력 청취로 소요되는 시간 외에도 소아 두통의 치료 방향, 일반적인 생활 요법 및 악화 요인 등 교육을 시켜야 하는 설명들로 최소 20~30분 이상의 진료 시간이 소요되게 됩니다. 그럴 때마다, 소아 두통에 대한 대중서적의 필요성을 느껴왔는데, 나지훈 교수가 우리나라 소아 두통에 대한 대중서적의 본(本)이 되는 첫 획을 그었습니다. 나지훈 교수의 방대한 경험과 지식의 집대성이 오롯이 느껴지는, 과감한 도전 정신이 만들어낸 선물과 같은 서적입니다. 두통을 호소하는 아이를 돌보는 모든 사람들에게 중독이 될 수밖에 없는 필독서라고 생각합니다.

— 이윤진(부산대학교 의과대학 양산부산대학교병원 소아청소년과 교수)

'동네 소아과'에서 일하면서 제법 많은 두통 환자를 접하곤 합니다. 보통 아이들이 머리가 아프다 하면 부모님들이 막연히 걱정이 큰 상태로 병원에 옵니다. 두통에 많이 시달리는 아이들 보호자들에게, 앞 부분이 다소 어렵다면 뒤쪽의 5부가 가려운 데를 시원하게 긁어주는 느낌이니 꼭 읽어보시길 권해드립니다.

— 이정표(항동연세소아청소년과의원 대표원장)

아이가 머리가 아프다고 자주 할 때 부모는 "얘가 무슨 툭하면 머리가 아파"라고 대수롭지 않게 생각할 수가 있지만, 우리 아이는 일상생활의 어려움을 겪고 있을 수도 있습니다. 신뢰할 수 있는 소아신경 전문의가 쓴 이 책을 통해서 학습장애, 행동 및 성격변화, 성장지연을 초래할 수 있는 우리 아이의 두통의 원인과 증상에 대한 정확한 이해가 가능합니다. 우리 아이들이 주변의 시선을 끌 목적으로 두통을 호소하는 경우만 있지는 않으므로, 나지훈 교수의 책을 통해 두통의 올바른 이해로 아이들이 행복하고 건강한 일상생활을 할 수 있길 기대합니다.

— 이현주(연세대학교 의과대학 소아과학교실 교수)

임상심리 전문가로서 소아 두통에 대한 진단 및 약물치료적 개입뿐만 아니라 심리 및 부모에 대한 내용까지 두루 관심을 갖고 정리되어 있다는 점에서 매우 반가웠습니다. 이 책을 읽고 나면 많은 분들이 소아 두통에 대한 편견에서 벗어나 그들을 좀 더 이해하고 치료하는 데 있어 도움이 되리라 믿습니다.

— 주봉림(연세대학교 의과대학 소아신경과 임상심리사)

의료계를 둘러싼 위기 상황에서, 소아청소년과는 가장 깊은 위기의 수렁 속에 있습니다. 교수들이 당직으로 지쳐가는 가운데, 없는 시간을 쪼개서 이러한 책까지 집필했다고 하니, 정말 놀랍고 후배지만 저자에게 존경심이 들기까지 합니다. 모쪼록 이 책이 많은 환자와 보호자에게 읽혀서 도움이 되기를 바랍니다. 그것이 의사의 사명이자 가장 큰 기쁨일 테니까요.

— 채현욱(연세대학교 의과대학 소아과학교실 교수)

소아청소년과 전문의에게도 소아 두통 환자 진료는 쉽지 않은 일입니다. 이 책은 소아 두통의 역사와 분류, 다양한 원인에 대해 쉬우면서도 체계적인 설명과 함께, 저자의 풍부한 진료 경험과 많은 고민이 스며 있는 역작입니다. 두통으로 고통받는 아이와 부모님에게는 물론, 동료 의사들과 의과대학생들에게도 든든한 길잡이가 되리라 확신합니다.

— 최준식(강남세브란스병원 소아청소년과 교수)

우리 아이 두통은 꾀병이 아니에요

초판 발행 2024년 7월 25일

지은이 나지훈
펴낸이 김정순
편집 허영수 정일웅
마케팅 이보민 양혜림 손아영

펴낸곳 (주)북하우스 퍼블리셔스
출판등록 1997년 9월 23일 (제406-2003-055호)
주소 04043 서울특별시 마포구 양화로 12길 16-9(서교동 북앤빌딩)
전자우편 editor@bookhouse.co.kr
홈페이지 www.bookhouse.co.kr
전화 02-3144-3123
팩스 02-3144-3121

ISBN 979-11-6405-264-6 03510